全身疾病与视网膜病变

主编◎姜文敏　李惠玲　林艳辉　方　芳　符　敏

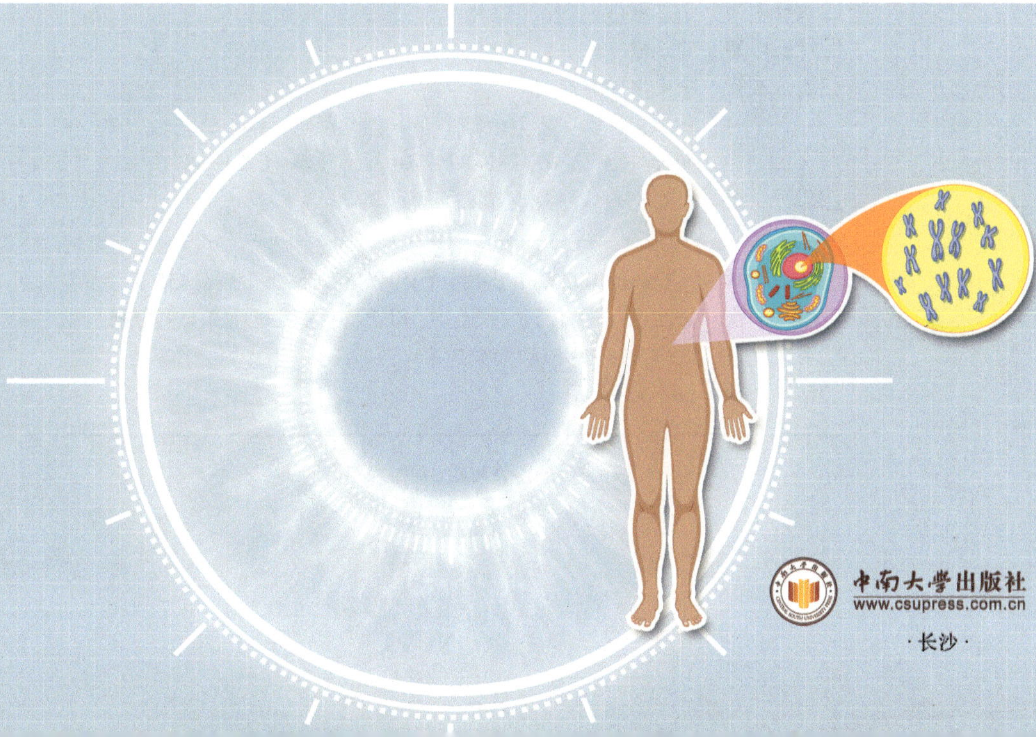

中南大學出版社
www.csupress.com.cn
·长沙·

图书在版编目(CIP)数据

全身疾病与视网膜病变 / 姜文敏等主编. —长沙：中南大学出版社，2025.6

ISBN 978-7-5487-5567-8

Ⅰ. ①全… Ⅱ. ①姜… Ⅲ. ①全身性疾病—诊疗②视网膜疾病—诊疗 Ⅳ. ①R59②R774.1

中国国家版本馆 CIP 数据核字(2023)第 187345 号

全身疾病与视网膜病变

QUANSHEN JIBING YU SHIWANGMO BINGBIAN

姜文敏　李惠玲　林艳辉　方芳　符敏　主编

□出 版 人　林绵优
□责任编辑　李　娴
□责任印制　唐　曦
□出版发行　中南大学出版社
　　　　　　社址：长沙市麓山南路　　　邮编：410083
　　　　　　发行科电话：0731-88876770　　传真：0731-88710482
□印　　装　广东虎彩云印刷有限公司

□开　　本　787 mm×1092 mm 1/16　□印张 17.25　□字数 435 千字
□版　　次　2025 年 6 月第 1 版　□印次 2025 年 6 月第 1 次印刷
□书　　号　ISBN 978-7-5487-5567-8
□定　　价　120.00 元

编委会

◎ 主　编

姜文敏　李惠玲　林艳辉　方　芳　符　敏

◎ 副主编

肖　静　肖阳艳　欧阳平波　施　雯　彭颖倩

◎ 编　委（按姓氏笔画排名）

卜　冰　王　俊　王孟然　刘　蓉　刘梦婷

杨　艳　杨金涓　李　洲　李　悦　肖诗缘

张　琨　张颖萱　陆津芳　奉雨晴　贺孜瑾

贾　傲　彭　龄　彭小蓼　彭旭君　曾卓然

◎ 主　审

唐罗生

序言

Preface

眼底病当中很多疑难病和综合征与全身性疾病存在相关性，如感染、风湿免疫性疾病、心血管疾病、内分泌疾病、血液疾病、肿瘤、遗传性疾病等；也常常与药物有关。认识全身疾病相关性视网膜病变，能帮助人们正确诊断和治疗这些疾病。这是眼科医生特别是眼底病医生需要具备的知识，也是一部分内科医生需要了解的知识。

我国近年来心血管疾病高发，免疫相关性疾病也有增多趋势。这些疾病带给眼部的改变有些是可逆性的(如高血压性视网膜病变、一部分药物所致的视网膜毒性改变)，但大部分是不可逆的，甚至具有致盲性。

本书详述眼部疾病和全身疾病如何相互影响。眼部影像学技术的运用为更好地揭示疾病本质提供了新的方法，也为在患者为首诊的情况下，眼科医生避免误诊、漏诊这类疾病提供临床思路。本书适合医学本科学生、研究生以及眼科医学工作者阅读学习。

相信本书的出版将有助于提高眼底病医生对于全身疾病相关性视网膜病变的认知，推动复杂、疑难性视网膜疾病的诊治进展。

谨此为序。

唐罗生

前言

Foreword

眼底疾病对视觉功能危害极大，同时也涉及许多眼部复杂的病变。本书对全身疾病相关性视网膜病变进行了系统性分类列举和阐述。具有全身疾病因素的视网膜疾病对于视觉的损害程度和复杂性以及治疗的难度都很突出。常见的全身疾病中有大家熟知的心血管疾病(如高血压)、代谢性疾病(如糖尿病)等，也有与遗传相关的罕见疾病、综合征，这提示眼科医生在查看患者时要关注全身因素，而不只是注重眼部体征。

本书是中南大学湘雅二医院眼科多名眼底病专家对临床病例知识的总结和概括，编写过程中得到了眼底病治疗领域同仁的大力支持。希望本书的出版能让广大眼科同仁对全身疾病相关性视网膜病变的认知有所提升，也能对防盲治盲工作有所裨益。

姜文敏

目录

Contents

疾病篇

检查篇

疾病篇

第一篇　感染性疾病

第一章　HIV 相关葡萄膜炎

概述

人类免疫缺陷病毒(human immunodeficiency virus，HIV)感染是一种逆转录病毒诱导的多系统疾病。随着抗逆转录病毒治疗的应用，全世界 HIV 感染的发病率已经稳定下来，艾滋病(AIDS)患者的生存时间正在增加。然而，他们的视力质量已经成为一个值得关注的问题。葡萄膜炎是导致艾滋病患者失明的主要原因，也是 HIV 常见的眼部并发症。HIV 相关葡萄膜炎的预后并不理想。艾滋病患者的眼部并发症可发生在眼的任何部位，涉及眼睑、睫毛和眼球的前后段。其中最为常见的是巨细胞病毒(CMV)性视网膜炎，约占艾滋病患者眼部并发症的 80%。现在艾滋病和巨细胞病毒性视网膜炎已经逐渐成为慢性疾病。HIV 相关葡萄膜炎按病因可分为四类：HIV 诱导性葡萄膜炎、合并感染相关葡萄膜炎、免疫重建性葡萄膜炎(IRU)和药物诱导性葡萄膜炎。随着艾滋病的有效治疗，巨细胞病毒性视网膜炎的发生率有所降低，但是免疫重建性葡萄膜炎的发生有增多趋势。因此，有效地辨识区分这类疾病是眼科医生的当务之急，以期实现最佳的综合管理与治疗，减少并发症的发生。

第一节　HIV 诱发的非感染性葡萄膜炎

HIV 可以打破血-脑屏障(BBB)，早在 1988 年，在眼组织中发现了可检测到的 HIV 载量。后来在玻璃体、视网膜、虹膜、结膜甚至泪液中均发现了 HIV，提示该病毒可穿过血-视网膜屏障进入眼内间隙，且眼内 HIV 载量高于血浆，在抗逆转录病毒疗法(ART)后眼内 HIV 载量迅速下降，这提示葡萄膜炎是由 HIV 直接引起的。眼内病毒检测阳性可能是由血浆病毒载量升高到一定范围和血-脑屏障破坏所导致。总的来说，当未接受 ART 治疗的 HIV 患者表现为葡萄膜炎，特别是前葡萄膜炎或视网膜未受累的葡萄膜炎时，应高度怀疑是 HIV 引起的葡萄膜炎。

第二节 合并感染相关的葡萄膜炎

(一)巨细胞病毒性视网膜炎(cytomega-lovirus retinitis, CMVR)

巨细胞病毒性视网膜炎是最常见的与艾滋病相关的眼部机会性感染，在高活性抗逆转录病毒治疗(HAART)前，40%～50%的艾滋病患者可发生视网膜炎。自从 HAART 出现以来，CMVR 发病率已显著下降，但巨细胞病毒仍然是发展中国家艾滋病患者眼部患病的主要原因。CMVR 可能表现为单眼首发，但有高达 52%的患者最终可能发展为双眼受累。CMVR 大部分发生在 $CD4^+$ 细胞计数<50 个/μL 的患者中，也是艾滋病患者最常见的眼部机会感染。患者最常见的症状是视力逐渐下降或者眼球黑影飘动。

CMVR 的临床表现有：①“披萨样”或“奶油加番茄酱样”视网膜病变的表现，即暴发型坏死性视网膜炎，其特征是视网膜向心坏死并伴有出血。这是 CMVR 最常见的表现。②视网膜的颗粒状混浊斑，通常很少出血或没有出血。③比较少见的表现是霜样树枝状视网膜血管炎。CMVR 引起全层视网膜坏死，留下萎缩和胶质瘢痕。与其他累及视网膜和脉络膜的机会致病菌相比，多数的 CMVR 的玻璃体炎和虹膜炎更为轻微，如果出现严重的玻璃体炎症，则需要考虑其他诊断。随后出现大量视网膜坏死，以及角膜上皮上出现的细小、非肉芽肿性、麻痹性沉淀。由于大约 15%的活动性 CMVR 患者无症状，所以建议 $CD4^+$ 细胞计数低于 50 个/μL 的患者每隔 3 个月进行扩瞳后的间接眼底镜检查或者超广角眼底照相。孔源性视网膜脱离是 CMVR 一个常见的并发症，随着 HAART 的出现，其发生率有一定程度下降。这类视网膜脱离和普通孔源性视网膜脱离相比，其裂孔更多发，病情比较隐匿，往往位于萎缩视网膜区域或者正常与萎缩视网膜交界处，并且合并增生性玻璃体视网膜病变的概率不高。CMVR 的治疗应该采取的是个体化原则，取决于视网膜炎症活动性病灶的位置和患者的免疫状态。目前比较常用的抗巨细胞病毒药物及用法包括局部注射更昔洛韦、西多福韦、福米韦森、膦甲酸钠，以及联合口服缬更昔洛韦。

(二)梅毒性葡萄膜炎

根据美国的一份报告，HIV 感染者同时感染梅毒的概率是 HIV 阴性个体的 77 倍。梅毒性葡萄膜炎是梅毒最常见的眼部并发症之一。多达 9%的 HIV/梅毒合并感染者的眼部可出现葡萄膜炎改变。梅毒性葡萄膜炎可能发生在梅毒感染的任何阶段，80%的病例是在全身感染后 2 年内发病，最早可在初次感染后 6 周发生。艾滋病患者的眼梅毒(图 1-1)可能表现为虹膜炎、玻璃体炎、球后视神经炎、视乳头炎、视神经视网膜炎、视网膜血管炎、坏死性视网膜炎。后葡萄膜炎和全葡萄膜炎是艾滋病患者罹患梅毒性葡萄膜炎最常见的表现，非艾滋病的梅毒性葡萄膜炎多表现为前葡萄膜炎。梅毒的血清学检测包括特异性抗体检测和非特异性抗体检测。特异性抗体检测主要包括梅毒螺旋体颗粒凝集试验(TPPA)、梅毒螺旋体酶联免疫吸附试验(TP-ELISA)、梅毒螺旋体化学发光免疫试验(TP-CLIA)等；非特异性抗体检测主要包括快速血浆反应素环状卡片试验(RPR)及甲苯胺红不加热血清试验(TRUST)。特异性抗体检测阳性提示梅毒螺旋体感染；非特异性抗体检测阳性可作为诊断梅毒感染的依据，抗体滴度的变化可用于判断梅毒的活跃性及治疗疗效。同时感染 HIV 和梅毒很常见。因此，强烈建议诊断为 HIV 或梅毒感染的患者对这两种病毒进行常规检测。

梅毒性葡萄膜炎的治疗以全身治疗为主，需全身应用抗生素治疗。最常用的抗生素是静脉注射青霉素，根据患者的状态持续 10~14 天或更长时间的治疗。实施抗逆转录病毒治疗似乎并不能预防梅毒感染；然而，当联合静脉注射青霉素时，抗逆转录病毒治疗可以帮助缓解早期临床症状。梅毒性葡萄膜炎若伴有梅毒性视网膜炎和眼部神经梅毒，则是不良结局的危险因素。更好的基线最佳矫正视力（best correct visual acuity，BCVA）和早期视力改善与较好的视力预后显著相关。因此，早期诊断和治疗对其预后至关重要。

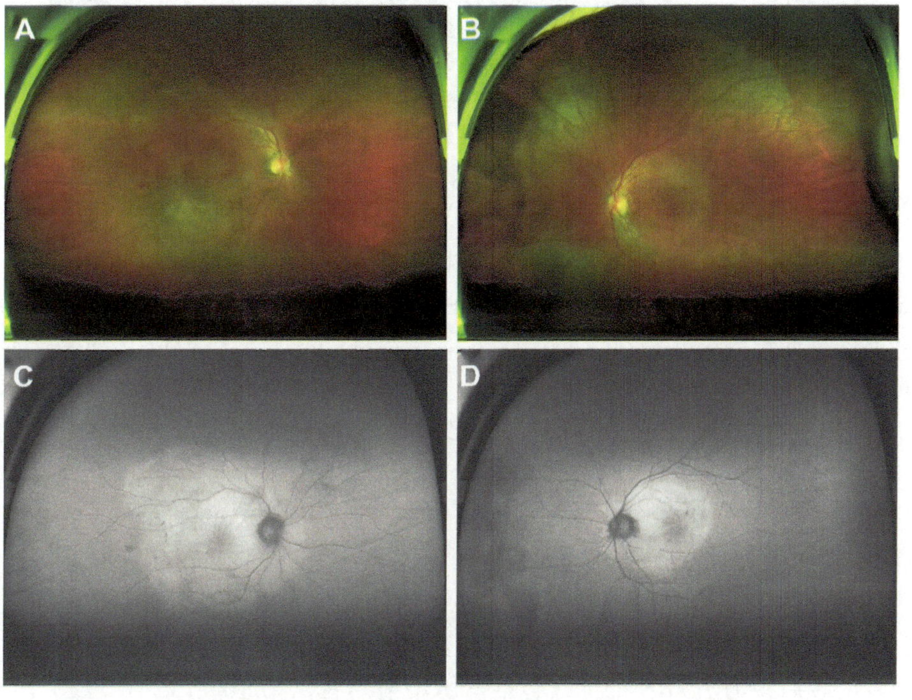

图 1-1　梅毒性葡萄膜炎患者超广角眼底照相（A、B）及自发荧光（C、D）：双眼后极部黄斑区及视乳头旁视网膜色素上皮层可见大片类圆形黄白色病灶。

（三）结核性葡萄膜炎（tuberculous uveitis，TBU）

HIV 感染是活动性结核病的一个独立危险因素，合并结核感染是导致艾滋病患者死亡的主要原因之一。结核性葡萄膜炎通常表现为多灶脉络膜结节/肉芽肿，主要在后极部有散在的黄色病变（图 1-2），可能发生渗出性视网膜脱离，偶见表现为后极部大的孤立性肉芽肿样肿块病变。用聚合酶链反应（PCR）检测结核基因（MPB64 或 IS 6110 基因）诊断结核性葡萄膜炎是最准确的。大多数研究的结核性葡萄膜炎诊断标准包括提示葡萄膜炎的眼部表现、结核相关的系统性表现（干咳、发热、盗汗和体重减轻等），以及提示结核感染的相关实验室检查。结核性葡萄膜炎患者后节段受累和全葡萄膜炎的患病率高于一般葡萄膜炎。与非结核性葡萄膜炎相比，慢性葡萄膜炎在结核病患者中也更常见。长期全身性抗结核药物治疗在大多数病例中是有效的。可以联合使用口服或眼周类固醇的药物控制炎症。类固醇治疗方案需要在抗结核治疗的覆盖下进行。最近，有报道称艾滋病患者在接受抗逆转录病毒治疗后眼结核恶化。

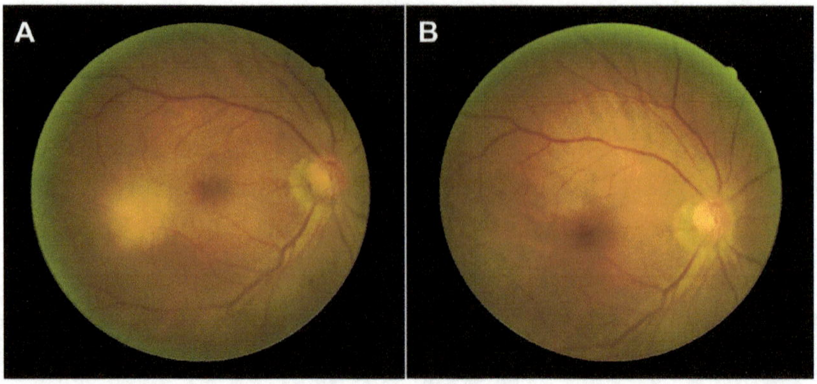

A. 后极部黄斑颞侧可见 1~2PD 大小黄白色、稍隆起病灶；B. 该患者经抗痨治疗后病灶萎缩。

图 1-2　HIV 合并结核患者眼底照相

（四）坏死性疱疹性视网膜病变（necrotic herpetic retinopathy，NHR）

坏死性疱疹性视网膜病变是由疱疹病毒引起的，最常见的是水痘带状疱疹病毒（varicella-herpes zoster virus，VZV）。其两种最常见的临床模式是急性视网膜坏死（acute retinal necrosis，ARN）和进展性外层视网膜坏死（progressive outer retinal necrosis，PORN）。通常，前者发生在健康人和轻微的免疫功能障碍的 AIDS 患者中，而后者通常发生在严重免疫抑制的患者中。ARN 的诊断标准，包括局灶性、中周部视网膜坏死呈环形向心性进展、闭塞性视网膜动脉炎和不同程度的眼内炎症，包括前葡萄膜炎和玻璃体炎。PORN 是一种快速进展的视网膜炎，伴有视网膜后极部和周边部的多发深部视网膜病变，但很少有玻璃体炎症。PORN 可导致视网膜的“泥裂”样的外观（图 1-3）。这种感染会迅速导致失明，且光学相干断层扫描（OCT）可显示视网膜的全层坏死。房水或玻璃体样本聚合酶链反应（PCR）检测已成为一种诊断病毒性视网膜炎高度敏感和特异性的技术。积极的药物治疗加上适当的全身抗病毒药物可能会改善 NHR 患者的预后视力。ARN 的治疗包括静脉注射阿昔洛韦 10~13 mg/(kg · 次)，一天 3 次，或 1500 mg/(m^2 · d)，分 3 次给药，然后口服阿昔洛韦 800 mg，一天 5 次，持续 6 周至 3 个月，同时，抗病毒治疗 24~48 h 后，给予泼尼松龙[0.5~2 mg/(kg · d)]口服抗炎治疗。炎症控制稳定后可进行预防性激光治疗，但其对视网膜脱离发生的预防作用仍然存在争议。晚期由于进行性感染、视神经鞘积液、视网膜脱离的发生，可导致 75%~85% 的患者出现视力丧失。若出现炎症无法控制或者发生视网膜脱离，则需要行玻璃体切割手术治疗，必要时联合眼内硅油填充。

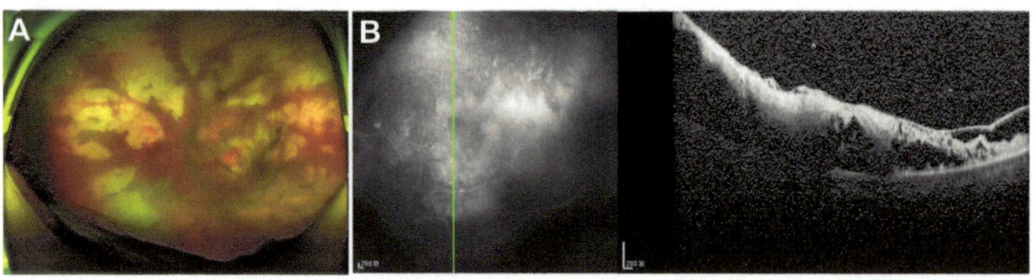

A. SLO 显示患者眼底周边及后极部可见片状黄白色坏死灶，由相对正常的视网膜血管分隔，呈“泥裂”样外观；B. OCT 显示视网膜前膜，后极部视网膜结构层次不清、光带增厚隆起。

图 1-3　PORN 患者的全景激光眼底照相（SLO）及 OCT

(五)弓形虫病

在大多数 AIDS 病例中，弓形虫是原发性感染。AIDS 患者的眼弓形虫与免疫正常个体的弓形虫感染不同，通常是双侧、多灶性的。它可表现为多种形式的眼部炎症改变，包括虹膜炎、玻璃体炎、脉络膜炎、多灶性或弥漫性坏死性视网膜炎、视乳头炎或球后神经炎、视网膜外弓形虫病。弓形虫视网膜炎可能类似于巨细胞病毒视网膜炎(图 1-4)；但眼内炎症通常更严重，出血较少。用标准的抗寄生虫药物治疗(乙胺嘧啶、克林霉素、磺胺类药物)，在大多数情况下都能成功控制眼部弓形虫病。最被广泛接受的治疗方案包括乙胺嘧啶联合磺胺嘧啶或克林霉素。

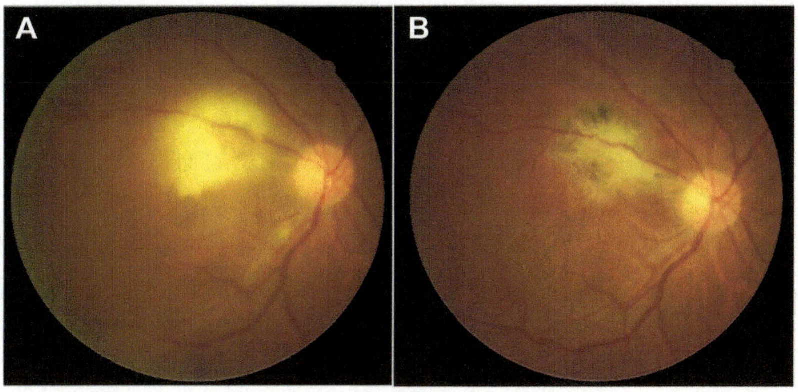

A. 患眼颞上方可见黄白色病灶；B. 经治疗后病灶消退，视网膜可见瘢痕。

图 1-4　AIDS 患者弓形虫感染眼底照相

(六)脉络膜炎

1. 肺孢子菌

肺孢子菌的眼部表现包括结膜炎、眼眶肿块、视神经病变和脉络膜炎。典型的双侧、多灶性、淡黄色、界限清晰、位于后极部的脉络膜病变，与虹膜炎或视网膜血管炎无关。在大多数情况下，眼部病变对于诱导和维持剂量的喷他脒、甲氧苄啶和磺胺甲噁唑或氨苯砜治疗均有较好的反应。

2. 隐球菌

隐球菌性脉络膜炎可能是多灶性、单发性或连续性的，并可能伴有眼睑结节、结膜肿块、肉芽肿性虹膜炎、虹膜肿块、玻璃体炎、坏死性视网膜炎、眼内炎和视神经炎。氟康唑维持治疗 200 mg/d 是目前被推荐用于所有患者的，维持治疗时间至少一年。

第三节　免疫重建性葡萄膜炎

免疫重建性葡萄膜炎(immune recovery uveitis，IRU)是一种非感染性眼内炎症，属于免疫重建炎症综合征(immune reconstruction inflamatory syndrome，IRIS)的眼部表现。IRIS 是由于 HAART 后机体免疫功能恢复，机体产生针对体内潜伏病原体或已治疗过的病原体抗原成分的过度免疫炎症反应。IRU 患者通常伴有巨细胞病毒性视网膜炎病史，巨细胞病毒性视网膜炎病灶范围超过 30%的患者出现 IRU 的风险更高，另外，不活跃的弓形体病或结核性视网膜脉络膜病患者也有 IRU 发病记录。免疫重建性葡萄膜炎是 AIDS 患者新发视力丧失的主要原因。IRU 的严重程度取决于免疫重建的程度、巨细胞病毒视网膜炎的程度、眼内巨细胞病毒抗原的数量和以前的治疗。临床表现包括前房或玻璃体反应、全葡萄膜炎伴低视力、视盘及囊样黄斑水肿、视网膜前膜形成、白内障、玻璃体黄斑牵引综合征、增生性玻璃体视网膜病变。在某些情况下，使用皮质类固醇(皮下或全身或玻璃体内)治疗可有效控制炎症和改善视力。类固醇的应用期间，应该检测 TBU，因为类固醇的使用是 TBU 发生的一个重要危险因素。然而，有玻璃体黄斑牵引综合征、视网膜前膜形成、白内障和增生性玻璃体视网膜病变的患者可能还需要手术治疗。

第四节　药物相关性葡萄膜炎

由药物引起的葡萄膜炎病例的相关报道有限。HIV 相关的葡萄膜炎通常表现为后节段疾病，然而，HIV 患者的药物性葡萄膜炎主要是前葡萄膜炎。药物引起葡萄膜炎的可能原因是直接的化学药物毒性和/或免疫复合物沉积。大多数药物诱导的葡萄膜炎病例是由西多福韦和利福布汀引起的，使用西多福韦的患者中有 26%发生前葡萄膜炎。一旦诊断出西多福韦引起的葡萄膜炎，应立即停用西多福韦，用类固醇和睫状体麻痹/散瞳药物治疗。西多福韦诱导的葡萄膜炎更可能发生在既往 CMV 疾病的眼睛中，西多福韦引起的葡萄膜炎出现的阶段与 IRU 出现的阶段很接近，这表明西多福韦诱导的葡萄膜炎的发展可能与免疫恢复有关。但与西多福韦诱导的葡萄膜炎相比，IRU 中更容易出现前部或平坦部葡萄膜炎，而虹膜后粘连或肉芽肿性角膜后沉淀在西多福韦诱导的葡萄膜炎中更常见。最近，Nair 等人报道了利福布汀治疗后发生葡萄膜炎，作为 HIV 患者的免疫重建炎症综合征并发症。利福布汀诱发葡萄膜炎的潜在机制与药物毒性和免疫反应有关。利福布汀诱导的葡萄膜炎通常用皮质类固醇和扩瞳药治疗。

第五节　小结

随着抗逆转录病毒治疗的广泛普及和艾滋病患者生存率的提高，生活质量已成为一个令人关注的新问题。艾滋病患者患葡萄膜炎的原因可能很复杂。因此，提高对葡萄膜炎及其临床表现的认识对艾滋病患者和传染病医生都很重要。当艾滋病患者出现与葡萄膜炎相关的变化时，应开始进行完整的系统评估，包括艾滋病的持续时间和治疗时间、$CD4^+$ T 细胞计数、HIV 载量和血清学检测。早期诊断和治疗可以帮助艾滋病患者获得最佳的结果和更高的生活质量。

参考文献

[1] Arora R, Sandhu N, Dokania P, et al. Ocular Manifestations in Patients of HIV(Human Immunodeficiency Virus) Infection on Combined Anti-Retroviral Therapy (CART). Ocul Immunol Inflamm, 2022; 30(6): 1399-1407.

[2] de-la-Torre A. Virus-Induced Anterior Uveitis (VIAU) in Immunocompromised Patients. Ocul Immunol Inflamm, 2018; 26(5): 807-817.

[3] Yang M, Kamoi K, Zong Y, et al. Human Immunodeficiency Virus and Uveitis. Viruses, 2023; 15(2): 444.

[4] Cantrill HL, Henry K, Jackson B, et al. Recovery of human immunodeficiency virus from ocular tissues in patients with acquired immune deficiency syndrome. Ophthalmology, 1988; 95(10): 1458-1462.

[5] Banker AS. Posterior segment manifestations of human immunodeficiency virus/acquired immune deficiency syndrome. Indian J Ophthalmol, 2008; 56(5): 377-383.

[6] Chesson HW, Heffelfinger JD, Voigt RF, et al. Estimates of primary and secondary syphilis rates in persons with HIV in the United States, 2002. Sex Transm Dis, 2005; 32(5): 265-269.

[7] Queiroz RP, Smit DP, Peters RPH, et al. Double Trouble: Challenges in the Diagnosis and Management of Ocular Syphilis in HIV-infected Individuals. Ocul Immunol Inflamm, 2020; 28(7): 1040-1048.

[8] Mehta S, Peters RP, Smit DP, et al. Ocular Tuberculosis in HIV-infected Individuals. Ocul Immunol Inflamm, 2020; 28(8): 1251-1258.

[9] Sudharshan S, Nair N, Curi A, et al. Human immunodeficiency virus and intraocular inflammation in the era of highly active anti retroviral therapy-An update. Indian J Ophthalmol, 2020; 68(9): 1787-1798.

[10] Stewart MW. Herpetic (non-cytomegalovirus) retinal infections in patients with the acquired immunodeficiency syndrome. Curr HIV Res, 2013; 11(3): 210-219.

[11] Nair N, Sudharshan S, Koladiya NA, et al. Rifabutin induced hypopyon uveitis mimicking endophthalmitis as a manifestation of IRU in patients with HIV. Indian J Pharmacol, 2022; 54(1): 67-68.

[12] Wons J, Kempen J, Garweg JG. HIV-induced Retinitis. Ocul Immunol Inflamm, 2020; 28(8): 1259-1268.

[13] Goldberg DE, Smithen LM, Angelilli A, et al. HIV-associated retinopathy in the HAART era. Retina, 2005; 25(5): 633-649.

[14] Arevalo JF, Mendoza AJ, Ferretti Y. Immune recovery uveitis in AIDS patients with cytomegalovirus retinitis treated with highly active antiretroviral therapy in Venezuela. Retina, 2003; 23(4): 495-502.

[15] Yeo TH, Yeo TK, Wong EP, et al. Immune recovery uveitis in HIV patients with cytomegalovirus retinitis in the era of HAART therapy-a 5-year study from Singapore. J Ophthalmic Inflamm Infect, 2016; 6(1): 41.

[16] Cassoux N, Bodaghi B, Katlama C, et al. CMV retinitis in the era of HAART. Ocul Immunol Inflamm, 1999; 7(3-4): 231-235.

[17] Thorne JE, Jabs DA, Kempen JH, et al. Studies of Ocular Complications of AIDS Research Group. Causes of visual acuity loss among patients with AIDS and cytomegalovirus retinitis in the era of highly active antiretroviral therapy. Ophthalmology, 2006; 113(8): 1441-1445.

[18] Thorne JE, Jabs DA, Kempen JH, et al. Studies of Ocular Complications of AIDS Research Group. Incidence of and risk factors for visual acuity loss among patients with AIDS and cytomegalovirus retinitis in the era of highly active antiretroviral therapy. Ophthalmology, 2006; 113(8): 1432-1440.

[19] Lin YC, Yang CH, Lin CP, et al. Cytomegalovirus retinitis and immune recovery uveitis in AIDS patients treated with highly active antiretroviral therapy in Taiwanese. Ocul Immunol Inflamm, 2008; 16(3): 83-87.

[20] Kim YS, Sun HJ, Kim TH, et al. Ocular Manifestations of Acquired Immunodeficiency Syndrome. Korean J Ophthalmol, 2015; 29(4): 241-248.

（李　敏　方　芳　李惠玲）

第二章　结核相关性葡萄膜炎

概述

结核病(Tuberculosis，TB)是一项全球性健康挑战。根据世界卫生组织(WHO)的数据，结核病是全球十大死因之一，也是单一传染性病原体致死的主要原因，全世界1/3的人口存在结核分枝杆菌(mycobacterium tuber-culosis，Mtb)的潜伏感染。由于葡萄膜血流丰富且缓慢，结核分枝杆菌极易滞留从而导致眼内感染，尤以后葡萄膜更为显著。TB可累及全身多个器官，眼结核（Ocular Tuberculosis，OTB）是一种罕见的肺外疾病，考虑到它对患者视力丧失的潜在影响，其危害不容小觑。结核性葡萄膜炎(TBU)报告的患病率在世界范围内差异很大，在结核病不流行的地区(包括美国、欧洲或日本)为0.2%~2.7%，在印度等高度流行地区为5.6%~10.5%。

第一节　发病机制

OTB是Mtb感染的一种肺外表现，通常通过吸入含Mtb的生物气溶胶传播。吸入后，在肺部形成原发性感染病灶，随后可通过淋巴和血液播散，导致肺外结核，其中也包括眼部的葡萄膜(虹膜、睫状体和脉络膜)。据推测，含有Mtb的巨噬细胞在进入眼球时沉积在第一个可用的毛细血管床中，这很可能是高度血管化的脉络膜，从而形成类似于肺尖的富氧环境，这些特征可能解释了后葡萄膜炎是OTB最常见的表现。TB一方面会释放毒素对眼部组织产生损害，另一方面其引起的迟发型变态反应会引起眼部非特异性炎症。

第二节　临床表现

一、前葡萄膜炎

结核性前葡萄膜炎常表现为肉芽肿性葡萄膜炎，包括角膜羊脂状KP(图1-5A)，前房角和虹膜肉芽肿(包括Koeppe结节、Busacca结节)，虹膜脱色素及虹膜萎缩伴后粘连(这类后粘连可随着病程进展导致闭角性青光眼)。在儿童中，可发生带状角膜病变(图1-5B)。

二、中间葡萄膜炎

中间葡萄膜炎一般发病隐匿，患者可无任何临床表现，眼部体查可表现为慢性葡萄膜炎、玻璃体炎、玻璃体雪球状浑浊、玻璃体积血、外周血管鞘和外周视网膜脉络膜样肉芽肿。据报道，中间葡萄膜炎患者荧光素房角血管造影显示虹膜根部附近的睫状体带上有小的、离散的、白色的病变，表现为早期高荧光。

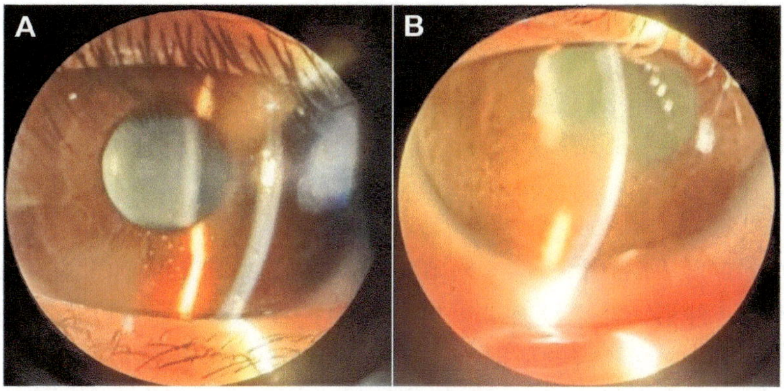

A. 结核性前葡萄膜炎患者可见角膜后散在的羊脂状 KP；B. 儿童葡萄膜炎出现角膜带状变性。

图 1-5　眼部结核的表现

三、结核性全葡萄膜炎

当炎症主要累及脉络膜时，由眼结核引起的眼内炎症被归类为后葡萄膜炎。在结核性后葡萄膜炎中，眼部变化可分为四类：脉络膜结节、脉络膜结核瘤、视网膜下脓肿和匍行性脉络膜炎。

（一）脉络膜结节

多发性脉络膜结节是结核性后葡萄膜炎最常见的眼内表现，这种表现表明眼内结核病是由结核分枝杆菌的血行播散发展而来的。当干酪性肺部病变侵犯血管或淋巴管时，就会发生播散。研究报道，多发性脉络膜结节与脑膜炎有一定关联。

临床上，结节表现为小结节。它们可能是单侧或双侧的。结节通常少于 50 个，但可能多达 60 个。结节呈白色、灰白或黄色，边界模糊，可能伴有出血、渗出物或周围水肿。它们的大小为从直径 0.5 mm 到 3.0 mm 不等，可以在检查时通过将病变的范围与直径约 1.5 mm 的视盘大小进行比较来估计。脉络膜结节通常位于后极部。大多数患有脉络膜结节的眼睛不会出现眼前节或玻璃体炎症，它们主要分布在后极部；可能伴有浆液性视网膜脱离。小的多发性结节见于粟粒性结核。有时，结核可能会继续生长成为结核瘤的孤立肿块。随着感染的消退，脉络膜结节可能会色素沉着，边缘变得尖锐而清晰，中心变黄或变白，周围有一环状外周色素沉着。随着病程发展，最终会导致萎缩性瘢痕。活动性脉络膜结节通常对抗结核治疗反应良好，通常需要 3~4 个月的时间才能愈合。愈合的病变区域显示萎缩，并伴有不同的色素沉着。

（二）脉络膜结核瘤

脉络膜结核瘤可能发生于脉络膜的任何部位，包括黄斑区、后极部、赤道位置等，但是更易发生在中心凹及其周围区域。结核瘤通常表现为大的孤立肿块，与脉络膜结节相比，后者通常边界更清晰，周围水肿更少，与肿瘤相似。结核瘤表面可见出血和视网膜皱襞，在晚期可出现视网膜脱离。极少数情况下，结核瘤可能是无全身性疾病证据的患者的首发体征。结核瘤的直径一般为 4~14 mm，通常表现为淡黄色视网膜下肿块，周围有渗出性视网膜脱离，常被诊断为眼内肿瘤或感染性脓肿。脉络膜结核瘤患者的荧光素眼底血管造影

(fluorescein fundus angiography，FFA)在早期阶段病灶显示为低荧光，晚期变为高荧光。FFA有助于鉴别脉络膜血管瘤、异物、转移性肿瘤和黑色素瘤，但不能区分结核病和其他肉芽肿性炎症，如结节病。葡萄膜结核瘤往往发生在年轻人中，病程呈慢性，症状持续数月至数年，患者通常有旧的、已治愈的肺结核病史。

(三)视网膜下脓肿

芽孢杆菌在肉芽肿干酪状物质中的增殖可导致液化、坏死和脓肿形成。播散性结核患者可能表现为视网膜下脓肿，几乎没有玻璃体及前节炎症。这些坏死性肉芽肿可能仅累及眼部，而身体其他部位缺乏结核病的证据。这些脓肿颜色较淡，提示液化坏死，如伴有视网膜出血，则在一段时间内有发展为视网膜血管瘤样增生的趋势。这些病变通常在抗结核治疗后愈合，愈合的病变可能显示色素沉着和萎缩，并有机会获得良好的视力恢复。瘢痕内可能出现视网膜下新生血管。此类患者也曾被报道过脉络膜出血。

(四)匍行性脉络膜炎

匍行性脉络膜炎是一种慢性复发性炎症，主要累及脉络膜组织、脉络膜毛细血管和视网膜色素上皮层，一般从视盘周围向黄斑区及周边区域呈慢性进行性发展。其发病机制至今尚不明确，可能与很多因素有关，包括自身免疫、感染、血管病变和变性等。脉络膜炎所致的匍行性病灶也可发生在眼内结核感染中，这类匍行性脉络膜炎在给予全身皮质类固醇和免疫抑制剂治疗的情况下，病情仍可持续进展。脉络膜结核可能表现为多灶性脉络膜炎，起初是离散的、不连续的，但会持续进展为弥漫性、连续性脉络膜炎，出现类似于锯齿性脉络膜炎的活动性进展边缘。它也可表现为弥漫性斑块样脉络膜炎，伴有变形虫样扩散。对侧眼亦可能在数月或数年后受到影响，因为对侧眼外周眼底中的小结节可能被忽略且无症状。荧光素眼底血管造影显示早期呈低荧光的活动性病变，非活动性瘢痕显示透见高荧光。

第三节　诊断

眼内结核诊断的漏诊、误诊可导致永久性视力丧失。该病的诊断需要借助实验室检查来明确，是眼内结核进行抗结核治疗(anti-tuberculosis treatment，ATT)的金标准，但患者在尚未进行全面评估以排除梅毒和弓形虫病等可能有类似发现的其他疾病之前，不应接受长期的全身性 ATT 治疗。

1. 结核菌素皮肤试验(tuberculin skin test，TST)

TST 也称为 Mantoux 试验，通过皮内注射纯化蛋白衍化物(purified protein derivative，PPD)诱发迟发型变态反应，然后在注射后 48~72 小时检查皮肤硬结。Mantoux 试验的解释是主观的，并且该试验的敏感性和特异性较低。对试验的无反应可导致假阴性结果，尤其是对免疫功能低下的患者。暴露于不同种类分枝杆菌的患者、过去接受过多次 Mantoux 检测的患者或既往接受过卡介苗(BCG)疫苗接种的患者可能会出现假阳性反应。

2. γ 干扰素检测

QuantiFERON 结核病-Gold 检测(QFTG：Qiagen Germantown，Maryland，USA)是一种专门检测结核病的血液检测。与 Mantoux 检测相比，QuantiFERON 血液检测的一个优点是不需要回诊进行解释。血液检测通过使用结核分枝杆菌抗原刺激结核感染患者的致敏 T 细胞来量化 γ 干扰素的释放。该检测不因暴露于其他分枝杆菌或先前接种卡介苗而产生假阳性结果。然而，据报道，在结核病低风险的医护人员中，假阳性率高达 41%，在 HIV 阳性患者中高达 80.5%。

3. 胸部 X 线检查和计算机断层扫描

胸部 X 线检查或计算机断层扫描显示空洞、实变或淋巴结肿大可为结核病诊断提供支持证据。胸部影像学检查结果阳性时，应及时进行痰液评估，以区分已治愈的结核病灶和活动性疾病。在没有肺结核的情况下可发生眼结核，因此胸片正常不能排除眼内结核的诊断。

4. 抗酸细菌和组织学

如果通过眼内液/组织的显微镜检查或 Lowenstein-Jensen 培养基培养证明抗酸阳性，则可以证明抗酸细菌感染的诊断，但仍无法区分结核分枝杆菌和非结核分枝杆菌。

第四节 治疗

1. 抗结核治疗

由于治疗眼结核需要全身治疗，因此患者应由眼科医生和传染病专科医生共同管理。眼结核的医学 ATT 采用与治疗肺结核相同的四联药物方案。CDC 推荐的治疗方案包括异烟肼、利福平、吡嗪酰胺和乙胺丁醇，共 2 个月，随后再接受 4~7 个月的异烟肼和利福平联合治疗。由于多重耐药和/或眼部结核通常缓慢且有时复发，可能需要延长疗程。

2. 类固醇

虽然脉络膜结节和结核瘤通常对单独使用 ATT 反应良好，但结核病的许多其他眼内表现需要皮质类固醇联合 ATT，以防止继发于炎症反应的眼部组织损伤。在没有 ATT 的情况下，切勿使用皮质类固醇，因为这不仅会导致眼部炎症更频繁地复发，还可能导致感染显著恶化和潜在扩散。

3. 手术治疗

通常眼结核可以仅通过药物治疗来控制，但是在发生视网膜新生血管的情况下，可能需要激光光凝术来治疗视网膜毛细血管无灌注区，并减少对新生血管生长的刺激。也有报道称，玻璃体切割术是结核性眼内炎的辅助治疗，玻璃体切割已被用于治疗结核性肉芽肿。

参考文献

[1] Global tuberculosis report 2019. 2019 Geneva World Health Organization Licence: CC BY-NC-SA 30 IGO.

[2] Abu El-Asrar AM, Abouammoh M, Al-Mezaine HS. Tuberculous uveitis. Int Ophthalmol Clin, 2010; 50(2): 19-39.

[3] Heiden D, Saranchuk P, Keenan JD, et al. Eye examination for early diagnosis of disseminated tuberculosis in patients with AIDS. Lancet Infect Dis, 2016; 16(4): 493-499.

[4] Tabbara KF. Ocular tuberculosis: anterior segment. Int Ophthalmol Clin, 2005; 45(2): 57-69.

[5] Gupta V, Gupta A, Rao NA. Intraocular tuberculosis--an update. Surv Ophthalmol, 2007; 52(6): 561-587.

[6] Kimura R. Hyperfluorescent dots in the ciliary body band in patients with granulomatous uveitis. Br J Ophthalmol, 1982; 66(5): 322-325.

[7] Pérez Alvarez MJ, González Guijarro J, Santos Gil I. Coroiditis multifocal periférica tuberculosa [Tuberculous

peripheral multifocal choroiditis]. Arch Soc Esp Oftalmol, 2003; 78(3): 169-172.
[8] Albert DM, Raven ML. Ocular Tuberculosis. Microbiol Spectr, 2016; 4(6): 10.
[9] Nazari KH, Rao NA. Serpiginous choroiditis and infectious multifocal serpiginoid choroiditis. Surv Ophthalmol, 2013; 58(3): 203-232.
[10] Abrams J, Schlaegel TF Jr. The role of the isoniazid therapeutic test in tuberculous uveitis. Am J Ophthalmol, 1982; 94(4): 511-515.
[11] Gray J, Reves R, Johnson S, et al. Identification of false-positive QuantiFERON-TB Gold In-Tube assays by repeat testing in HIV-infected patients at low risk for tuberculosis. Clin Infect Dis, 2012; 54(3): e20-3.
[12] Sharma A, Thapa B, Lavaju P. Ocular tuberculosis: an update. Nepal J Ophthalmol, 2011; 3(1): 52-67.
[13] Patel SS, Saraiya NV, Tessler HH, et al. Mycobacterial ocular inflammation: delay in diagnosis and other factors impacting morbidity. JAMA Ophthalmol, 2013; 131(6): 752-758.
[14] Abdisamadov A, Tursunov O. Ocular tuberculosis epidemiology, clinic features and diagnosis: A brief review. Tuberculosis (Edinb), 2020; 124: 101963.
[15] Basu S, Elkington P, Rao NA. Pathogenesis of ocular tuberculosis: New observations and future directions. Tuberculosis (Edinb), 2020; 124: 101961.

（杨金涓　方　芳）

第三章　猫抓病

概述

猫抓病(cat scratch disease, CSD)又称猫抓热，为巴尔通体(革兰氏阴性杆菌)感染所致，患者通常有与受感染猫的接触史(包括咬伤或抓伤)，偶尔见于蜱虫叮咬。CSD 患者通常在皮肤破损部位出现丘疹，伴有局部淋巴结病变，也可继续表现为全身症状，并在包括眼睛等一系列部位出现深部感染。

第一节　发病机制

猫抓病患者的视神经受累通常是由于视神经或眼内巴尔通体感染、对细菌感染的免疫反应致视盘炎症，引起液体渗出到视乳头周围视网膜下，导致浆液性视网膜脱离，随后出现黄白色渗出物，分布在中心凹周围呈部分或完全星形。此外，巴尔通体可以损伤血管内皮细胞，引起血管通透性增强，通过荧光素眼底血管造影可以观察到血管渗漏，光学相干断层血管造影(OCTA)可以检测到巴尔通体相关的脉络膜视网膜炎性病灶内的新生血管形成。

第二节　临床表现

患者被猫抓伤或咬伤后，通常在受伤部位出现红斑丘疹、囊泡或斑点。几周后，出现全身性反应，包括局部淋巴结炎、低热、寒战、盗汗、疲劳和头痛。猫抓病为自限性疾病，大多数患者的局部表现及轻微的全身症状能在几个月内消退；部分免疫功能低下的患者，可能发生淋巴结外播散，并伴严重并发症，如心内膜炎、脑膜炎、脑炎、关节炎、骨髓炎、肺炎和肝脾受累等。眼部表现包括 Parinaud 眼-腺综合征、神经视网膜炎、多灶性视网膜炎、葡萄膜炎和视网膜动脉闭塞。

(一)神经视网膜炎

神经视网膜炎为视神经和视乳头周围视网膜的炎症，是 CSD 最常见的后段并发症，常出现于全身感染症状后 1~2 周。神经视网膜炎通常是单侧的，但在免疫功能正常和免疫功能低下的患者中也可能是双侧的。其典型特征为视力下降、视盘水肿和黄斑周围“星状”渗出物，有时可出现局灶性或多灶性灰白色视网膜渗出(图 1-6)。视力下降最常见，可伴有相对性瞳孔传入障碍(RAPD)、视野缺损和色觉障碍。视野检查可出现生理盲点扩大、中心或旁中心暗点。眼底检查可见视盘水肿和黄斑区脂质渗出，呈部分或全周的星状排列，当呈不完全星状排列时，通常出现在黄斑鼻侧。视盘水肿常伴有视乳头周围毛细血管扩张，多在症状出现 2 周后开始减轻，2~3 个月完全消退；黄斑区星状渗出通常在视盘水肿发生后 2 周出现，一旦形成，大约需 1 个月消退，有时可存在长达 1 年。目前普遍认为黄斑区星状渗出是由富含脂质的液体从视盘脉管系统渗漏到视网膜的外丛状层中形成，水相通过外膜到达视网膜神经感觉层下方，导致脂质以星样图案沉积在黄斑周围(图 1-6)。

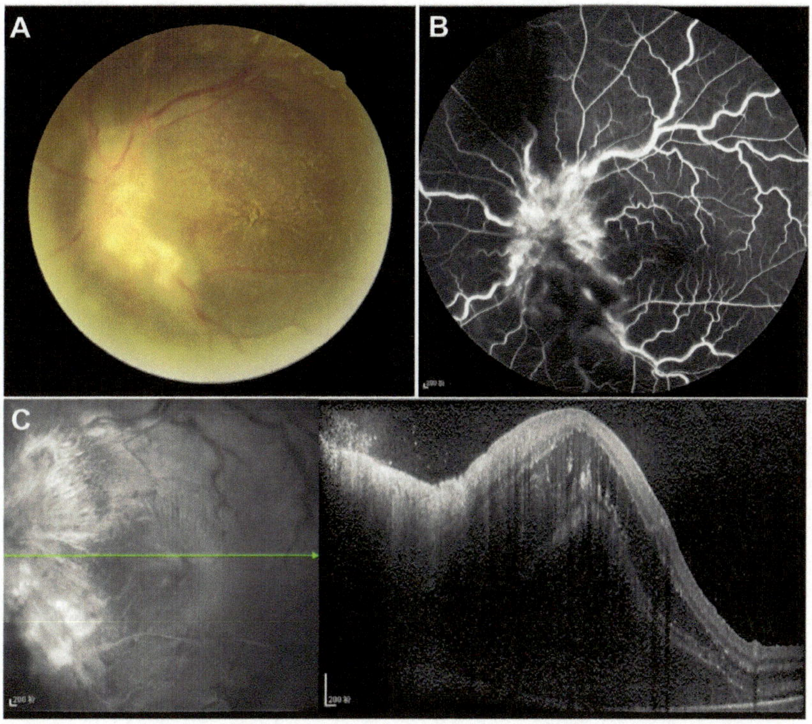

A. 眼底照相示视乳头水肿及黄斑区星状渗出；B. 眼底荧光造影显示视盘荧光渗漏伴血管迂曲；C. OCT 示左眼黄斑区外丛状层层间积液伴渗出物高反射、大量视网膜下液存在。

图 1-6　猫抓病患者眼底表现

(二)视网膜分支动脉阻塞

眼部 CSD 可引起视网膜分支动脉阻塞，伴有或不伴有神经视网膜炎(图 1–7)。

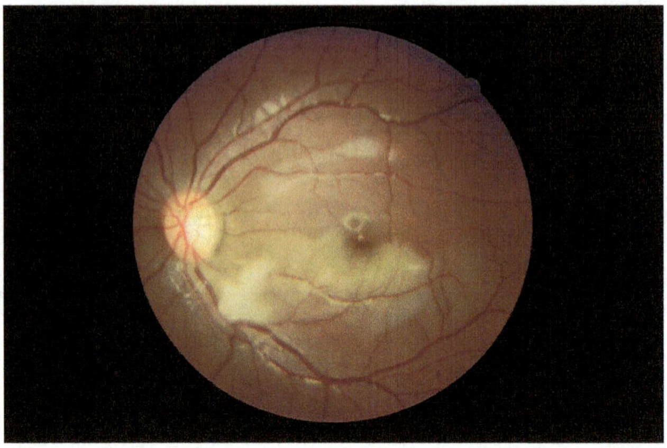

图 1–7　一名五岁患儿发生的左眼视网膜颞下动脉分支阻塞

(三)其他眼部病变

与 CSD 相关的其他罕见眼部表现还包括局灶性视网膜脉络膜炎，炎性视网膜肿块，HIV 感染患者中与异常血管网相关的视网膜下肿块，中间葡萄膜炎和视网膜血管炎，类似 Vogt–Koyanagi–Harada 综合征的全葡萄膜炎，不伴视网膜炎或神经视网膜炎的渗出性黄斑脱离，黄斑裂孔，玻璃体出血，视网膜血管瘤样增生、眼内炎等；还有典型的 Parinaud 眼–腺综合征(POGS)，症状为眼红、溢泪和异物感，伴发热，表现为滤泡性结膜炎、结膜溃疡、结膜肉芽肿、压痛性区域淋巴结病(耳前、颌下或颈部淋巴结)等。

第三节　诊断与鉴别诊断

汉赛巴尔通体很难从临床标本中培养出来，因此微生物学诊断通常根据巴尔通体抗体的血清学阳性或通过 PCR 检测细菌 DNA 来进行。

视神经视网膜炎的病因可分为感染性和非感染性疾病。虽然 CSD 被发现是视神经视网膜炎的主要原因，但在鉴别诊断中应考虑其他感染性或炎性疾病，包括弓形虫病、结核病、梅毒、莱姆病、立克次体病、登革热、基孔肯雅病、结节病、白塞病和其他疾病等。鉴别诊断基于病史、流行病学资料、全身表现和眼部受累情况。应排除引起黄斑星状渗出及视盘水肿的其他可能原因，包括严重高血压、糖尿病、颅内高压、视网膜分支静脉阻塞和非动脉炎性或动脉炎性前部缺血性视神经病变。

第四节　治疗

CSD 的治疗取决于患者的年龄、免疫状态、全身表现以及眼部并发症。由于 CSD 病程存在自限性，对于轻中度 CSD，可以随访观察，但对于存在严重的眼部或全身并发症及免疫功能低下的患者，应及时治疗。抗生素治疗包括多西环素、大环内酯类抗生素(克拉霉素、红霉素、阿奇霉素)、利福平、环丙沙星、头孢曲松和复方新诺明。此外，还可联合皮质类固醇减轻炎症反应。

年龄超过 8 岁且免疫功能正常的患者通常使用多西环素(100 mg 口服，每日两次，持续 2~4 周)。对于严重的病例，可静脉注射抗生素或联用利福平(300 mg 口服，每日两次)。免疫功能低下的患者需要延长治疗时间。儿童可使用阿奇霉素。

参考文献

[1] Cunningham E T, Koehler J E. Ocular bartonellosis. Am J Ophthalmol, 2000; 130(3): 340-349.

[2] Tey M S, Govindasamy G, Vendargon F M. The clinical spectrum of ocular bartonellosis: a retrospective study at a tertiary centre in Malaysia. J Ophthalmic Inflamm Infect, 2020; 10(1): 31.

[3] Johnson A. Ocular complications of cat scratch disease. Br J Ophthalmol, 2020; 104(12): 1640-1646.

[4] Ksiaa I, et al. Update on Bartonella neuroretinitis. J Curr Ophthalmol, 2019; 31(3): 254-261.

[5] Yap S M, et al. Bartonella neuroretinitis (cat-scratch disease). Pract Neurol, 2020; 20(6): 505-506.

[6] Curi A L, et al. Ocular manifestation of cat-scratch disease in HIV-positive patients. Am J Ophthalmol, 2006; 141(2): 400-1.

[7] Klotz SA, Ianas V, Elliott SP. Cat-scratch Disease. Am Fam Physician, 2011; 83(2): 152-155.

[8] Hong H, Li T, Ying Y, et al. Cat-scratch disease manifesting as uveitis and binocular fundus nodular lesions: a case report. BMC Ophthalmol, 2023; 23(1): 345.

[9] Kalogeropoulos D, Asproudis I, Stefaniotou M, et al. Bartonella henselae- and quintana-associated uveitis: a case series and approach of a potentially severe disease with a broad spectrum of ocular manifestations. Int Ophthalmol, 2019; 39(11): 2505-2515.

[10] Reed JB, Scales DK, Wong MT, et al. Bartonella henselae neuroretinitis in cat scratch disease. Diagnosis, management, and sequelae. Ophthalmology, 1998; 105(3): 459-466.

[11] Acar A, Çakar Özdal P, Başarır B, et al. A Case Series of Cat-Scratch Disease with Ocular Manifestations: Clinical Findings and Treatment Approach. Turk J Ophthalmol, 2023; 53(4): 226-233.

[12] Habot-Wilner Z, Trivizki O, Goldstein M, et al. Cat-scratch disease: ocular manifestations and treatment outcome. Acta Ophthalmol, 2018; 96(4): e524-e532.

[13] Bellur S, Ali A, Nguyen NV, et al. Central retinal vein occlusion associated with Bartonella henselae infection. J Ophthalmic Inflamm Infect, 2023; 13(1): 14.

[14] Carujo A, Santos Silva A, Videira Santos F, et al. Optic Neuritis and Vertebral Osteomyelitis: An Uncommon Presentation of Cat-Scratch Disease. Cureus, 2024; 16(1): e52284.

[15] Ormerod LD, Skolnick KA, Menosky MM, et al. Retinal and choroidal manifestations of cat-scratch disease. Ophthalmology, 1998; 105(6): 1024-1031.

(张颖萱　彭旭君　方　芳)

第四章　眼弓形虫病

概述

弓形虫眼部感染是全球感染性后部葡萄膜炎最常见的形式，称为眼弓形虫病(ocular toxoplasmosis，OT)。既往证据表明大部分弓形虫眼部感染是在出生后获得的。先天或后天获得性感染的弓形虫可能引发潜伏性感染，病原体进入体内后在包括脑、眼睛、淋巴结等各种器官组织内形成包囊，这些包囊随后可能会破裂，导致相应临床表现。活动性弓形虫眼部感染可发生在任何年龄阶段，但最常见的是在2~40岁之间。

第一节　发病机制

弓形虫是一种无处不在的原生动物寄生虫，感染了高达50%的人群。尽管免疫能力正常的患者通常全身感染是无症状的，但新生儿和免疫功能不全的患者可能会发生危及生命的疾病。寄生虫可以在宿主的组织和体液中找到，如唾液、乳汁、精液、尿液和腹腔液。弓形虫的发育分为五个阶段：速殖子(又称滋养体)、缓殖子(又称包囊)、裂殖体、配子体和卵囊，在终末宿主体内可存在全部五种形态，其中滋养体、包囊和卵囊与传播和致病有关。

速殖子，也称为滋养体，是疾病急性期的传染形式。它长约3-7 μm、直径2-4 μm，呈新月形。速殖子在首次环境压力下会形成囊壁，比如宿主的免疫反应或抗生素的存在时。速殖子的囊壁形式在感染1周后开始出现。滋养体在其内缓慢分裂，最终成为囊的一部分。囊壁非常稳定，可以在宿主体内长期休眠，而不激活炎症或损伤组织。由于某些未知原因，囊壁可能破裂，导致疾病重新激活并产生强烈的炎症。

弓形虫的卵囊长10~12 μm，呈椭圆形，仅存在于猫的肠黏膜中。一旦它们释放出来，它们可以通过各种媒介传播到人类或其他动物体内。虽然一般认为它们是经口摄入，但也可能通过其他黏膜表面进入宿主体内。人类还可以通过被寄生虫包囊污染的肉(尤其是猪肉和羊肉，以及在流行区域的鸡肉)而发生二次感染。在人体内可以找到的生物形式有缓殖子或包囊，以及速殖子。组织囊直径可达200 μm，含有数百到数千个微生物，倾向于向心脏组织、肌肉和神经组织(包括视网膜)移行。

人类可以通过摄入含有包囊的未熟肉或包囊污染的菜园蔬菜、水或猫砂盒而感染任一亚周期的传染形式。极少数情况下，弓形虫可以通过输血、实体器官移植及受污染的水或空气传播。弓形虫的生命周期比较特殊，因为该生物能够通过有性和无性亚周期进行无限复制。传播后，分裂活跃的速殖子通过血液和淋巴系统传播。高达10%的感染个体呈现视网膜病变，占所有后部葡萄膜炎病例的1/3~1/2。大多数眼部病例在初始感染后数月到数年发生，大部分没有症状。

无性繁殖可以在几乎任何温血动物中发生，从鸡到海獭再到人类。当动物通过食肉或食腐进食缓殖子寄生的感染组织时，就会发生传播。传播也可能是通过被动物碎片污染的饲料而意外发生。

从理论上讲，弓形虫生命周期的无性部分可以通过食物链无限延续。而其有性生命周期仅发生在猫身上，其中包括在肠上皮内进行完整的配子形成和交配，并最终产生排泄在猫粪中的孢子囊。这些孢子囊具有高度传染性，并在环境中非常稳定。同样，当猫吃了被包囊感染的老鼠或鸟类时，会使无性生殖循环轻松转入有性阶段。

尽管弓形虫在培养中能感染任何有核细胞，但人类感染通常涉及中枢神经系统（CNS）。弓形虫对 CNS 的倾向性可能是由于：①寄生虫穿越血-脑屏障的便捷；②免疫特权部位寄生虫清除不足。有人推测弓形虫是嗜神经性的，因为神经损伤，包括失明，使动物宿主易受寄生虫攻击，促进其传播。

弓形虫可能通过以下方式到达视网膜：①经视神经从脑部迁移；②受感染的单核细胞或树突状细胞经视网膜血循环；③通过速殖子直接感染视网膜血管内皮。不同和/或多个途径可能解释了不同患者视网膜感染的情况。寄生虫入侵宿主细胞始于与细胞膜的附着，当寄生虫主动穿透膜时侵入即告完成，这通常需要不到 40 秒。弓形虫侵入宿主细胞涉及多种受体-配体相互作用，宿主细胞受体的差异表达可能是导致不同细胞群体感染性差异的机制之一。

基因分析表明，大多数在欧洲和北美发现的弓形虫菌株可分为三个不同的基因型，分别为Ⅰ、Ⅱ和Ⅲ型。Ⅰ型菌株毒性非常强，相比之下，Ⅱ型和Ⅲ型菌株毒性较弱。对于人类，三种菌株都能引起疾病，但它们感染的组织部位和感染人群的时间似乎有所不同。例如，Ⅰ型菌株更常与后天获得性眼部感染相关联，而Ⅱ型菌株常与先天感染和弓形虫性脑炎相关联。

众所周知，宿主免疫功能在弓形虫病感染中发挥了重要作用。免疫抑制患者，包括获得性免疫缺陷综合征（AIDS）患者，易出现严重危及生命和视力的 T. gondii 感染，这提示免疫功能的变化也可能影响疾病表现。

第二节　临床表现

眼部弓形虫病常发生在 20～40 岁（可能是因为大多数病例在感染后的 10～20 年内出现），既可以是原发性 OT（不伴随有瘢痕的孤立性视网膜病变），也可以是复发性 OT（与旧的不活跃瘢痕相关的活跃性视网膜病变）。与玻璃体和前房炎症相关的坏死性视网膜炎是 OT 的标志。最近的报道证实，获得性感染可表现为玻璃体炎或前葡萄膜炎而无视网膜脉络膜炎表现。OT 眼部表现包括视网膜脉络膜渗出、玻璃体混浊/细胞，前房细胞和渗出等。炎症反应的严重程度在不同患者之间存在明显差异，原因尚不清楚。疾病的临床特征可能存在相当大的变异。通过对“非典型”病例的文献进行回顾发现，它们并不代表该疾病本质上的不同形式。了解 OT 的各种表现对临床医生很重要，因为在某些情况下，OT 的诊断可能很困难，了解 OT 的特征性表现可能有助于理解疾病机制。

通常情况下，活动性炎症性疾病不给予治疗也能自发消退，留下色素性瘢痕，复发会以“卫星”病灶的形式出现。另外，许多文献也提到了愈合的弓形虫性视网膜脉络膜炎（TRC）典型瘢痕，但瘢痕的外观也存在一定程度的变化，色素沉着和脉络膜组织丢失的程度各有不同。临床上可见的瘢痕面积可能比疾病活跃阶段的激发视网膜病灶面积小。瘢痕内的色素沉着程度可能反映了疾病活跃阶段视网膜色素上皮受损的程度。在一些老年患者中，病变愈合时瘢痕似乎相对于炎症活跃期病情更轻一些。轻微炎症的病变愈合时也只形成较小瘢痕。

眼部弓形虫病也可以分为先天性和后天性获得性。先天性和后天性表现可分为新生儿和迟发型。母体妊娠期间感染弓形虫后，其新生儿出生时无论眼部有无受累，都必须在出生后第一年接受治疗。先天性弓形虫病通常是在妊娠的最后 3 个月内感染的，并且婴儿通常没有症状。获得性弓形虫病(acquired toxoplasmosis，AT)可以与全身性感染症状同时发生，也可能存在延迟，时间间隔通常是 5~10 年。

TRC 多发于单眼，占 72%~86%。病变可以是单个、多个或卫星灶(多邻近陈旧性瘢痕病变)。50%以上的 TRC 多累及后极部，典型表现为黄斑区的瘢痕病变，包括中心坏死灶及其周围的放射状色素沉着。前节炎症几乎都是伴发于视网膜脉络膜炎。事实上，仅有前节炎症而无视网膜受累的情况只在免疫缺陷患者中观察到。

OT 相关性视网膜疾病的复发在先天性和后天获得性感染中均可发生。通常这些复发表现为已有视网膜脉络膜瘢痕边缘的“卫星病灶”，虽然在一些患者中，新的“原发性视网膜病变”(被定义为不是来源于视网膜脉络膜瘢痕周围的那些病变)可以出现在远离陈旧性瘢痕的区域。复发通常被认为是由视网膜包囊释放寄生虫而引起的。

OT 的症状因患者年龄不同而各异。出生后的症状可能包括发热、斑丘疹样皮疹、肝脾肿大、小头畸形、癫痫、黄疸、血小板减少和淋巴结肿大。典型的 CT 三联症包括视网膜脉络膜炎、脑积水和颅内钙化物。儿童通常表现为视力下降、斜视、眼球震颤和白瞳。青少年和成年人会表现为视力下降和眼前黑影飘动。若合并前节炎症，则可能出现眼红、畏光和疼痛。

然而，弓形虫病也可以以多种方式影响视神经。有关眼部弓形虫病的非典型表现已被描述：点状外层视网膜炎、神经性视网膜炎、视乳头炎、假性多发性视网膜脉络膜炎、不伴视网膜脉络膜炎的眼内炎症、单侧色素性视网膜病变、福克斯样前葡萄膜炎、巩膜炎，以及多发性或弥漫性坏死性视网膜炎。

有关 TRC 的并发症多种多样，包括孔源性视网膜脱离、青光眼、玻璃体混浊或出血、视网膜出血、视神经萎缩、渗出性视网膜脱离、视网膜血管闭塞、视网膜和脉络膜下新生血管(CNV)、视网膜前膜，以及黄斑水肿。一般来说，这些并发症仅发生在眼部炎症严重的患者中。例如，孔源性视网膜脱离与炎症严重程度有关。黄斑水肿非常少见，目前病因尚不明确。长期感染、强烈的炎症和并发症可能最终导致眼球萎缩或摘除。

OT 患者中，视力可从 0.05 到 1.0 不等，取决于黄斑或视神经受累的程度。因此，应谨慎预测一个无表达能力的患儿的视力预后。对于从新生儿时期开始接受治疗的患者，有 29%的患者出现双眼视力受损，较好眼视力低于 0.5。导致视力受损的原因包括黄斑瘢痕，外周病变瘢痕收缩引起的黄斑牵拉，视网膜脱离，视神经萎缩，白内障，弱视，眼球萎缩以及其他一些在某些情况下可以预防的并发症。

第三节　诊断与鉴别诊断

延误诊断可能会加重 OT 患者的预后。这对儿童更为重要，因为视力常因视网膜并发症而受损。患者在疾病的不同阶段来眼科就诊，因此可能在不同抗体反应阶段接受检测。在绝大部分情况下，诊断主要基于扩瞳眼底检查，并通过体内特异性抗刚地弓形虫抗体的存在加以确认。免疫受损患者发展急性弓形虫病的风险增加，如果不及时治疗，可能后果严重且可能迅速致命。眼部弓形虫病在艾滋病患者中可能呈现严重过程，具有典型特征(详见第一篇

第一章)，如双眼活动性病变、大面积活动性视网膜坏死、病变周围起源且不起源于旧瘢痕、双侧炎症、炎症向眶内延伸并引起眼眶细胞炎和全眼炎。因此，在这些情况下，早期诊断至关重要，接下来将讨论不同检测方法。

多次实验室检测，可能需要针对不同时间点以进行更完整的评估。在检测 IgM 和 IgG 的基础上，添加抗 T. gondii IgA 检测可以提高新近感染弓形虫病的敏感性，因为这类抗体的消失速度比 IgM 更快。检测抗 T. gondii IgM 抗体对于近期 OT 感染的诊断并不完全可靠，因为 IgM 抗体滴度有时可能是自然发生的，甚至在一些情况下可能在患病后 2 年以后仍然存在。为了检测胎儿和新生儿的急性先天性疾病，通常使用 IgA 抗体，因为 IgM 的产生仍然较弱，而 IgG 抗体可能来自母体。血清 IgA 抗体仅在初次感染后的 6~7 个月内被发现。

有几种血清学检测方法可用于弓形虫病的诊断。Sabin-Feldman 染色试验是其他所有方法中的黄金标准。这是一种中和测定法，在补体和 IgG 特异性 T. gondii 抗体存在的情况下，微生物被裂解。但这种检测方法仅在研究中心和参考实验室中使用。

间接免疫荧光抗体试验(IFAT)可用于检测 IgG 和 IgM。在 IgG 检测中，抗核抗体(ANA)的存在可能导致假阳性；在 IgM 检测中，抗核抗体或风湿因子(RF)的存在可能导致假阳性。

聚合酶链反应(PCR)是一种诊断性检测，能够确定感染因子的 DNA 存在与抗体反应评估的反应不同。因此，该检测不受患者的免疫反应影响。聚合酶链反应具有很高的敏感性和特异性，但应在标准化条件下进行。一项研究表明 PCR 对房水和玻璃体中弓形虫的敏感性分别为 75%和 50%，而这些同一来源的特异性分别为 100%和 93.7%。

荧光血管造影(FFA)通常在典型 OT 病例中对诊断的贡献不大；然而，它能很好地显示血管炎、血管闭塞、视网膜动静脉异常吻合、黄斑水肿和 CNV 等相关特征，以及视神经和神经视网膜的受累情况。吲哚菁绿(ICG)血管造影对于复发性 OT 的早期诊断很有帮助，因为它可以识别眼底检查或 FFA 尚不可见的重新活跃的区域。

光学相干断层扫描(OCT)是一种诊断工具，能够识别临床检查中无法检测到的视网膜形态结构的细微改变。OT 急性期的一些 OCT 发现包括玻璃体视网膜界面上的沉积物，伴有局部增加的视网膜内部反射以及该区域视网膜变薄。相反，OCT 也可以显示一个不活跃的弓形虫病灶，显示为视网膜神经上皮层中的高反射区域，对应于既往炎症区域；反射带内的碎片样结构则提示为视网膜色素上皮增生和黑色素增生。视网膜表层最易受累而变薄，这与弓形虫对神经组织的倾向性一致。光学相干断层扫描还有助于识别在眼底水肿患者中存在的玻璃体视网膜牵拉。眼部超声在屈光介质混浊而导致眼底窥不见的病例中有助于识别相关视网膜病变。

新生儿先天性弓形虫病必须与 TORCH(包括弓形虫、风疹病毒、巨细胞病毒、单纯疱疹病毒在内的感染筛查项目)组的其他传染病(风疹、巨细胞病毒和单纯疱疹病毒，以及其他可能模拟弓形虫病的先天性传染病，如梅毒和结核病)进行区分。与 OT 可能混淆的非感染性眼部疾病主要包括先天性脉络膜缺损、永存玻璃体增生症和视网膜母细胞瘤。沿着视网膜脉络膜瘢痕的复发性 OT 病变可能类似于地图状脉络膜炎。眼部弓形虫病的鉴别诊断中其他的重要疾病包括由疱疹病毒(巨细胞病毒、单纯疱疹和带状疱疹)引起的坏死性视网膜炎、真菌性视网膜炎(念珠菌病、芽生菌病)、脓毒性视网膜炎、眼弓蛔虫病、结节病、梅毒和结核病。

非典型形式的眼弓形虫病应与某些特殊疾病相鉴别。对于弓形虫神经视网膜炎，必须排除猫抓病和病毒综合征等其他神经视网膜炎的病因。弓形虫神经视网膜炎应与结节病和 CMV 相关的视神经炎相区分。

第四节 治疗

新生儿、孕妇和免疫抑制患者以及严重急性症状威胁视力时(病灶部位和/或炎症严重程度)的全身性弓形体病患者，都需要进行抗菌治疗。慢性弓形虫病患者在病灶不活动时通常不需要治疗，除非在某些特殊情况下用于降低复发的概率，因为没有一种治疗方法能有效清除组织中的包囊。一般来说，大多数患者的病灶活动性在6~8周内会自然缓解，但伴随的眼内炎症引起的症状(例如玻璃体细胞导致的漂浮物)通常需要更长时间缓解。当病变影响视网膜后极部(在黄斑或视盘邻近处)时或由于炎症并发症(例如玻璃体混浊、视网膜前膜、视网膜脱离)可导致永久性视力损害。缺乏早期和有效的治疗是OT导致视力损失的原因。治疗艾滋病患者OT的经验表明，抗弓形虫疗法是有效的。OT复发通常不可避免，而在非免疫抑制患者中，免疫系统也在促进破坏性炎症方面发挥了重要作用。治疗必须在该过程引起的视网膜坏死和损伤之前开始，失明常常与疾病反复发作有关。

OT治疗的类型和持续时间应个体化。这主要由几个因素决定，如患者的免疫状态、炎症反应的严重程度，以及病变部位是否靠近黄斑区或视神经头。目前的药物是针对活动病变的，但无法根除组织包囊。初始治疗包括口服乙胺嘧啶、磺胺嘧啶和叶酸。叶酸用于降低与乙胺嘧啶治疗相关的白细胞减少和血小板减少的风险。然而，一种非常耐受的疗法对抗OT非常有效，是口服联合甲氧苄青霉素-磺胺二甲嘧啶(复方磺胺甲噁唑)和林可霉素。近来，其他抗菌药物，如阿奇霉素和阿托伐醌，已被成功使用。目前没有证据表明以上某种治疗比其他治疗更好，或者其他药物联合磺胺嘧啶和乙胺嘧啶可以改善结果。以上方案都伴有潜在的严重不良反应，可能使治疗受限。治疗的目的是通过抑制感染活跃期寄生虫的增殖来减少视网膜损伤。系统性皮质类固醇可以避免炎症进一步损害视网膜。经典治疗中不推荐眼内注射皮质类固醇，但对于特定患者，短半衰期药物，如地塞米松，与抗弓形虫药物联合使用时可能在治疗中发挥作用。

1. 乙胺嘧啶

乙胺嘧啶通过抑制二氢叶酸还原酶阻断寄生虫的新陈代谢循环，从而阻止了叶酸向甲酰亚叶酸的转化，后者对DNA和RNA的合成都至关重要。盐酸吡啶嘧啶的不良反应包括与剂量相关的骨髓抑制(10%)，表现为白细胞减少、血小板减少和巨幼红细胞性贫血，模拟甲酰亚叶酸缺乏。这些影响可通过中断治疗或给予甲酰亚叶酸而逆转。剂量：成人，100 mg起始剂量，随后每天25 mg，持续30~60天；儿童，4 mg/kg起始剂量，随后每天1 mg/kg，分两次给药；新生儿应在头6个月每天接受治疗，然后在第一年减少到每周3次。

2. 磺胺类药物

磺胺类药物可以阻止寄生虫利用对氨基苯甲酸(PABA)合成叶酸。磺胺类药物和乙胺嘧啶相辅相成，眼内的磺胺类药物浓度可达血清浓度的50%~80%。磺胺类药物可在尿中沉积，可导致结晶尿、血尿和肾脏损伤。充足地口服液体、保持每天排尿量1500 mL以上可以避免这类并发症。过敏反应个体差异较大，可以从光敏反应到累及皮肤和黏膜的严重的Stevens-Johnson型反应。剂量：成人，首次剂量2 g，随后改为1 g / 6 h，持续30~60天；儿童，100 mg/(kg·d)，每天分4次给药。新生儿应在出生后的第一年每天给予药物治疗，剂量为100 mg/(kg·d)，每天分两次给药。

3. 亚叶酸

亚叶酸可作为辅助药物与乙胺嘧啶等抗叶酸剂联合治疗。叶酸酰谷氨酸可被人体细胞利用，但弓形虫无法利用，可以防止乙胺嘧啶和其他叶酸抑制剂导致的骨髓抑制。剂量：根据中性粒细胞计数，在乙胺嘧啶治疗期间每日补充 5～20 mg。

4. 克林霉素

克林霉素抑制核糖体蛋白质合成并具有良好的眼部渗透性。约 10%的接受克林霉素治疗的患者会出现皮疹，2%～20%的患者会出现腹泻。0.01%～10%的接受克林霉素治疗的患者可能发展为假膜性结肠炎，此时需立即中断治疗并给予万古霉素或甲硝唑治疗。用量：300 mg/6 h，持续 30～40 天；儿童 16～20 mg/(kg·d)，每天分 4 次给药。

5. 阿奇霉素

阿奇霉素抑制核糖体蛋白质合成。阿奇霉素是一种无毒性抗生素，可渗透至吞噬细胞，并达到较高的细胞内和组织浓度。连续使用 4 周以上，可以对弓形虫包囊产生影响。此外，阿奇霉素可渗透到脑组织，但目前尚不清楚阿奇霉素在眼部组织中的浓度。由于其可获得性强、毒性有限，并且能穿越血-脑屏障并广泛分布于脑组织，阿奇霉素已被考虑用于 OT 的治疗。用量：成人，首日 1 g，随后 500 mg 每日 1 次，连续 3 周；儿童，≥6 个月，首日 10 mg/kg(每日最大剂量 500 mg)，随后 5 mg/kg 每日 1 次(每日最大剂量 250 mg)。

6. 复方新诺明

复方新诺明(trimethoprim-Sulfamethoxazole，TMP-SMX)是一种复合制剂，包括甲氧苄啶和磺胺甲噁唑，该组合是治疗弓形虫病的低毒替代方案。最常见的不良反应是轻度胃肠道反应(恶心、呕吐、绞痛，偶有腹泻)以及轻度皮肤病变(通常是轻度或弥漫性斑状丘皮疹)，这常常是由对磺胺甲噁唑过敏所致。更严重的皮肤过敏反应，如 Stevens-Johnson 综合征，可能会发生，但较为罕见。用量：160/800 mg/12 h，持续 30～40 天。

第五节　小结

患弓形虫感染导致眼部疾病的时间很少被了解。然而，当前证据表明，受产后弓形虫病影响的人数比产前感染要多得多，这对公共卫生产生了重大影响。大量专业知识和费用集中用于筛查和健康信息，以减少产前感染弓形虫病的风险，主要是为了减少眼部疾病的风险。

初始的视网膜感染可能是亚临床的，数月或数年后出现视网膜病变的发展。组织破坏可能既归因于弓形虫的增殖，也归因于炎症反应，但每种因素的相对重要性可能在不同宿主之间有所不同。在某些情况下，疾病可能有自限性，因此不需要干预。而在其他情况下，则可能需要积极治疗。这些决定可能在治疗母体感染时尤为重要，因为发育中的胎儿对药物特别敏感，因此药物只有在绝对必要时才能使用。

患者可能定期出现轻微、短暂的炎症复发，没有活动的视网膜脉络膜炎的证据。注意这些观察结果可能有助于理解疾病机制，最终对选择治疗方案有影响。弓形虫的二次感染可能解释了一些临床观察结果，并且应该借助能区分寄生虫类型的新技术来调查。疾病特征可能比传统所教的更加多样化；然而大多数“非典型”的疾病形式似乎都是视网膜感染过程的同一基本疾病谱的一部分，激发了宿主免疫反应。

尽管大多数葡萄膜炎专家对 OT 的治疗通常采取类似的管理方法，但目前尚无关于首选治疗方案的共识。免疫功能良好的个体，OT 的预后通常良好。免疫抑制患者和老年人疾病可能会更呈慢性过程，并且可能出现继发于黄斑瘢痕形成、视神经受累、血管闭塞、视网膜脱离以及其他潜在并发症的视力丧失：

- 儿童获得性弓形虫病可能导致晚期严重的致盲性 OT，当诊断出感染时可能需要抗弓形虫药物。
- 大多数 OT 病例为后天获得，而非先天性。
- OT 的典型临床表现为视网膜脉络膜炎，但很少仅出现血管炎或视网膜局部增厚/变白。
- 孕妇很少会多次将感染传播给胎儿。
- 猫和肉不是唯一的感染源；空气和水源的来源也已得到确认。
- 抗弓形虫药物应根据临床症状给予，并不仅限于 4~6 周。
- 在高危患者中加以运用，可能预防复发。

参考文献

[1] Bowie WR, King AS. Outbreak of toxoplasmosis associated with municipal drinking water. Lancet, 1997; 350: 173-178.

[2] Dubey JP, Beattie CP. Toxoplasmosis of animals and man. Boca Raton: CRC Press, 1988.

[3] Garza-Leon M, Muccioli C, Arellanes-Garcia L. Toxoplasmosis in pediatric patients. Int Ophthalmol Clin, 2008; 48: 75-85.

[4] Stanford MR, See SE, Jones LV, et al. Antibiotics for toxoplasmic retinochoroiditis: an evidence-based systematic review. Ophthalmology, 2003; 110: 926-931.

[5] Burnett AJ, Shortt SG, Isaac-Renton J, et al. Multiple cases of acquired toxoplasmosis retinitis presenting in an outbreak. Ophthalmology, 1998; 105: 1032-1037.

[6] Tabbara KF. Ocular toxoplasmosis. Int Ophthalmol, 1990; 14: 349-351.

[7] Holland GN, Muccioli C, Silveira C, et al. Intraocular in fl ammatory reactions without focal necrotizing retinochoroiditis in patients with acquired systemic toxoplasmosis. Am J Ophthamol, 1999; 128: 413-420.

[8] Pereira A, Ore fi ce F. Diagnosis and treatment of uveitis. 1st ed. Philadelphia: Saunders, 2001.

[9] Jankû J. Pathogenesa a pathologicka anatimie tak nazvaneho vrozenekokolobomu zlute skvmy v oku normalne velikem a mikrophthalmickem nalazem parasite v sitnici. Casopis Lekaruv Ceskych, 1923; 62: 1021-1027.

[10] Labalette P, Delhaes L, Margaron F, et al. Ocular toxoplasmosis after the fi fth decade. Am J Ophthalmol, 2002; 133: 506-515.

[11] Bon fi oli AA, Ore fi ce F. Toxoplasmosis. Semin Ophthalmol, 2005; 20: 129-141.

[12] Palanisamy M, Madhavan B, Balasundaram MB, et al. Outbreak of ocular toxoplasmosis in Coimbatore, India. Indian J Ophthalmol, 2006; 54: 129-131.

[13] Nussenblatt RB. Uveitis fundamentals and clinical practice. 2nd ed. St. Louis: Mosby-Year Book, 1996.

[14] Vallochi AL, Nakamura MV, Schlesinger D, et al. Ocular toxoplasmosis: more than just what meets the eye. Scand J Immunol, 2002; 55: 324-328.

[15] Holland GN. LX Edward Jackson memorial lecture. Ocular toxoplasmosis: a global reassessment. Part I: epidemiology and course of disease. Am J Ophthalmol, 2003; 136: 973-988.

[16] Blader IJ, Saeij JP. Communication between Toxoplasma gondii and its host: impact on parasite growth,

development, immune evasion, and virulence. APMIS, 2009; 117: 458-476.

[17] Sibley LD. Intracellular parasite invasion strategies. Science, 2004; 304: 248-253.

[18] Sybley LD, Boothroyd JC. Virulent strain of Toxoplasma gondii comprise a single clonal lineage. Nature, 1992; 359: 82-85.

[19] Dodds EM, Holland GN, Stanford MR, et al. International Ocular Toxoplasmosis Research Group. Intraocular inflammation associated with ocular toxoplasmosis: relationships at initial examination. Am J Ophthalmol, 2008; 146: 856-865. e2.

[20] Holland GN. Ocular toxoplasmosis: a global reassessment. Part II: disease manifestations and management. Am J Ophthalmol, 2004; 137: 1-17.

[21] Friedmann CT, Knox DL. Variations in recurrent active toxoplasmic retinochoroiditis. Arch Ophthalmol, 1969; 81: 481-493.

[22] Holland GN. Ocular toxoplasmosis in the immunocompromised host. IntOphthalmol, 1989; 13: 399-402.

[23] Matthews JD, Weiter JJ. Outer retinal toxoplasmosis. Ophthalmology, 1988; 95: 941-946.

[24] Silveira C, Belfort Jr R, Muccioli C, et al. A follow-up study of Toxoplasma gondii infection in southern Brazil. Am J Ophthalmol, 2001; 131: 351-354.

[25] Smith JR, Cunningham Jr ET. Atypical presentations of ocular toxoplasmosis. Curr Opin Ophthalmol, 2002; 13: 387-392.

[26] Gilbert RE, Freeman K, Lago EG, et al. European Multicentre Study on Congenital Toxoplasmosis (EMSCOT). Ocular sequelae of congenital toxoplasmosis in Brazil compared with Europe. PLoS Negl Trop Dis, 2008; 2: e277.

[27] Chacin-Bonilla L, Sanchez-Chavez Y, Monsalve F, et al. Seroepidemiology of toxoplasmosis in amerindians from western Venezuela. Am J Trop Med Hyg, 2001; 65: 131-135.

[28] Fan CK, Hung CC, Su KE, et al. Seroprevalence of Toxoplasma gondii infection among inhabitants in the Democratic Republic of Sao Tome and Principe. Trans R Soc Trop Med Hyg, 2007; 101: 1157-1158.

[29] Khan A, Jordan C, Muccioli C, et al. Genetic divergence of Toxoplasma gondii strains associated with ocular toxoplasmosis, Brazil. Emerg Infect Dis, 2006; 12: 942-949.

[30] Jones JL, Kruszon-Moran D, Sanders-Lewis K, et al. Toxoplasma gondii infection in the United States, 1999 2004, decline from the prior decade. Am J Trop Med Hyg, 2007; 77: 405-410.

[31] Ongkosuwito JV, Bosch-Driessen EH, Kijlstra A, et al. Serologic evaluation of patients with primary and recurrent ocular toxoplasmosis for evidence of recent infection. Am J Ophthalmol, 1999; 128: 407-412.

[32] Kump LI, Androudi SN, Foster CS. Ocular toxoplasmosis in pregnancy. Clin Exp Ophthalmol, 2005; 33: 455-460.

[33] Gallagher MJ, Yilmaz T, Cervantes-Castañeda RA, et al. The characteristic features of optical coherence tomography in posterior uveitis. Br J Ophthalmol, 2007; 91: 1680-1685.

[34] Engstrom Jr RE, Holland GN, Nussenblatt RB, et al. Current practices inthe management of ocular toxoplasmosis. Am J Ophthalmol, 1991; 111: 601-610.

[35] Opremcak EM, Scales DK, Sharpe MR. Trimethoprimsulfamethoxazole therapy for ocular toxoplasmosis. Ophthalmology, 1992; 99: 920-925.

[36] Rothova A, Bosch-Driessen LE, van Loon NH, et al. Azithromycin for ocular toxoplasmosis. Br J Ophthalmol, 1998; 82: 1306-1308.

[37] Pearson PA, Piracha AR, Sen HA, et al. Atovaquone for the treatment of toxoplasma retinochoroiditis in immunocompetent patients. Ophthalmology, 1999; 106: 148-153.

[38] Desmettre T, Labalette P, Fortier B, et al. Laser photocoagulation around the foci of toxoplasma

retinochoroiditis: a descriptive statistical analysis of 35 patients with long-term follow-up. Ophthalmologica, 1996; 210: 90-94.

[39] Jacklin HN. Cryotreatment of toxoplasmosis retinochoroiditis. Ann Ophthalmol, 1975; 7: 853-855.

[40] Vallat M, Mathon C, Fritsch D, et al. Iatrogenic neovascularization. Value of a treatment by laser photocoagulation on foci of toxoplasmic choroiditis? Bull Soc Ophtalmol Fr, 1987; 87: 303-305.

[41] Ng P, McCluskey P. Treatment of ocular toxoplasmosis. Aust Prescr, 2002; 25: 88-90.

[42] Bosch-Driessen LE, Berendschot TT, Ongkosuwito JV, et al. Ocular toxoplasmosis: clinical features and prognosis of 154 patients. Ophthalmology, 2002; 109: 869-78.

[43] Westfall AC, Lauer AK, Suhler EB, et al. Toxoplasmosis retinochoroiditis and elevated intraocular pressure: a retrospective study. J Glaucoma, 2005; 14: 3-10.

[44] Monteiro VG, Soares CP, de Souza W. Host cell surface sialic acid residues are involved on the process of penetration of Toxoplasma gondii into mammalian cells. FEMS Microbiol Lett, 1998; 164: 323-327.

[45] Jones JL, Kruszon - Moran D, Wilson M, et al. Toxoplasma gondii infection in the United States: seroprevalence and risk factors. Am J Epidemiol, 2001; 154: 357-365.

[46] Bosch-Driessen EH, Rothova A. Sense and nonsense of corticosteroid administration in the treatment of ocular toxoplasmosis. Br J Ophthalmol, 1998; 82: 858-860.

[47] Smith JR, Ashander LM, Arruda SL, et al. Pathogenesis of ocular toxoplasmosis. Prog Retin Eye Res, 2021; 81: 100882.

（刘　蓉　方　芳）

第五章　弥漫性单侧亚急性神经视网膜炎

概述

弥漫性单侧亚急性神经视网膜炎(diffuse unilateral subacute neuroretinitis, DUSN)是一种眼部感染性疾病，是特殊类型的葡萄膜炎之一，可导致严重的视力损害和失明。Gass 于 1978 年首次描述了该病，并称之为“单侧清除综合征”，这种疾病的特征是由视网膜下间隙中移动的微小幼虫引起的乳白色视网膜病变的迁移，健康的年轻人在疾病早期表现为隐匿的，通常是严重的单侧眼视力进行性丧失，伴有轻度至中度玻璃体炎、视乳头炎、弥漫性和局灶性色素上皮紊乱。如果不及时治疗，炎症持续下去，这种疾病会导致视网膜血管狭窄、视神经萎缩和整个眼底弥漫性色素改变，导致永久性视力丧失。尽管 DUSN 大多被描述为单侧疾病，但文献中也报道过罕见的双侧病例。

第一节　发病机制

目前不同大小和种类的线虫已被认为是 DUSN 的病原体，但由于缺乏特异性血清学检测或粪便检查，DUSN 病原体的诊断主要基于临床特征并伴有眼内蠕虫、形态学和流行病学信息的结合。DUSN 的发病机制可能为幼虫通过粪口途径感染进入人体后，迁移至视网膜下间隙，促进视网膜和视网膜色素上皮的广泛炎症和退行性过程。嗜酸性粒细胞、巨噬细胞聚集体和胶质细胞增生的浸润可影响视网膜全层，导致神经节细胞的可逆损失。幼虫在视网膜下间隙释放的有毒物质会局部影响外层视网膜部分，弥漫性组织反应会导致外层和内层视网膜损伤。血管狭窄和进行性神经节细胞丢失发生，直至视神经萎缩。因此，线虫通过视网膜的迁移，其释放的毒素和宿主免疫反应的关联被认为是主要的病理生理机制，也称为毒性自身免疫性线虫视网膜病变。

第二节　临床表现

DUSN 最常见于既往无明显眼部病史的健康儿童或青壮年。临床表现取决于疾病的分期，可分为早期和晚期，可从短暂的外层视网膜和脉络膜水平的多灶黄白色病变到视网膜血管狭窄和视神经萎缩。

（一）早期

在疾病的早期，大多数患者无症状，伴或不伴中央或旁中央暗点。由于存在玻璃体炎和视盘水肿，可能会发生急性单侧视力丧失。外层视网膜和脉络膜中常见反复出现的多灶性白黄色消退性病变，这归因于对视网膜下间隙中存在线虫的反应。这些病变通常集中在一个部位，但可随线虫位置及运动迁移到其他区域。病变通常会在几周内消失，并会留下持久的瘢痕和视网膜色素斑。较长的线虫更容易留下大片视网膜色素上皮层（RPE）粗糙结块的通道，而较短的线虫会导致局灶性萎缩性脉络膜视网膜瘢痕。局灶性视网膜色素上皮改变与蠕虫的行动模式有关，而局灶性绒毛膜白斑是由对蠕虫分泌或排泄的免疫反应引起的。该疾病急性期还可能出现不常见的眼部表现，包括眼部充血、虹膜睫状体炎、视网膜下出血、静脉浆液性渗出、黄斑囊样水肿、局部视网膜脱离和脉络膜新生血管等症状。

（二）晚期

在疾病晚期，患者可能出现视网膜退行性改变，尤其是视网膜色素上皮细胞，线虫在视网膜下间隙释放的有毒物质会局部影响外层视网膜部分，而更广泛的炎症反应会损害视网膜全层，随着疾病的进展，视网膜血管变窄并发生进行性神经节细胞丢失，导致视神经萎缩和严重的视力丧失。DUSN 的其他体征包括传入性瞳孔障碍、轻度至中度玻璃体炎、内界膜反射增强（Oréfice 征）、多灶性脉络膜病变和视网膜下间隙隧道（Garcia’s 征）。

第三节　诊断与鉴别诊断

DUSN 的确诊需要在患者眼内观察到明确的线虫，它是一种两端逐渐变细的、活动的、白色、闪闪发光的线虫。检查的光可能会刺激线虫缓慢地盘绕和展开，偶尔可见线虫在视网膜下间隙中像蛇一样滑行。线虫最常被观察到的位置是视网膜后极部，靠近灰白色病变边缘。年轻患者中观察到线虫的概率更高。对于单侧脉络膜视网膜炎病例，需保持高度怀疑并进行细致的一系列检查以发现线虫。然而，在眼科检查中，仅有 25% 到 40% 的病例可以看到线虫。符合该病临床和诊断特征但未观察到可识别线虫的患者被归类为疑似 DUSN。尽管

DUSN 有时难以诊断，特别是在早期阶段和当线虫无法可视化时，但对于存在单侧隐匿性视力丧失、视网膜血管炎、涉及视网膜深层的多灶性病变、视网膜血管狭窄或视神经萎缩的患者，应始终怀疑 DUSN。面对疑似 DUSN 患者，以下辅助检查既可以帮助鉴别诊断，也可以监测疾病的进展。

荧光素眼底血管造影(FFA)：荧光素眼底血管造影通常显示轻微的染色从视神经头和一些视网膜血管的毛细血管渗漏。局灶性视网膜灰白色病变在早期显示低荧光或无荧光，随后是晚期染色。这可能伴随着视盘周围或静脉周围的染料渗漏。随着疾病进展和 RPE 丢失加重，荧光素眼底血管造影显示脉络膜背景荧光不规则增强，表现为“窗口缺损”。

吲哚菁绿血管造影(ICGA)：脉络膜也与早期 DUSN 有关，由于脉络膜的浸润而阻碍了正常吲哚箐绿(ICG)血管造影的浸渍，早期 DUSN 的特点是低荧光暗斑，其中部分病灶为持续低荧光，部分病灶晚期变成等荧光。持续低荧光可能是由全层脉络膜浸润阻止了 ICG 扩散引起的，而等荧光斑点可能是部分厚度病变逐渐被邻近组织的染料包围。

电生理检测(ERG)：视网膜双极细胞的自身免疫、炎症和/或毒性损伤可导致视杆细胞和视锥细胞功能轻度至中度下降，b 波比 a 波受影响更大。DUSN 患者视网膜电流图表现为 b 波平坦且低于正常值，b/a 值降低。

视野检查(VF)：在 DUSN 疾病治疗前后，线虫光凝后视野的改善，可能与线虫引起的视网膜色素上皮细胞和邻近组织的毒性炎症反应减少有关。

光学相干断层扫描(OCT)：DUSN 可影响视网膜全层，进行性变化的范围可以从视网膜神经纤维层(RNFL)到视网膜色素上皮层(RPE)。一些研究表明，视网膜神经纤维层的进行性萎缩与患眼的不良视力结局有关。OCT 可以清晰地显示线虫，显示弥漫性视网膜神经纤维层萎缩，并突出显示低反射、轮廓分明的部分，代表线虫运动造成的玻璃体腔隙。

光学相干断层血管造影(OCTA)：OCTA 还可通过检测线虫的运动来诊断 DUSN，但由于线虫没有血管，因此只要它移动就能被检测到，而无法识别不活动的线虫。

血液和粪便测试：DUSN 患者可见轻度嗜酸性粒细胞增多。然而，血清学、外周血涂片和粪便检查未见特异性变化，这些检查对 DUSN 的诊断价值不大。

在 DUSN 的早期阶段，视网膜短暂的灰白色病变常被误认为其他疾病，包括弓形虫病、白塞病、组织浆虫病、多灶性脉络膜炎、结节病、多发性消失性白点综合征、视神经炎。在疾病晚期，进展为视神经萎缩、弥漫性视网膜血管狭窄和斑驳性色素改变，可能与单侧视神经萎缩、创伤后绒毛膜视网膜病变、急性带状隐匿性外层视网膜病变(AZOOR)晚期、单侧视网膜色素变性或眼动脉闭塞后的绒毛膜视网膜萎缩相混淆。

第四节　治疗

DUSN 的治疗首先与该疾病的临床体征识别和线虫的定位有关，在疾病早期诊断且及时治疗的情况下，可联合应用激光光凝和口服驱虫药物、糖皮质激素治疗，患者可表现出良好的视力改善和较好的预后。

对于能识别致病线虫的病例，激光光凝是唯一推荐的 DUSN 治疗方法，通过激光光凝可杀死线虫，阻止线虫运动迁徙而减少对眼内组织的毒性损伤等进一步损害。为避免中心暗点和视野缺损，激光治疗应远离中央凹。为实现这一点，可利用线虫的光敏性，应用低强度激光诱导线虫进入中周部再消灭，尽可能减少视网膜损伤。因此，激光治疗后，视力和视野可能会有所改善，然而，在疾病的晚期，激光治疗可能不那么有效。

在没有检测到线虫的情况下，可联合应用口服驱虫药物、糖皮质激素和散射激光光凝治疗。口服驱虫药物阿苯达唑比噻苯唑能更有效地穿透血-视网膜屏障，并且没有明显的全身副作用，它通过与寄生虫 β -微管蛋白结合，抑制其聚合并损害葡萄糖摄取而起作用，对 DUSN 患者效果显著。糖皮质激素也可用于减轻炎症，尤其是在线虫死亡后。目前尚不清楚驱虫药阿苯达唑治疗 DUSN 的最佳剂量和治疗持续时间，但大多建议口服阿苯达唑(400 mg/d)30 天，也有研究人员提出短期使用阿苯达唑联合糖皮质激素治疗，大多数患者的中心视力(至少两条 Snellen 线)和视野(中央暗斑缩小和周围视野扩大)均有改善。

第五节　小结

如果 DUSN 患者在早期得到诊断和治疗，视力可能得以保留。然而，在大多数情况下，DUSN 可能会被误诊或漏诊，这可能导致永久性视力丧失。要牢记，对于来自流行地区的年轻患者，出现单侧(或双侧)隐匿性视力丧失、玻璃体炎症、视网膜血管炎、视网膜深层多灶病变、视网膜血管狭窄或视神经萎缩，都应高度怀疑 DUSN。同时应与脉络膜视网膜炎进行鉴别诊断。系列检查和其他诊断方法有助于早期诊断和预防不良后果。早期诊断并定位虫体并对其进行激光光凝，如果没有发现线虫，可口服阿苯达唑联合激素，加或不加散射激光破坏血液视网膜屏障。如果不治疗，会导致视神经萎缩和不可逆的视力丧失。目前仍需要进一步的研究来更好地阐明当前治疗方式的疗效及其与这种潜在致盲疾病阶段的关联。

参考文献

[1] Mazzeo TJMM, Dos Santos Motta MM, Curi ALL. Diffuse unilateral subacute neuroretinitis: review article. J Ophthalmic Inflamm Infect, 2019; 9(1): 23.

[2] Rosa AA, Rodrigues Neto Tdos S. Diffuse unilateral subacute neuroretinitis(DUSN): current update. Arq Bras Oftalmol, 2013; 76(4): 256-260.

[3] Sodhi SK, Golding J, Mandelcorn ED, et al. Enface vitreous OCT 'worm holes': A novel finding in a patient with diffuse unilateral subacute neuroretinitis (DUSN). Am J Ophthalmol Case Rep, 2021; 23: 101112.

[4] Ganne P, Dhoble P. Diffuse unilateral subacute neuroretinitis. Oman J Ophthalmol, 2019; 12(1): 59-61.

[5] Gass JD, Scelfo R. Diffuse unilateral subacute neuroretinitis. Journal of the Royal Society of Medicine, 71(2): 95-111.

[6] Arevalo JF, Arevalo FA, Garcia RA, Diffuse unilateral subacute neuroretinitis. Journal of pediatric ophthalmology and strabismus, 50(4): 204-212.

[7] Mets MB, Noble AG, Basti S, et al. Eye findings of diffuse unilateral subacute neuroretinitis and multiple choroidal infiltrates associated with neural larva migrans due to Bbaylisascaris procyonis. Am J Ophthalmol, 2003; 135(6): 888-90.

[8] Tarantola RM, Elkins KA, Kay CN, et al. Photoreceptor recovery following laser photocoagulation and albendazole in diffuse unilateral subacute neuroretinitis. Arch Ophthalmol, 2011; 129(5): 669-671.

[9] Ament CS, Young LH. Ocular manifestations of helminthic infections: onchocersiasis, cysticercosis,

toxocariasis, and diffuse unilateral subacute neuroretinitis. Int Ophthalmol Clin, 2006; 46(2): 1-10.
[10] de Amorim Garcia Filho CA, Gomes AH, de A Garcia Soares AC, et al. Clinical features of 121 patients with diffuse unilateral subacute neuroretinitis. Am J Ophthalmol, 2012; 153(4): 743-749.
[11] Relhan N, Pathengay A, Raval V, et al. Clinical experience in treatment of diffuse unilateral subretinal neuroretinitis. Clin Ophthalmol, 2015; 9: 1799-1805.
[12] Garcia CA, Gomes AH, Garcia Filho CA, et al. Early-stage diffuse unilateral subacute neuroretinitis: improvement of vision after photocoagulation of the worm. Eye (Lond), 2004; 18(6): 624-627.
[13] Kalevar A, Jumper JM. Optical coherence tomography angiography of diffuse unilateral subacute neuroretinitis. Am J Ophthalmol Case Rep, 2017; 7: 91-94.

（刘　蓉　方　芳）

第六章　莱姆病性葡萄膜炎

概述

莱姆病(lyme disease)是一种由伯氏疏螺旋体(Borrelia burgdorferi)通过受感染的硬蜱的叮咬传播引起的多系统传染病，多发现于欧洲、北美和北亚。莱姆病会表现为全身多组织、多系统损害，包括皮肤移行性红斑、关节炎、脑膜炎、周围性面瘫和心脏房室传导阻滞。莱姆病性葡萄膜炎罕见。在北美开展的一项对葡萄膜炎病因的筛查发现，伯氏疏螺旋体血清阳性的患者中真正因莱姆病导致的葡萄膜炎只占比 0.31%。本病多发生于感染 3 个月后，多为双侧受累。

第一节　临床表现

一、症状

(1)全身症状：数月内有蜱虫叮咬史；头痛、不适感、发热、寒战、心悸、肌肉关节痛。
(2)眼部症状：视力下降、畏光、疼痛。

二、体征

(1)全身体征：游走性红斑、单侧或双侧面神经麻痹、游走性关节炎等。
(2)眼部体征：
①最常见为结膜炎，多发生于感染莱姆病 3 个月内，多达 10%的患者可能会发生非特异性滤泡性结膜炎；角膜炎，也是常见体征之一，常表现为双侧非着染性浑浊，常发生在发病后几个月内；还有虹膜睫状体炎、视网膜血管炎、绒毛膜炎和视神经病变。

②可引起全部类型的葡萄膜炎，包括前葡萄膜炎、中间葡萄膜炎、后葡萄膜炎、全葡萄膜炎或其他。以中间葡萄膜炎最常见，表现为视力下降，低程度的前部炎症；主要体征为玻璃体细胞和细胞聚集物，主要漂浮在下方玻璃体(雪球样改变)，也可出现雪堤样改变(白色渗出物覆盖下方锯齿缘和睫状体平坦部)。前葡萄膜炎多表现为眼红眼痛，畏光流泪；主要体征为前房细胞、闪辉和角膜后沉着物。

③神经眼科病变：其中面神经麻痹最为常见，发病率为10.6%~25%，多单侧受累，常导致暴露性角膜炎；Ⅲ、Ⅳ、Ⅵ脑神经麻痹可导致复视；还可表现为视神经炎、视乳头水肿、视神经萎缩、Horner综合征、瞳孔散大、眼眶炎症等。

第二节　诊断与鉴别诊断

一、诊断

目前对莱姆病性葡萄膜炎的临床检查还没有明确，可从以下几方面筛查。确定眼部症状归因于莱姆病需包括无其他疾病的证据、与莱姆病一致的其他临床表现、患者所在地为疫区、血清学阳性，以及对治疗有反应。

(1)病史：有无生活在疫区，有无蜱叮咬史，有无皮疹、面神经麻痹、肌肉痛。有无脑膜刺激症状。

(2)血清学(“两步法”)：

①首先用酶免疫分析(ELISA)或免疫荧光分析(IFA)检测血清或者脑脊液中特异性抗体IgM和IgG。特异性IgM抗体多在游走性红斑发生后2~4周出现，6~8周达高峰，多于4~6个月降至正常水平。特异性IgG抗体多在病后6~8周开始升高，4~6个月达高峰，可持续至数年。

②初筛阳性患者再用WB法检测血清或者脑脊液中的特异性抗体，其特异性优于上述IFA和ELISA方法，用于确诊。假阴性：伯氏疏螺旋体感染2周，因抗体IgM尚未产生或者滴度较低；幼儿或者中老年患者也可因免疫应答水平不足而呈假阴性。假阳性：合并有风湿性疾病、梅毒、肿瘤及器官移植患者。

(3)血细胞沉降率、C反应蛋白、胸部X线和结核菌素皮肤试验(5-TU)。

二、鉴别诊断

莱姆病导致的移行性红斑需与二期梅毒疹鉴别，二期梅毒疹多表现为斑疹、斑丘疹、丘疹等，以掌跖部铜红色丘疹最具特征性。梅毒螺旋体抗体荧光素吸收试验(FTA-ABS)滴度强阳性可引起伯氏疏螺旋体抗体滴度的弱假阳性。梅毒螺旋体免疫球蛋白化学发光免疫分析(CLIA)和梅毒螺旋体颗粒凝集试验(TPPA)可对疑似梅毒病例进行血清学检测。

莱姆病其他表现还需与立克次体感染、急性风湿热、结节病等疾病相鉴别。

第三节 治疗

(1)早期莱姆病：多西环素 100 mg bid 口服，疗程为 2~3 周。儿童、孕妇禁用。儿童、孕妇使用阿莫西林 500 mg，每天 2 次。若对前两种过敏，使用头孢呋辛 500 mg，每天 2 次。红霉素或其同系物为第三选择。

(2)合并有神经眼科体征或反复发作：头孢曲松 2 g 静脉注射，qd，疗程为 2~4 周。另外可选用青霉素 G。

莱姆病导致的全身病变通常使用 β-内酰胺类药物、四环素类抗生素治疗。而针对莱姆病所致的眼病，常为对症治疗。结膜炎多为自限性疾病，无须特殊治疗；前葡萄膜炎患者可在口服抗生素治疗基础上予以糖皮质激素滴眼剂及睫状肌麻痹剂点眼；而眼后极部受累的炎性病变，如后葡萄膜炎、视神经炎等，常在全身抗生素治疗基础上予以糖皮质激素治疗。

第四节 小结

莱姆病发病率较低，其所致的视网膜脉络膜疾病在表现上缺少特异性，需进行排除性诊断，关注患者全身情况。作为寄生虫疾病，其重点还在于预防，包括管理传染源、切断传播途径以及做好个人防护等措施。

参考文献

[1] Makri O E, Georgalas I, Georgakopoulos C D. Drug-induced macular edema. Drugs, 2013; 73(8): 789-802.

[2] Khan M J, Papakostas T, Kovacs K, et al. Drug-induced maculopathy. Curr Opin Ophthalmol, 2020; 31(6): 563-571.

[3] Hu L T. Lyme Disease. Ann Intern Med; 2016, 164(9): Itc65-itc80.

[4] Caplash S, Gangaputra S, Kesav N, et al. Usefulness of Routine Lyme Screening in Patients with Uveitis. Ophthalmology; 2019, 126(12): 1726-1728.

[5] Rosenbaum J T, Rahn D W. Prevalence of Lyme disease among patients with uveitis. Am J Ophthalmol, 1991; 112(4): 462-463.

[6] Coyle P K. Lyme disease. Curr Neurol Neurosci Rep, 2002; 2(6): 479-487.

[7] Lesser R L. Ocular manifestations of Lyme disease. Am J Med, 1995; 98(4a): 60s-62s.

[8] Bernard A, Kodjikian L, Abukhashabh A, et al. Diagnosis of Lyme-associated uveitis: value of serological testing in a tertiary centre. Br J Ophthalmol, 2018; 102(3): 369-372.

[9] Kerkhofs M, Giorgi C, Marchi S, et al. Alterations in Ca(2+) Signalling via ER-Mitochondria Contact Site Remodelling in Cancer. Adv Exp Med Biol, 2017; 997: 225-254.

[10] Naesens R, Vermeiren S, Van Schaeren J, et al. False positive Lyme serology due to syphilis: report of 6 cases and review of the literature. Acta Clin Belg; 2011, 66(1): 58-59.

[11] Satyaputra F, Hendry S, Braddick M, et al. The Laboratory Diagnosis of Syphilis. J Clin Microbiol, 2021; 59(10): e0010021.

[12] Steere A C. Lyme disease. N Engl J Med, 2001; 345(2): 115-125.

[13] Lantos PM, Rumbaugh J, Bockenstedt LK, et al. Clinical Practice Guidelines by the Infectious Diseases

Society of America (IDSA), American Academy of Neurology (AAN), and American College of Rheumatology (ACR): 2020 Guidelines for the Prevention, Diagnosis and Treatment of Lyme Disease. Clin Infect Dis, 2021; 72(1): e1-e48.

[14] Marques AR. Lyme disease: a review. Curr Allergy Asthma Rep, 2010; 10(1): 13-20.

[15] Feyeux D, Fantin B. Actualités sur la prise en charge de la maladie de Lyme [Insights on the management of Lyme disease]. Rev Med Interne, 2019; 40(4): 226-231.

(曾卓然　奉雨晴　方　芳)

第二篇　风湿免疫相关性疾病

第一章　ANCA 相关的血管炎

概述

抗中性粒细胞胞质抗体(antineutrophil cytoplasmic antibody，ANCA)相关性血管炎(ANCA-associated vasculitides，AAV)是一组以系统性坏死性血管炎为特征的疾病，包括显微镜下多血管炎(MPA)、肉芽肿性血管炎(GPA)和嗜酸性肉芽肿性血管炎(EGPA)。AAV 最常累及的器官是肺和肾。

第一节　流行病学

AAV 是一种少见的疾病，在欧洲和北美洲每年的发病率约为百万分之二十。男性患者稍多。随着年龄增加，发病率增大，60~70 岁是发病高峰。AAV 在亚洲人和白人中更常见，非洲裔美国人中较少见。

第二节　临床表现

GPA 是 ANCA 相关性血管炎的原型，典型的临床特点是上、下呼吸道坏死肉芽肿性炎症及肾脏受累的三联征，依据是否伴有肾脏受累分为局限型和全身型。GPA 眼部受累特点：眼的任何部位均可累及。表现为边缘性角膜炎、结膜炎、巩膜炎、葡萄膜炎、视网膜血管炎、视神经炎、泪腺炎、鼻泪管阻塞及眼眶内组织受累。

8%~16%的患者以眼部受累为首发症状来诊。眼前节是常见受累部位，以边缘性角膜炎和坏死性巩膜炎最常见。眼后节受累较少见，表现为阻塞性视网膜血管炎、视网膜血管炎和葡萄膜炎。视神经是最常见的受累脑神经，表现为缺血性视神经病变、视神经眶内段受压，或与后巩膜炎相关或继发于血管炎，亦可见 GPA 相关的视神经周围炎。绝大多数的 GPA 眼部表现无特异性而易误诊，但双侧眼眶受累多具有提示性。86%的患者的眼眶受累是由副鼻窦和鼻咽部病变扩展所致，原发于眼眶的血管炎次之。包括眼睛在内的五官受累是重要的诊断线索，应关注眼睛相邻器官的受累情况，对于原因不明的难治型眼病应及时进行风湿科及五官科医生会诊。该病的治疗应以风湿病治疗为主，眼局部治疗为辅。自从免疫抑制剂用于 GPA 治疗后，该病的预后明显改善，生存时间延长，眼病进展停止。环磷酰胺及糖皮质激素是主要治疗药物。

EGPA 是一种以哮喘、嗜酸性粒细胞增多为特点的坏死性血管炎疾病，并伴有诸多肺外表现，如皮肤、肾、神经和眼睛受累等，并可发生在哮喘之前。ANCA 阳性者多伴有肾小球肾炎、多发性单神经炎及肺出血。MPO-ANCA 阳性率为 30%~38%。EGPA 的多种眼部表现如浅层巩膜炎、边缘性角膜溃疡、葡萄膜炎、缺血性视神经病和脑神经麻痹，后者预后差且易误诊，其中最长误诊时间可长达 12 年。

第三节　诊断

2017 年关于 ANCA 检测的一项国际共识推荐：疑似 AAV 的病例，用免疫分析法检测 PR3-ANCA 和 MPO-ANCA 进行初筛。

第四节　治疗

如果不治疗，AAV 通常是致命的，6 个月的死亡率约为 60%，1 年的死亡率高达 80%。由于免疫抑制疗法的出现，尤其是糖皮质激素联合每日口服环磷酰胺(CTX)的出现，极大地改变了 AAV 患者的结局。在此方案治疗下，85% 的患者获得缓解。推荐血浆置换用于严重急性肾功能衰竭、肺出血或同时合并抗肾小球基底膜(GBM)抗体的患者。

本病的治疗以激素为主，伴预后不良因素或治疗效果欠佳者应及时加用免疫抑制剂。

参考文献

[1] Morgan MD, Drayson MT, Savage CO, et al. Addition of inflix- imab to standard therapy for ANCA-associated vasculitis. Nephron Clin Pract, 2011; 117: c89-97.

[2] Stone JH, Merkel PA, Spiera R, et al. Rituximab versus cyclophos- phamide for ANCA-associated vasculitis. N Engl J Med, 2010; 363: 221-232.

[3] Kronbichler A, Bajema I M, Bruchfeld A, et al. Diagnosis and management of ANCA-associated vasculitis. Lancet, 403(10427), 683-698.

[4] Binda V, Moroni G, Messa P. ANCA-associated vasculitis with renal involvement. Journal of nephrology, 31(2), 197-208.

[5] Córdova-Sánchez BM, Mejía-Vilet JM, Morales-Buenrostro LE, et al. Clinical presentation and outcome prediction of clinical, serological, and histopathological classification schemes in ANCA-associated vasculitis with renal involvement. Clin Rheumatol, 2016; 35(7): 1805-1816.

[6] Hutton HL, Holdsworth SR, Kitching AR. ANCA-Associated Vasculitis: Pathogenesis, Models, and Preclinical Testing. Semin Nephrol, 2017; 37(5): 418-435.

[7] Cartin-Ceba R, Peikert T, Specks U. Pathogenesis of ANCA-associated vasculitis. Curr Rheumatol Rep, 2012; 14(6): 481-493.

（陆津芳　姜文敏）

第二章　韦氏肉芽肿病及其伴发的葡萄膜炎

概述

韦氏肉芽肿病又称肉芽肿性血管炎，是一种多系统性疾病，病因尚不明确，常表现为肉芽肿性炎症、组织坏死以及不同程度血管炎。全身各个器官均可受累，但上呼吸道、肺部及肾脏病变更为多见。在眼部可引起巩膜炎、葡萄膜炎等病变。

第一节　流行病学

韦氏肉芽肿病是一种少见病，在世界各地均有发生，高加索人种可能更易患。男女发病比例相似，此病可发生于各个年龄段，但多见于30~50岁的成人。

第二节　临床表现

一、全身表现

上呼吸道受累高达75%；关节疼痛和肌肉疼痛的发生率高达60%；累及肺部可表现为咳嗽、咯血、呼吸困难、胸痛等症状；肾脏累及的发生率可高达80%，患者常出现蛋白尿、血尿等。

二、眼部表现

眼部受累在韦氏肉芽肿病患者中约占半数，常为单眼或双眼，可同时或先后受累，可发生于眼部任何组织。眼眶受累是韦氏肉芽肿病常见的病变，包括眼球突出、眼球运动受限、视神经受累引起视力下降甚至失明。韦氏肉芽肿病所致葡萄膜炎并不常见，患者可出现多种类型的葡萄膜炎，视网膜受累亦少见，常表现为视网膜血管炎，轻者仅有棉绒斑，重者可出现严重的动脉或静脉的阻塞性疾病，进而发展至新生血管形成。其他还可导致角膜、结膜、巩膜的炎症。

第三节 诊断

目前诊断标准仍采用 1990 年美国风湿病学院标准：

①鼻或口腔炎症痛性或无痛性口腔溃疡，脓性或血性鼻腔分泌物。②胸片异常：胸片提示结节、固定浸润病灶或空洞。③尿沉渣异常：镜下血尿(红细胞>5/高倍视野)或出现红细胞管型。④病理性肉芽肿性炎性改变动脉壁或动脉周围，或血管(动脉或微动脉)外区有中性粒细胞浸润。

符合 2 条或 2 条以上时可诊断为韦氏肉芽肿病，诊断的敏感性和特异性分别为 88.2%和 92.0%。胞浆型 ANCA(c-ANCA)阳性对韦氏肉芽肿病有较高的诊断价值，被认为是本病的血清标志物，而核周型 ANCA(p-ANCA)对本病的诊断价值不大。结合全身及眼部表现诊断韦氏肉芽肿病伴发的葡萄膜炎。

第四节 治疗

治疗方案分为诱导缓解和维持治疗 2 个阶段。糖皮质激素和环磷酰胺是主要的治疗药物。利妥昔单抗可作为初始治疗或者难治性的替代方案。

眼部受累的治疗在全身治疗的基础上进行。口服是最主要的手段，静脉注射甲强龙可能会改善韦氏肉芽肿病引起的球后病变。眼局部使用糖皮质激素可能会起到辅助治疗的作用。视网膜血管炎治疗还可给予早期的视网膜光凝治疗。

参考文献

[1] Schilder AM. Wegener's granulomatosis vasculitis and granu-loma. Autoimmun Rev, 2010; 9: 483-487.

[2] Ntatsaki E, Watts RA, Scott DG. Epidemiology of ANCA-associated vasculitis. Rheum Dis Clin North Am, 2010; 36: 447-461.

[3] Mahr AD, Neogi T, Merkel PA. Epidemiology of Wegener's granu- lomatosis: lessons from descriptive studies and analyses of genetic and environmental risk determinants. Clin Exp Rheuma- tol, 2006; 24: S82-91.

[4] Rao NV, Wehner NG, Marshall BC, et al. Characterization of proteinase-3 PR-3, a neutrophil serine proteinase: structural and functional properties. J Biol Chem, 1991; 266: 9540-9548.

[5] Talar-Williams C, Sneller MC, Langford CA, et al. Orbital socket contracture: a complication of inflammatory orbital disease in patients with Wegener's granulomatosis. Br J Ophthalmol, 2005; 89: 493-497.

[6] Robinson MR, Lee SS, Sneller MC, et al. Tarsal - conjunctival disease associated with Wegener's granulomatosis. Ophthalmol-ogy, 2003; 110: 1770-1780.

[7] Kubaisi B, Abu Samra K, Foster CS. Granulomatosis with polyangiitis (Wegener's disease): An updated review of ocular disease manifestations. Intractable Rare Dis Res, 2016; 5(2): 61-69.

[8] Pakrou N, Selva D, Leibovitch I. Wegener's granulomatosis: ophthalmic manifestations and management. Semin Arthritis Rheum, 2006; 35(5): 284-292.

[9] Huong du LT, Tran TH, Piette JC. Granulomatous uveitis revealing Wegener's granulomatosis. J Rheumatol, 2006; 33(6): 1209-1210.

[10] Matlach J, Freiberg FJ, Gadeholt O, et al. Vasculitis-like hemorrhagic retinal angiopathy in Wegener's granulomatosis. BMC Res Notes, 2013; 6: 364.

（姜文敏　肖　静　林艳辉）

第三章　结节性多动脉炎及其伴发的葡萄膜炎

概述

结节性多动脉炎(polyarteritis nodosa, PAN)，又称结节性动脉周围炎，是一种多系统性、坏死性血管炎，累及全身中等大小的血管。PAN 可继发于乙型肝炎，且 ANCA 抗体阴性。

第一节　流行病学

PAN 是一种少见病，发病率低于百万分之一。主要的危险因素包括乙型肝炎。

第二节　临床表现

一、全身表现

PAN 常急性起病，约 90%的患者伴有发热、疲劳、体重减轻、出汗、关节痛和肌痛等前驱症状。可累及多个器官系统，包括神经系统、消化系统、肾脏、皮肤、心血管系统、骨骼、肌肉、生殖系统、耳廓、眼部等，肺部受累少见。

二、眼部表现

10%~20%的 PAN 患者可出现眼部病变，包括直接累及眼部，或眼部病变继发于高血压或肾脏病变等。PAN 累及眼部视网膜的病变包括视网膜血管炎、高血压视网膜病变。其他眼部病变包括周围型溃疡性角膜炎，表层、前部、后部巩膜炎，渗出性视网膜脱离，缺血性视神经病变等。

第三节　诊断

目前均采用 1990 年美国风湿病学会(American College of Rheumatology, ACR)的分类标准：

①体重下降≥4 kg(无节食或其他原因所致)；②网状青斑(四肢或躯干)；③睾丸痛和/

或压痛(并非感染、外伤或其他原因引起)；④肌痛、乏力或下肢触压痛；⑤多发性单神经炎或多神经炎；⑥舒张压≥90 mmHg；⑦血尿素氮>40 mg/dL 或肌酐>1.5 mg/dL(非肾前因素)；⑧血清 HBV 标记(HBs 抗原或抗体)阳性；⑨动脉造影见动脉瘤或血管闭塞(除外动脉硬化、纤维肌发育不良和其他非炎症性病变)；⑩中小动脉壁活检见中性粒细胞和单核细胞浸润。

上述 10 条中至少有 3 条阳性者可诊断为结节性多动脉炎。其诊断的敏感性和特异性分别为 82.2%和 86.6%。结合全身及眼部表现诊断结节性多动脉炎伴发的葡萄膜炎。

第四节　治疗

对于全身情况而言，静脉联合环磷酰胺及糖皮质激素治疗有助于病情的控制，但并不能改变远期生存率。HBV 相关 PAN 患者应接受抗病毒治疗和血浆置换。

眼部受累的治疗在全身治疗的基础上进行，眼部可根据情况局部使用糖皮质激素或扩瞳药物，对症治疗。

参考文献

[1] Pettigrew HD, Teuber SS, Gershwin ME. Polyarteritis nodosa. Compr Ther, 2007; 33: 144-149.

[2] Dillon MJ, Eleftheriou D, Brogan PA. Medium-size-vessel vascu- litis. Pediatr Nephrol, 2010; 25: 1641-1652.

[3] Kluger N, Pagnoux C, Guillevin L, et al. Comparison of cutane- ous manifestations in systemic polyarteritis nodosa and micro- scopic polyangiitis. Br J Dermatol, 2008; 159: 615-620.

[4] Blodi FC, Sullivan PB. Involvement of the eyes in periarteritis nodosa. Trans Am Acad Ophthalmol Otolaryngol, 1959; 63: 161-165.

[5] Moore JG, Sevel D. Corneo-scleral ulceration in periarteritis nodosa. Br J Ophthalmol, 1966; 50: 651-655.

[6] Yamamoto S, Takeuchi S. Episcleritis as the primary clinical manifestation in a patient with polyarteritis nodosa. Jpn J Ophthalmol, 2000; 44: 151-153.

[7] Mukhtyar C, Guillevin L, Cid MC, et al. EULAR recommenda- tions for the management of primary small and medium vessel vasculitis. Ann Rheum Dis, 2009; 68: 310-317.

[8] Gayraud M, Guillevin L, le TP, et al. Long-term followup of polyarteritis nodosa, microscopic polyangiitis, and Churg- Strauss syndrome: analysis of four prospective trials including 278 patients. Arthritis Rheum, 2001; 44: 666-675.

[9] Hernández-Rodríguez J, Alba MA, Prieto-González S, Diagnosis and classification of polyarteritis nodosa. J Autoimmun, 2014;48-49:84-89.

[10] Samellas W, Bellonias E, Papacharalampous N. Polyarteritis nodosa: ureteral involvement. J Urol, 1971; 105(2): 186-187.

（彭颖倩　姜文敏）

第四章　福格特-小柳-原田综合征

概述

福格特-小柳-原田综合征(Vogt-Koyanagi-Harada syndrome，VKH 综合征)是一种累及双侧的肉芽肿性葡萄膜炎，常表现为渗出性视网膜脱离同时伴有眼外表现，包括白癜风、毛发变白、脱发、脑膜刺激征和听觉功能障碍。葡萄膜炎一般分为四个阶段：前驱期、急性葡萄膜炎期、慢性葡萄膜炎期和慢性复发期。

第一节　流行病学

VKH 综合征在亚洲人、西班牙人、印第安人等有色人种中发病率更高，日本人和中国人最易发病。大多数的研究发现女性发病率略高，但是日本和中国的研究表明男女比例基本相似。发病年龄上，多见于 20~50 岁青壮年，亦有少年儿童发病。VKH 综合征也是我国常见的最近致盲性葡萄膜炎的类型之一。

第二节　病因和发病机制

VKH 综合征的发病机制目前尚不非常明确。目前认为 VKH 综合征是有特定的遗传背景的人群，受某些环境因素的影响(包括病毒感染)触发自身免疫反应，激发自身免疫性 T 细胞(Th1、Th17 等)活性，从而发生多系统的急性自身免疫性疾病。

遗传方面，VKH 综合征非单基因疾病。人类白细胞抗原(HLA)某些基因的表达与 VKH 综合征的发病具有明显的相关性，最初在日本 VKH 综合征患者体内发现两种强相关的 HLA 抗原，命名为 HLA-DR4 和 HLA-DRw53。这种相关性在中国汉族人群中也得到了验证，后续多种 HLA 抗原相关的致病基因在 VKH 综合征中得到研究。除此之外，还有多种编码参与免疫反应蛋白的基因，包括细胞毒性 T 细胞抗原 4(CTLA-4)、IL23R、IL17 等均与 VKH 综合征的发病具有遗传相关性。

目前的研究表明，自身免疫中自身免疫性 T 细胞与调节性 T 细胞的作用失衡，可能参与疾病的发生发展。辅助性 T 细胞 1(Th1)细胞是最早被发现参与 VKH 综合征发病的效应性 T 细胞。许多研究表明 Th1 细胞及相关的细胞因子谱(包括 IL-12、INF-r 及 IL-6)在 VKH 综合征的房水、脑脊液、外周血中可检测到。后续研究发现分泌 IL-17 的 Th17 细胞也参与 VKH 综合征的发生发展，而 IL-21 可通过促进 $CD4^+$ T 细胞分泌效应性 IL-17 参与 VKH 综合征的发生发展。在疾病发生发展过程中，具有免疫调节作用的调节性 T 细胞($CD4^+$CD25 high T-regulatory cells，Treg 细胞)数量明显减少，机体免疫调节功能被明显抑制。

第三节　临床表现

VKH 综合征在临床上一般分为四期，包括前驱期、急性葡萄膜炎期、慢性葡萄膜炎期及慢性复发期。

1. 前驱期

前驱期常表现为头痛、乏力、发热等全身非特异性病毒感染，一般在急性葡萄膜炎前数天内出现。

2. 急性葡萄膜炎期

前驱期后出现双眼视物模糊或视力下降，双眼同时或先后发生，该期一般持续数周。大多数表现为双眼的后葡萄膜炎，包括弥漫性脉络膜增厚(如图 2-1 眼部 B 超所见)、视盘旁视网膜脉络膜层增厚、视盘水肿、多灶性浆液性视网膜脱离(如图 2-2 眼底照相及广角眼底照相、图 2-3 OCT 所示)等。

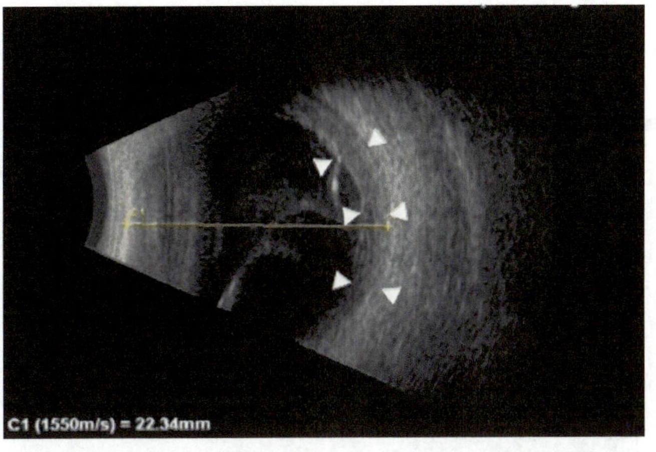

眼部 B 超显示脉络膜增厚(白色箭头所指区域)，伴有视网膜脱离。

图 2-1　VKH 综合征患者眼部 B 超

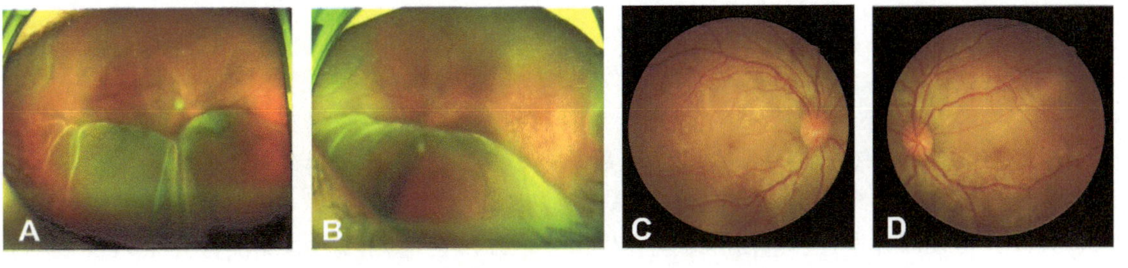

A、B. 双眼底大泡性浆液性视网膜脱离；C、D. 双眼底多灶性浆液性视网膜脱离。

图 2-2　VKH 综合征患者眼底照相及广角眼底照相

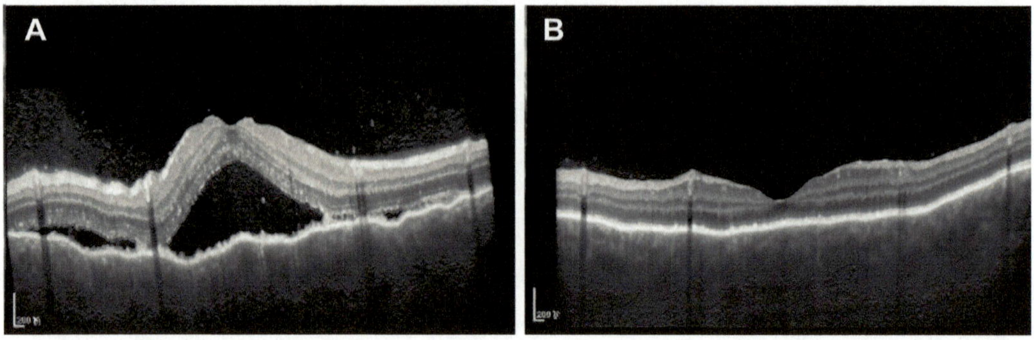

A. OCT 所示急性葡萄膜炎期可见多灶性浆液性视网膜脱离及视网膜色素上皮(RPE)细胞层的皱褶；B. 经系统治疗 10 天后，浆液性视网膜脱离完全消失，RPE 细胞层皱褶明显好转。

图 2-3 VKH 综合征患者 OCT

3. 慢性葡萄膜炎期

该期多在急性葡萄膜炎发生数周后，可持续数月甚至数年。该期主要临床表现为脱色素改变，脉络膜的脱色素改变发生在葡萄膜炎期后的数月，表现为晚霞状眼底(图 2-4)；皮肤的脱色素改变表现为白癜风；毛发的脱色素改变表现为白发；角膜缘虹膜脱色素(Sugiura 征)。

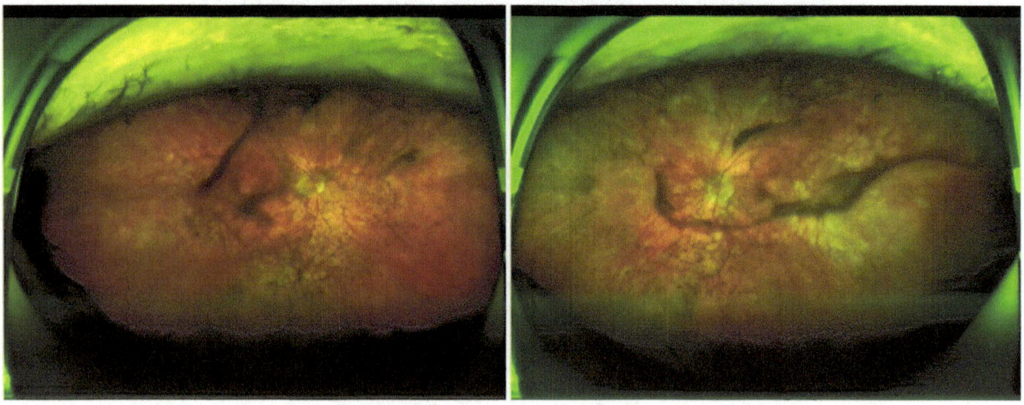

图 2-4 VKH 综合征慢性期患者 RPE 破坏，色素脱失，眼底呈晚霞状改变

4. 慢性复发期

该期表现为轻度全葡萄膜炎伴有复发性前葡萄膜炎。因为反复发作的前葡萄膜炎，炎症逐渐由非肉芽肿性转变为肉芽肿性，角膜后羊脂状 KP、前房闪辉以及前房细胞都是该期的典型特征。虹膜可出现 Koeppe 结节和 Busacca 结节。

大部分的眼部并发症，包括脉络膜新生血管、并发性白内障、继发性青光眼以及视网膜下纤维化等，都在该期出现。并发性白内障是最常见的并发症，而视网膜下纤维化是最严重的并发症。

第四节 辅助检查

对于大多数 VKH 综合征病例，可根据临床表现进行诊断，对于未出现眼外表现的患者，荧光素眼底血管造影（FFA）可为诊断提供帮助。在炎症活动期 FFA 可有以下典型改变：造影早期视网膜色素上皮水平的多发性点状强荧光；造影后期荧光点逐渐扩大形成多湖状强荧光；视盘高荧光也常易看到（图 2-5）。视网膜脉络膜瘢痕可致造影后期出现的窗样缺损多见于中周部视网膜，该表现在 VKH 综合征中常见，但其他眼部疾病少见（交感性眼炎除外）。FFA 对于脉络膜新生血管及视网膜下纤维化也有助于诊断。吲哚菁绿血管造影（ICGA）可有效评估脉络膜炎症改变。对于无法充分散瞳检查眼底的患者，眼部超声可为诊断提供帮助，在急性葡萄膜炎期及前葡萄膜受累期眼部超声检查可表现为浅前房、睫状体脉络膜脱离、睫状体增厚和浆液性视网膜脱离等。光学相干断层成像（OCT）作为非侵入性检查，不仅能提供诊断依据，还能对治疗效果进行评估及监测，浆液性视网膜脱离、脉络膜增厚等均可用 OCT 进行评估（图 2-3）。

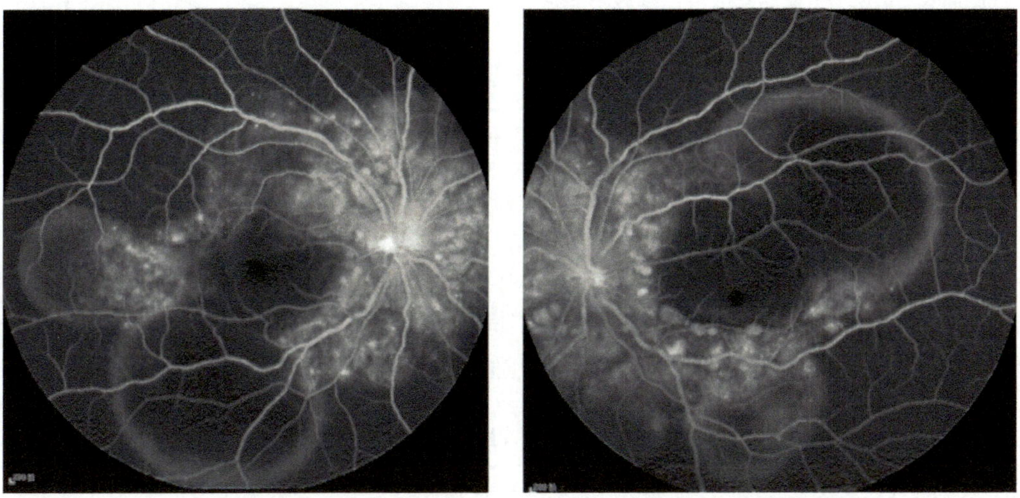

FFA 造影晚期可见双眼视盘荧光渗漏，盘周视网膜下湖状荧光积存。

图 2-5 VKH 综合征患者 FFA 表现

第五节 诊断与鉴别诊断

美国葡萄膜炎协会和国际葡萄膜炎协会于 2001 年建立了 VKH 综合征的诊断标准，见表 2-1。

表 2-1 国际葡萄膜炎协会 2001 年 VKH 综合征诊断标准

1. 首次葡萄膜炎发生前无眼球穿通伤或眼部手术病史
2. 无临床或实验室证据提示其他眼病

续表2-1

3. 双眼受累
a. 早期表现 (1)弥漫性脉络膜炎症的表现 (a)局灶性视网膜下液；(b)大泡性浆液性视网膜脱离 (2)如眼底表现不明确，应具有下列改变： (a)荧光素眼底血管造影显示病灶区脉络膜充盈延迟，多个病灶区域点状荧光素渗漏，视网膜下荧光积存，视盘染色；(b)超声显示弥漫性脉络膜增厚，没有后巩膜炎表现
b. 晚期表现 (1)病史提示原有3a中的表现，或有下面(2)和(3)的改变，或有(3)中多项改变； (2)眼部脱色素 (a)晚霞状眼底；(b)Sugiura征 (3)其他眼部体征 (a)钱币状脉络膜视网膜脱色素性瘢痕；(b)RPE聚集和/或移行；(c)复发性或慢性葡萄膜炎
4. 神经系统/听觉系统改变 a. 假性脑膜炎；b. 耳鸣；c. 脑脊液淋巴细胞增多
5. 皮肤症状 a. 脱发；b. 白发；c. 白癜风

注：完全型VKH综合征应满足诊断标准的1~5；
不完全型VKH综合征应具有上述诊断标准的1~3和4或5的表现；
拟VKH综合征应具有上述诊断标准的1~3(独立眼部疾病)。

杨培增教授团队通过大量病例分析总结出了更适合中国VKH综合征患者的诊断标准(见表2-2)。有学者通过回顾性研究对比了不同诊断标准对于中国VKH综合征患者的诊断特异性的分析，认为杨培增教授团队的标准更适合中国VKH综合征患者的诊断。

表2-2 杨培增教授VKH综合征诊断标准

A. 首次葡萄膜炎发生前无眼球穿通伤病史或内眼部手术史。 B. 双眼受累(双眼的发病间隔应≤2周)。 C. 无证据支持感染性葡萄膜炎或伴发系统性类风湿性疾病或其他眼部疾病[a]。 D. 早期VKH综合征 (1)弥漫性脉络膜炎和渗出性视网膜脱离表现。 (2)OCT或B超示浆液性视网膜脱离。 (3)EDI-OCT示脉络膜增厚[b]。 (4)FFA示早期点状荧光素渗漏，后期视网膜下荧光积存。 (5)FFA示视盘高荧光。 确诊标准： 类型1：符合A+B+C+D(1)的患者。 类型2：眼底检查无明显渗出性视网膜脱离患者，符合A+B+C+D(2)+D(3)或符合A+B+C+D(4)也可确诊。

续表 2-2

类型 3：已经接受系统系激素治疗或联合其他免疫抑制剂治疗的患者，有类型 1 或者类型 2 患者的典型临床表现的病史+A+B+C+D(5)也可确诊。 E. VKH 综合征晚期。 (1)晚霞状眼底或 RPE 细胞聚集和/或移行的表现。 (2)双眼复发性肉芽肿性前葡萄膜炎的表现。 (3)Dalen-Fuchs 结节或多灶性脉络膜视网膜萎缩的表现。 (4)FFA 示窗样缺损或虫蚀样改变。 (5)既往病史中符合早期 VKH 综合征的特征性表现。 确诊标准： 类型 1：符合 A+B+C+E(1)+E(2)。 类型 2：无晚霞状眼底或色素改变的患者，如符合 A+B+C+E(2)+E(3)或 A+B+C+E(2)+E(4)也可诊断。 类型 3：屈光介质显著混浊的患者，若符合 A+B+C+E(2)+E(5)也可诊断。

注：[a]该条标准包括①无眼部结核、眼部梅毒或眼部弓形体病的病史或临床表现；②无系统系风湿性疾病导致的葡萄膜炎的可能；③无病史或临床表现考虑特定的一些眼部疾病，例如眼部肿瘤、药物毒性所致葡萄膜炎、Fuchs 综合征或青睫综合征。

[b]超声也可用来检测脉络膜厚度，因此如没有 EDI-OCT 设备检测，超声也可作为一个替代选择，但精准度略差。

鉴别诊断：

应与交感性眼炎、葡萄膜渗漏综合征、后部巩膜炎、急性后极部多灶性鳞状色素上皮病变(APMPPE)等疾病进行鉴别。

第六节　治疗

(1)激素治疗：糖皮质激素是治疗 VKH 综合征的常用且有效的药物，一般选用口服强的松 1~2 mg/(kg·d)或者 200 mg 甲强龙静脉滴注 3 天，此后逐渐减量，一般需要维持至少 6 个月。静脉滴注与口服用药相比在视力预后方面并无明显差异，因此，口服糖皮质激素一般作为首选，除非是严重的病例。

(2)免疫抑制剂：对于处于慢性期或复发期以及无法耐受激素治疗的患者，加入免疫抑制剂可有效控制患者的眼部炎症，包括环孢霉素 A、硫唑嘌呤、甲氨蝶呤、苯丁酸氮芥、麦考酚酯等。环孢霉素 A 一般起始剂量为 3~5 mg/(kg·d)，苯丁酸氮芥一般剂量为 0.1 mg/(kg·d)。在应用免疫抑制剂期间，需常规监测患者的外周血白细胞计数、肝肾功能。

(3)生物制剂：利妥昔单抗、肿瘤坏死因子 α 抗体、英夫利昔单抗等也已应用于治疗 VKH 综合征。

参考文献

[1] Moorthy R S, Inomata H, Rao N A. Vogt-Koyanagi-Harada syndrome. Survey of ophthalmology, 1995; 39(4): 265-292.

[2] Shimizu K. Harada's, Behcet's, Vogt-Koyanagi syndromes--are they clinical entities?. Transactions-American Academy of Ophthalmology and Otolaryngology. American Academy of Ophthalmology and Otolaryngology, 1973; 77(3): OP281-OP290.

[3] Du L, Kijlstra A, Yang P. Vogt-Koyanagi-Harada disease: Novel insights into pathophysiology, diagnosis and treatment. Progress in retinal and eye research, 2016; 52: 84-111.

[4] Ohno S. Immunological aspects of Behçet's and Vogt - Koyanagi - Harada's diseases. Transactions of the ophthalmological societies of the United Kingdom, 1981; 101(3): 335-341.

[5] Zhao M, Jiang Y, Abrahams I W. Association of HLA antigens with Vogt-Koyanagi-Harada syndrome in a Han Chinese population. Archives of ophthalmology, 1991; 109(3): 368-370.

[6] Du L, Yang P, Hou S, et al. Association of the CTLA-4 gene with Vogt-Koyanagi-Harada syndrome. Clinical immunology, 2008; 127(1): 43-48.

[7] Hou S, Du L, Lei B, et al. Genome-wide association analysis of Vogt-Koyanagi-Harada syndrome identifies two new susceptibility loci at 1p31.2 and 10q21.3. Nature genetics, 2014; 46(9): 1007-1011.

[8] Shu Q, Yang P, Hou S, et al. Interleukin-17 gene polymorphism is associated with Vogt-Koyanagi-Harada syndrome but not with Behçet's disease in a Chinese Han population. Human immunology, 2010; 71(10): 988-991.

[9] Andreoli C M, Foster C S. Vogt-Koyanagi-Harada disease. International ophthalmology clinics, 2006; 46(2): 111-122.

[10] Imai Y, Sugita M, Nakamura S, et al. Cytokine production and helper T cell subsets in Vogt-Koyanagi-Harada's disease. Current eye research, 2001; 22(4): 312-318.

[11] Miyazawa I, Abe T, Narikawa K, et al. Chemokine profile in the cerebrospinal fluid and serum of Vogt-Koyanagi-Harada disease. Journal of neuroimmunology, 2005; 158(1-2): 240-244.

[12] Norose K, Yano A. Melanoma specific Th1 cytotoxic T lymphocyte lines in Vogt-Koyanagi-Harada disease. The British journal of ophthalmology, 1996; 80(11): 1002-1008.

[13] Chi W, Yang P, Li B, et al. IL-23 promotes $CD4^+$ T cells to produce IL-17 in Vogt-Koyanagi-Harada disease. The Journal of allergy and clinical immunology, 2007; 119(5): 1218-1224.

[14] Li F, Yang P, Liu X, et al. Upregulation of interleukin 21 and promotion of interleukin 17 production in chronic or recurrent Vogt-Koyanagi-Harada disease. Archives of ophthalmology, 2010; 128(11): 1449-1454.

[15] Chen L, Yang P, Zhou H, et al. Diminished frequency and function of CD4+CD25high regulatory T cells associated with active uveitis in Vogt-Koyanagi-Harada syndrome. Investigative ophthalmology & visual science, 2008; 49(8): 3475-3482.

[16] Read R W, Holland G N, Rao N A, et al. Revised diagnostic criteria for Vogt-Koyanagi-Harada disease: report of an international committee on nomenclature. American journal of ophthalmology, 2001; 131(5): 647-652.

[17] Yang P, Zhong Y, Du L, et al. Development and Evaluation of Diagnostic Criteria for Vogt-Koyanagi-Harada Disease. JAMA ophthalmology, 2018; 136(9): 1025-1031.

[18] Wu J, Pang S, Guo X, et al. Comparison of the Three Sets of Diagnostic Criteria for Vogt-Koyanagi-Harada Disease in Southeast China-A Retrospective Case-Control Study. Ocular immunology and inflammation, 2022; 1-8.

[19] Veerappan M, Fleischman D, Ulrich J N, et al. The Relationship of Vogt-Koyanagi-Harada Syndrome to Ocular Hypertension and Glaucoma. Ocular immunology and inflammation, 2017; 25(6): 748-752.

[20] Pan J, Kapur M, McCallum R. Noninfectious immune-mediated uveitis and ocular inflammation. Current

allergy and asthma reports, 2014; 14(1): 409.
[21] Silpa-Archa S, Silpa-Archa N, Preble J M, et al. Vogt-Koyanagi-Harada syndrome: Perspectives for immunogenetics, multimodal imaging, and therapeutic options. Autoimmunity reviews, 2016; 15(8): 809-819.

（杨 艳 贺孜瑾 姜文敏）

第五章 硬皮病及其伴发的葡萄膜炎

概述

硬皮病，又称系统性硬化，是一种多系统性疾病，病因尚不明确。临床表现为进行性组织增厚及纤维化，常累及内脏器官。

第一节 流行病学

硬皮病是一种病因尚不明确的结缔组织病，可发生于所有人种，其中非洲人最多见。发病率女性：男性为(4-6)：1。

第二节 临床表现

一、全身表现

累及皮肤的表现最初为皮肤的炎症、水肿、排汗减少等，皮肤硬化可见于指(趾)硬化、皮肤硬化、雷诺现象、指部溃疡等。累及胃肠道的表现为食管运动功能障碍、胃食管反流等。累及肺部表现为肺纤维化和肺动脉高压，是导致死亡的主要原因。

二、眼部表现

硬皮病致眼部受累常见，尤其是眼睑及眼前节。

视网膜病变在硬皮病的患者中也可见到，大多表现为因继发性高血压而导致的高血压性视网膜病变，包括棉绒斑、硬性渗出、视乳头水肿、视网膜出血等；还可表现为血管阻塞性疾病，包括视网膜动脉(中央动脉、分支动脉)阻塞、视网膜静脉(中央静脉、分支静脉)阻塞等。

第三节　诊断

（1）典型的临床表现及眼部的表现。

（2）实验室检查包括抗着丝粒抗体（ACA）、抗酶抗体和抗 RNA 聚合酶Ⅲ抗体。

第四节　治疗

（1）全身治疗：①糖皮质激素。②甲氨蝶呤。③生物制剂：托珠单抗（抗 IL-6 抗体）。

（2）眼部治疗：局部或系统性治疗缓解干眼，控制血压预防或治疗视网膜病变。

参考文献

[1] Bernatsky S, Joseph L, Pineau CA, et al. Scleroderma prevalence: demographic variations in a population-based sample. Arthritis Rheum, 2009; 61: 400-404.

[2] Emre S, Kayikcioglu O, Ates H, et al. Corneal hysteresis, corneal resistance factor, and intraocular pressure measurement in patients with scleroderma using the Reichert ocular response analyzer. Cornea, 2010; 29: 628-631.

[3] Serup J, Serup L. Increased central cornea thickness in localized scleroderma morphoea. Metab Pediatr Syst Ophthalmol, 1985; 8: 11-14.

[4] Serup L, Serup J, Hagdrup H. Fundus fluorescein angiogra- phy in generalized scleroderma. Ophthalmic Res, 1987; 19: 303-308.

[5] Tailor R, Gupta A, Herrick A, et al. Ocular manifestations of scleroderma. Surv Ophthalmol, 2009; 54: 292-304.

[6] Kowal-Bielecka O, Landewe R, Avouac J, et al. EULAR recom- mendations for the treatment of systemic sclerosis: a report from the EULAR Scleroderma Trials and Research group EUSTAR. Ann Rheum Dis, 2009; 68: 620-628.

[7] Hermoso-Fernάndez F M, Ortego-Centeno N, Callejas-Rubio J L. Bilateral retinal vasculitis in association with systemic sclerosis sine scleroderma. Vasculitis retiniana bilateral asociada a esclerosis sistémica sine escleroderma. Medicina clinica, 2022; 159(6): e39-e40.

[8] Zhioua Braham I, Boukari M, Mokrani M, et al. Multimodal imaging of bilateral occlusive retinal vasculitis and proliferative retinopathy in systemic sclerosis. Journal francais d'ophtalmologie, 2024; 47(1): 103932.

[9] Kök M, Ayan A, Fatih Küçük M, et al. Evaluation of the direct effects on retinal and choroidal microvascularity of systemic scleroderma. Microvascular research, 2021; 136: 104166.

[10] Malik F, Al Habash A. Presentation of acute central retinal vein occlusion in scleroderma. Saudi journal of ophthalmology: official journal of the Saudi Ophthalmological Society, 2015; 29(2): 156-159.

（张　琨　姜文敏）

第六章　肾小管间质性肾炎葡萄膜炎综合征

概述

肾小管间质性肾炎葡萄膜炎综合征(tubulointerstitial nephritis and uveitis syndrome，TINU)是一种急性、特发性的双眼葡萄膜炎，常伴有发热、疲劳、无力，多见于儿童。

第一节　流行病学

在日本，TINU 是儿童葡萄膜炎的第二大原因。一般来说，葡萄膜炎多发生于肾脏疾病后数周或数月内，也可同时发生。

第二节　临床表现

一、全身表现

患者常有肾功能不全的症状，包括疲劳、发热、虚弱乏力、食欲不振、体重下降等。肾炎患者可能有中背部或腹部疼痛。

二、眼部表现

患者常表现为突发的双眼视物模糊、眼痛、眼红、畏光。双眼急性非肉芽肿性前葡萄膜炎最为多见，前房细胞+～++++。少数患者就诊时有视乳头水肿、黄斑囊样水肿、并发性白内障、虹膜后粘连等。

第三节　诊断

肾功能非特异性改变，尿常规检查可有蛋白尿、血尿，尿 β2 微球蛋白水平可能会升高。肾活检可确诊 TINU。

同时存在前葡萄膜炎的证据时，则支持诊断肾小管间质性肾炎葡萄膜炎综合征。

第四节　治疗

一、肾脏病变

有自愈可能性，在肾损害无好转或加重时考虑糖皮质激素。长期不好转或复发者考虑免疫抑制剂。

二、眼部治疗

局部低剂量激素治疗，疗程 1 年，眼部病变易复发或转变为慢性。大多数肾功能良好的葡萄膜炎患者，对眼局部使用糖皮质激素反应较好。对于未发现葡萄膜炎的急性间质性肾炎至少随访眼部病变 1 年，每 3 个月随访 1 次。

参考文献

[1] Reddy AK, Hwang YS, Mandelcorn ED, et al. HLA-DR, DQ class Ⅱ DNA typing in pediatric panuveitis and tubulointerstitial nephritis and uveitis. Am J Ophthalmol, 2014; 157: 678-686.

[2] Aguilar MC, Lonngi M, de-la-Torre A. Tubulointerstitial Nephritis and Uveitis Syndrome: Case Report and Review of the Literature. Ocul Immunol Inflamm, 2016; 24: 415-421.

[3] Li C, Su T, Chu R, et al. Tubulointerstitial nephritis with uveitis in Chinese adults. Clin J Am Soc Nephrol, 2014; 9: 21-28.

[4] Mackensen F, Billing H. Tubulointerstitial nephritis and uveitis syndrome. Curr Opin Ophthalmol, 2009; 20: 525-531.

[5] Matsuo T. Fluorescein angiographic features of tubulointerstitial nephritis and uveitis syndrome. Ophthalmology, 2002; 109: 132-136.

[6] Amaro D, Carreño E, Steeples L R, et al. Tubulointerstitial nephritis and uveitis (TINU) syndrome: a review. The British journal of ophthalmology, 2020; 104(6): 742-747.

[7] Vazquez S E, Niemeyer K, Mentreddy A, et al. Acute neuroretinitis as a delayed manifestation of tubulointerstitial nephritis and uveitis syndrome. American journal of ophthalmology case reports, 2024; 34: 102050.

[8] Okafor L O, Hewins P, Murray P I, et al. Tubulointerstitial nephritis and uveitis (TINU) syndrome: a systematic review of its epidemiology, demographics and risk factors. Orphanet journal of rare diseases, 2017; 12(1): 128.

[9] Regusci A, Lava S A G, Milani G P, et al. Tubulointerstitial nephritis and uveitis syndrome: a systematic review. Nephrology, dialysis, transplantation: official publication of the European Dialysis and Transplant Association-European Renal Association, 2022; 37(5): 876-886.

[10] Clive D M, Vanguri V K. The Syndrome of Tubulointerstitial Nephritis With Uveitis (TINU). American journal of kidney diseases: the official journal of the National Kidney Foundation, 2018; 72(1): 118-128.

（肖诗缘　姜文敏）

第七章　狼疮性视网膜脉络膜病变

概述

系统性红斑狼疮(systemic lupus erythematosus，SLE)是最常见的自身免疫性疾病之一，以体内存在多种自身抗体及多器官系统损害为主要特征。其病因众多，其中包括了遗传因素、感染因素(如细菌、病毒感染等)、饮食因素以及药物因素(尤其是磺胺类、四环素类、青霉素类等药物)。研究表明约1/3的SLE患者患有眼部病变，包括干燥性角结膜炎、角膜炎、视网膜病变等，视网膜病变是SLE最常见的眼部表现。3%的控制良好的SLE患者和29%的活动性SLE患者患有视网膜病变。SLE视网膜病变常见于活动期SLE患者，其可发生在SLE病程的任何阶段，提示更高的疾病活动度。SLE视网膜病变可引起视力下降甚至致盲，严重影响患者生活质量。

第一节　发病机制

SLE作为一种全身性的自身免疫性疾病，主要是抗体与核抗原结合的免疫复合物沉积于组织，通过Ⅱ型或Ⅲ型超敏反应过程造成组织损害。SLE视网膜病变的发病机制尚不清楚，目前认为可能由免疫复合物沉积介导的血管炎和视网膜血管血栓栓塞引起。其病理机制为免疫复合物沉积在视网膜血管壁，通过免疫反应造成血管壁炎性渗出、管壁增厚、管腔狭窄。研究提出SLE的眼部病变和患者的系统性病程关系不大，而与SLE的活动程度有关，SLE相关的眼部损害通常提示疾病活动。

第二节　临床表现

一、症状

狼疮性视网膜脉络膜病变多伴有视力下降，但患者也可无眼部症状，累及微小血管时对视力影响小，累及视网膜大血管时视力预后较差。脉络膜疾病的特征是单侧或双侧视力模糊。临床表现为单一或多个渗出性视网膜脱离、视网膜色素上皮脱离或者视网膜色素上皮病变。当累及主要血管如视网膜中央血管或睫状体视网膜动脉闭塞或小血管广泛的微栓塞，造成广泛的缺血，可表现为purtscher样视网膜病，患者视力预后较差。

二、体征

狼疮性视网膜病变典型表现为视网膜血管病变、棉绒斑、视网膜血管闭塞、广泛无灌注区的出现，以及新生血管形成。SLE视网膜病变患者中最常见的眼底表现为棉绒斑。棉绒斑由视网膜毛细血管前小动脉阻塞及毛细血管无灌注区形成，可单个发生，也可散在多个发生或与视网膜出血同时出现。有学者认为视网膜棉绒斑是相对良性的视网膜病变，对患者视力影响较小，且与 SLE 疾病活动度有关，可以在接受免疫抑制剂治疗过程中随着血清学指标的改善而溶解。

第三节　辅助检查

FFA：早期微小病灶可通过 FFA 检查及早发现，可显示视网膜血管渗漏的程度和位置，可以出现荧光渗漏和明显的高荧光；也可显示新生血管膜伴出血。脉络膜病变 FFA 显示感觉视网膜多灶性浆液性升高。

眼底照相：可见视网膜血管情况，黄斑处有无新生血管、皱褶、水肿。

近红外眼底超广角照相：在脉络膜血管受累时可见 Elschnig 斑。

OCT：可见黄斑有无新生血管、水肿等，有助于疾病诊断。

SLO：可显示眼底情况，有无新生血管膜，双眼脉络膜炎时双眼视网膜面见大量斑片样脉络膜病灶。

第四节　诊断

SLE 的诊断主要是临床，系统性狼疮国际合作诊所(SLICC)提供了一个分类系统，包括 11 个临床标准和 6 个免疫学标准。如果至少满足 4 个标准，包括至少 1 个临床标准和 1 个免疫学标准，则可以确定患者患有 SLE。另外，如果患者有活检证实的由 SLE 导致的肾炎，并伴有抗核抗体(ANA)或抗 ds-DNA 抗体，则可以满足 SLE 的诊断。SLE 合并视网膜病变患者缺乏典型症状，通常是在接受眼科检查后发现患病。眼科检查包括远视力和近视力检查、眼底检查和眼底照相、黄斑的光学相干断层扫描、荧光素眼底血管造影和 SLO。实验室检查，包括红细胞沉降率、C 反应蛋白、血红蛋白、尿白细胞、尿红细胞、24 h 尿蛋白、补体 C3、补体 C4、抗 ds-DNA 抗体、抗核抗体、抗 Sm 抗体、抗核糖核蛋白(ribonucleoprotein，RNP)抗体、抗 SSA 抗体、抗 SSB 抗体及淋巴细胞亚群分析结果有助于确认诊断及判断疾病的严重程度。

第五节　分型

根据累及的血管，狼疮性视网膜血管炎主要分为四型。

1. 视网膜静脉阻塞型

视网膜静脉不全阻塞时眼底表现为静脉充盈、迂曲，呈腊肠状，沿血管散在出血、水肿和渗出，严重者可见视乳头充血、水肿，FFA 可见静脉充盈时间延长，静脉扩张、迂曲，造影过程中出现管壁荧光渗漏。缺血性视网膜静脉不全阻塞可出现毛细血管无灌注区，动、静脉短路及新生血管。

根据临床表现和辅助检查可诊断，且患者可合并肾功能异常。眼底照相可以看到患眼黄斑下方积血平面，黄斑未见新生血管(图 2-6A)，荧光血管造影显示颞侧周边视网膜可见新生血管膜伴出血(图 2-6B),SLO(图 2-6C)、OCT(图 2-6D)均可见左眼颞上周边新生血管膜。

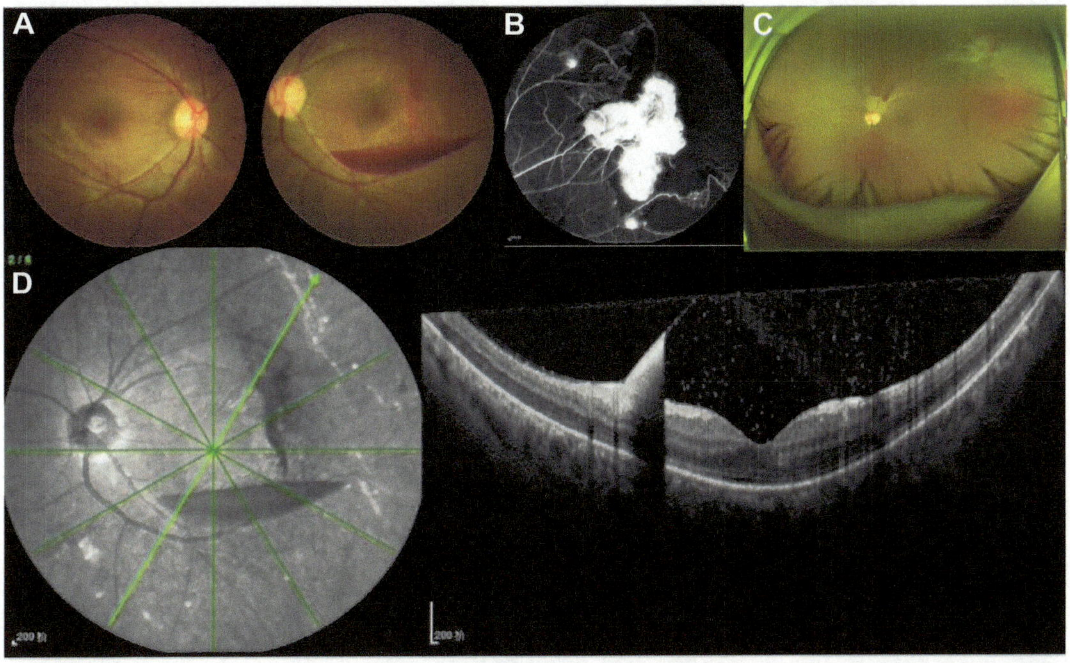

A. 眼底照相示左眼后极部视网膜前出血,可见液平面内界膜;B. FFA 示左眼颞上方网膜新生血管;C. SLO 显示颞上方周边网膜前出血;D. OCT 显示黄斑区内界膜呈高反射隆起,内界膜下红细胞沉积呈高反光区,其下视网膜各层反光均被遮蔽。

图 2-6 狼疮性视网膜血管炎患者眼底表现

2. 视网膜动脉阻塞型

视网膜动脉阻塞多由纤维蛋白样变性或坏死引起,而无明显炎症,包括视网膜中央或分支动脉阻塞,这些病变可导致患者视力丧失,预后差。视网膜动脉阻塞眼底表现为视网膜动脉纤细、视网膜灰白水肿、黄斑樱桃红点,FFA 显示阻塞的视网膜动脉充盈时间均延长,或可见视网膜动脉充盈前锋现象,视网膜循环时间亦延长。视网膜分支动脉阻塞,阻塞处视网膜动脉均变纤细,FFA 显示该处血管充盈迟缓。若累及黄斑,FFA 显示黄斑处多处非灌注区、血管周围染色、渗漏,黄斑处花瓣状渗漏。OCT 可显示视网膜下积液的囊样黄斑水肿。

3. 视网膜毛细血管阻塞型

此型为视网膜毛细血管受累。病变多累及毛细血管前小动脉,毛细血管前小动脉闭塞的特征性眼底改变是棉絮斑,它可单独出现,也可伴发视网膜水肿、缺血、硬性渗出及出血。FFA 显示毛细血管前小动脉闭塞及毛细血管无灌注区。

4. 脉络膜血管阻塞型

此型为脉络膜血管受累,综合临床表现和辅助检查可诊断。该型的眼底照相可见黄斑皱褶、水肿(图 2-7A),近红外照相可见 Elschnig 斑(图 2-7E),OCT 也可以看到明显的黄斑水肿(图 2-7B),FFA+ICGA 未见血管渗漏,但黄斑区斑驳状窗样缺损,脉络膜黄斑区斑片状低荧光(图 2-7C、D)。

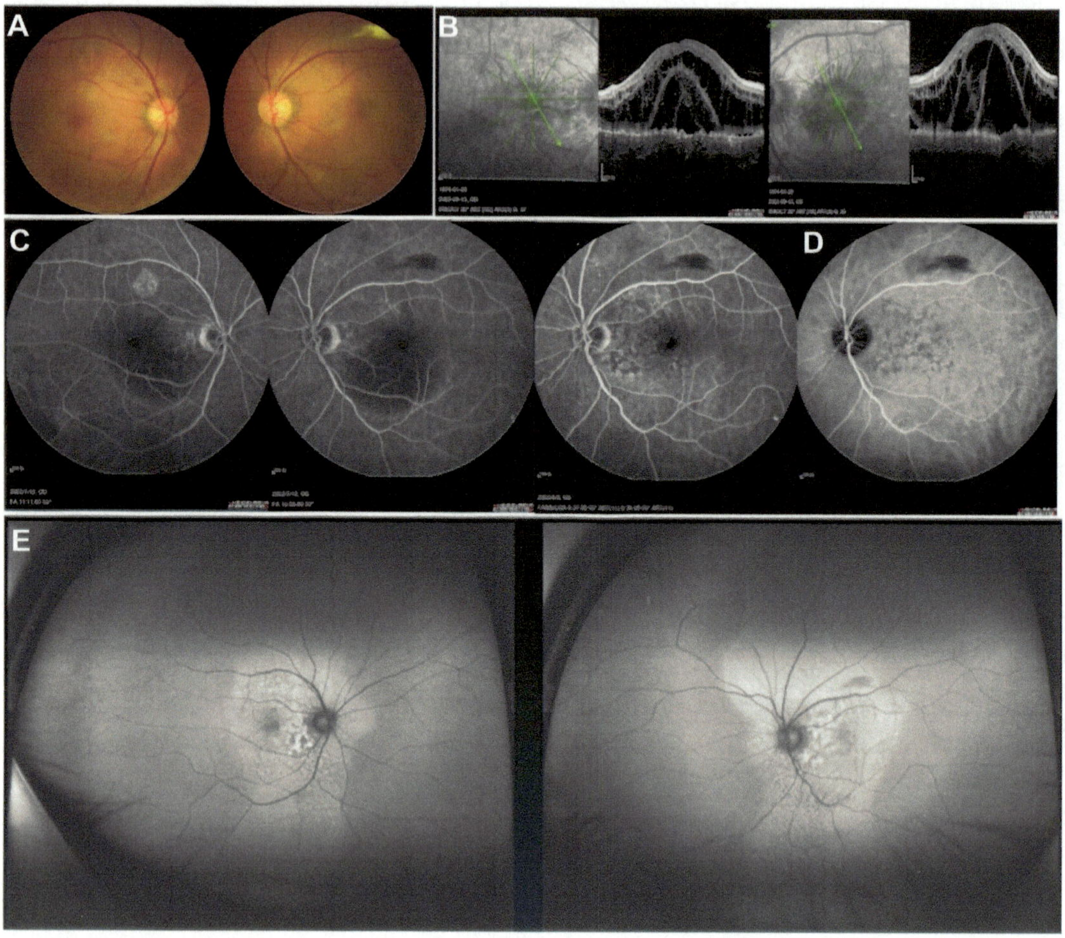

A. 双眼眼底彩照显示双眼后极部黄斑水肿；B. 双眼黄斑 OCT 显示双眼黄斑区网膜增厚隆起，中心凹下可见液性暗区；C. 右眼 FFA+ICGA；D. 左眼 FFA+ICGA；E. 双眼近红外眼底超广角照相显示后极部荧光增强。

图 2-7　狼疮性脉络膜血管阻塞

若合并 T-SPOT 检测阳性，可考虑患者为系统性红斑狼疮伴发双眼匍形性结核性脉络膜炎。该型的眼底检查双眼视网膜面见大量斑片样脉络膜病灶(图 2-8C)，自发荧光显示“黑心白边”，病灶围绕视盘，眼底荧光造影显示病灶处有荧光着染，脉络膜造影病灶显示相对应处低荧光(图 2-8A、B)。

其中，狼疮性脉络膜病变发病率仅为 0.6%。其发病是由免疫复合物沉积于脉络膜引起炎症反应且血栓性微血管病导致脉络膜低灌注、RPE 损伤和视网膜下间隙渗漏所致，且其病理也显示了脉络膜有炎症细胞浸润，免疫球蛋白和补体沉积以及 RPE 的损伤。

第六节　治疗

系统性红斑狼疮的治疗选择包括非甾体抗炎药、皮质类固醇、抗疟药、免疫调节剂和生物制剂。如果检测到抗磷脂抗体，添加单一或双重抗血小板治疗(低剂量乙酰水杨酸和/或氯

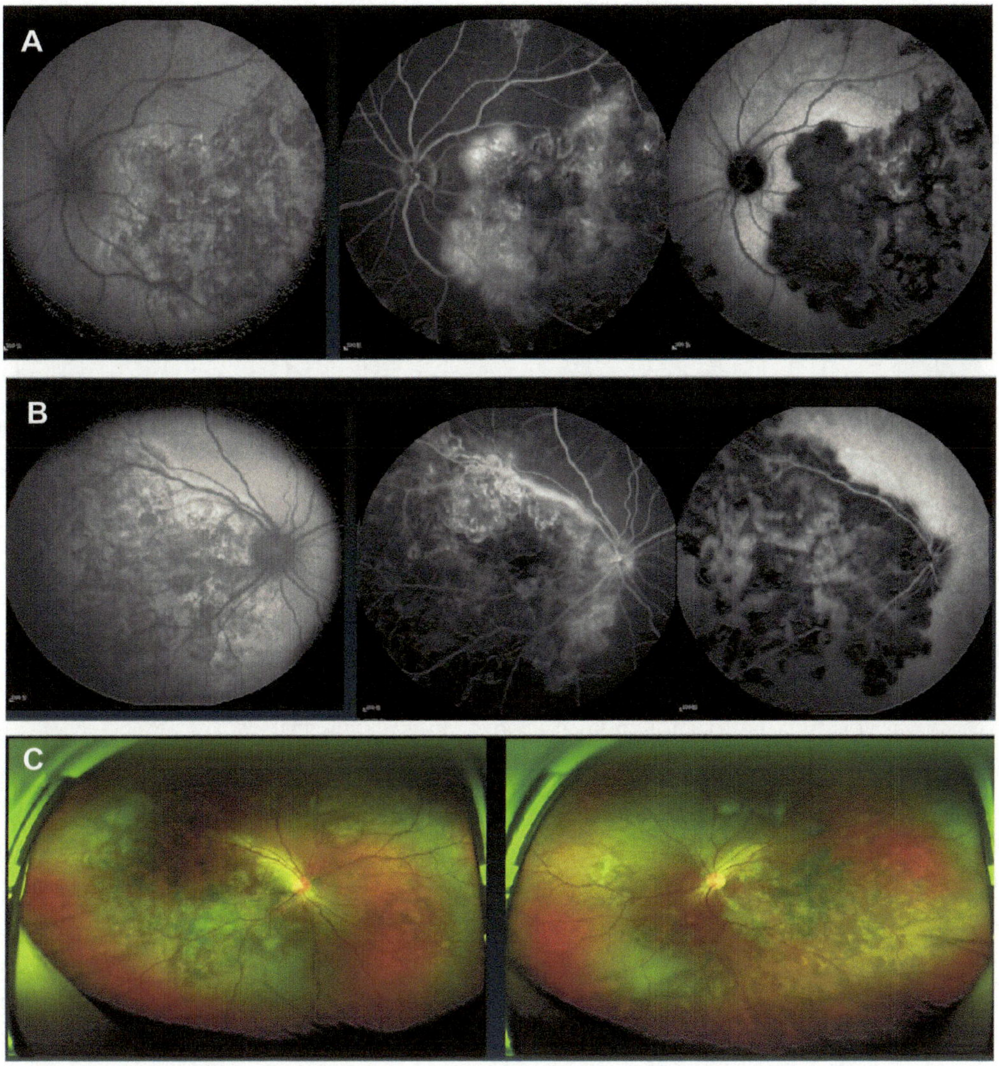

A. 左眼自发荧光图、FFA+ICGA；B. 右眼自发荧光图、FFA+ICGA；C. 超广角眼底图。

图 2-8　SLE 患者伴发双眼结核相关匍行性脉络膜炎

吡格雷)，或华法林抗凝，或任何新型口服抗凝药物(阿哌沙班、达比加群、达雷沙班、利伐沙班)可能是有用的。

对于视网膜动脉阻塞及视网膜动静脉阻塞的患者，应立即给予全身扩张血管治疗，如静脉输入葛根素注射液等。对于视网膜静脉不全阻塞的患者，给予扩张血管治疗的同时，应根据 FFA 所见，如有毛细血管无灌注区应予眼底激光治疗；如出现黄斑水肿，可给予玻璃体内注射曲安奈德。对于出现玻璃体积血、视网膜脱离及增殖性玻璃体视网膜病变的患者，玻璃体切割手术是对症治疗的有效方法。

第七节　总结

该疾病临床异质性极强，临床表现多样，对诊断尤其是早期诊断存在极大挑战。且 SLE 合并视网膜病变患者更易合并其他重要器官系统(如肾、血液系统等)损害，提示预后不良，建议尽早对所有 SLE 患者进行眼底筛查，对于合并视网膜病变的 SLE 患者应给予积极治疗。

参考文献

[1] 吴红华，李田，王颖芳，等. 系统性红斑狼疮视网膜病变的临床特点分析. 中国全科医学，2014；17(12)：1416-1418.

[2] Shoughy SS，Tabbara KF. Ocular findings in systemic lupus erythematosus. Saudi J Ophthalmol，2016；30(2)：117-121.

[3] Dammacco R. Systemic lupus erythematosus and ocular involvement：an overview. Clin Exp Med，2018；18(2)：135-149.

[4] 李敏，侯林卿，金月波，等. 系统性红斑狼疮合并视网膜病变的临床及免疫学特点. 北京大学学报(医学版)，2022；54(06)：1106-1111.

[5] 董凯，秦子茹，陈美荣. 系统性红斑狼疮与眼病. 眼科学报，2023；38(05)：422-426.

[6] Zhou HY，Ye JJ，WANG Shuran. Observation of the ocular fundus manifestations of systemic lupus erythematosus. Chin J Optom Ophthalmol Vis Sci，2015；17(5)：270-274.

[7] Conigliaro P，Cesareo M，Chimenti MS，et al. Take a look at the eyes in Systemic Lupus Erythematosus：A novel point of view. Autoimmun Rev，2019；18(3)：247-254.

[8] Musa M，Chukwuyem E，Ojo OM，et al. Unveiling Ocular Manifestations in Systemic Lupus Erythematosus. J Clin Med，2024；13(4)：1047.

[9] Luboń W，Luboń M，Kotyla P，et al. Understanding Ocular Findings and Manifestations of Systemic Lupus Erythematosus：Update Review of the Literature. Int J Mol Sci，2022；23(20)：12264.

[10] Silpa-archa S，Lee JJ，Foster CS. Ocular manifestations in systemic lupus erythematosus. Br J Ophthalmol，2016；100(1)：135-141.

[11] Papagiannuli E，Rhodes B，Wallace GR，et al. Systemic lupus erythematosus：An update for ophthalmologists. Surv Ophthalmol，2016；61(1)：65-82.

[12] Cheng T，Gu X，Yang Z，et al. Clinical features of ocular damage in systemic lupus erythematosus and risk factors for hydroxychloroquine-related complications. Surv Ophthalmol，2024：S0039-6257(24)00052-3.

[13] Pelegrín L，Morató M，Araújo O，et al. Preclinical ocular changes in systemic lupus erythematosus patients by optical coherence tomography. Rheumatology，2023；62(7)：2475-2482.

[14] Lee JH，Jeon HW，Moon SJ，et al. Treatment of Various Ocular Manifestation of Systemic Lupus Erythematosus with Therapeutic Plasma Exchange. J Clin Med，2022；11(22)：6632.

[15] Mimier-Janczak M，Kaczmarek D，Proc K，et al. Evaluation of Subclinical Retinal Disease in Patients Affected by Systemic Lupus Erythematosus with No Evidence of Ocular Involvement-An Optical Coherence Tomography Angiography Original Study. J Clin Med，2022；11(24)：7417.

(卜　冰　姜文敏)

第八章　白塞病

概述

白塞病是一类病因未明、累及多系统的慢性血管炎症性疾病，临床表现多样，典型的临床特点有：葡萄膜炎、口腔溃疡、生殖器溃疡和皮肤损害等。

第一节　流行病学

白塞病在中东、远东、地中海地区发病率较高，因此也被称为“丝绸之路病”，男性多于女性，多见于年轻人（平均发病年龄为25~35岁），儿童也可见发病。

第二节　病因和发病机制

白塞病的发病机制目前尚未完全明确。目前认为白塞病是有特定的遗传背景的人群，在某些环境因素的影响（包括病毒感染）下触发自身免疫反应，激发自身免疫性T细胞（Th1、Th17等）活性，从而发生多系统的急性自身免疫性疾病。

遗传因素：白塞病非单基因疾病。人类白细胞抗原（HLA）某些基因的表达与白塞病的发病具有明显的相关性，例如HLA-B51抗原。除此之外，还有多种编码参与细胞因子的基因，包括IL17、IL10、IL27及编码多种免疫蛋白的基因，包括STA3、STAT4、IFNGR1等均与白塞病的发病具有遗传相关性。感染因素：病毒包括单纯疱疹病毒、EB病毒等，可能与白塞病的发病相关。与VKH综合征的研究类似，目前的研究也表明自身免疫性T细胞与调节性T细胞的作用失衡，可能参与白塞病的发生发展。

第三节　临床表现

白塞病的首发表现并非都是白塞病性葡萄膜炎，仅10%~20%的病例的首发表现为眼部炎症。大多数白塞病患者在眼外表现出现2~3年后出现眼部表现。

1. 眼部表现

眼部病变是白塞病的常见临床表现，可见于26.8%~93%的白塞病患者，15%左右的白塞病患者以眼部病变为首发表现。若延误治疗，严重者可失明，这也是本病致残的主要原因。

眼部病变的最常见的表现为葡萄膜炎，最常见的眼部症状包括：视物模糊、视力下降、眼红、眼周或眼眶疼痛、畏光流泪等。反复发作性非肉芽肿性炎症是白塞病最典型的葡萄膜炎类型，可出现前葡萄膜炎、中间葡萄膜炎、后葡萄膜炎、全葡萄膜炎等，大多数患者为双眼先后发病。葡萄膜炎如未及时控制，可导致一系列并发症并且影响邻近组织，包括视网膜及视神经。

也有少见的表现为巩膜的炎症。前部葡萄膜炎的临床表现：常表现为睫状充血、尘状 KP、前房闪辉及前房细胞，常容易出现前房积脓。随着头部位置改变，因为重力作用，前房积脓易于流动，可伴或不伴有睫状充血，临床观察发现该类前房积脓对糖皮质激素敏感，一般局部用激素滴眼液 2~5 天即可消退。少部分患者在前房积脓的同时，还可见纤维素样渗出，反复发作者容易出现虹膜后粘连、瞳孔阻滞、虹膜脱色素等。由于反复发作的前部炎症，加上长时间应用糖皮质激素，并发性白内障及继发性青光眼的发生率非常高。后部葡萄膜炎的临床表现：常出现不同程度的玻璃体混浊、玻璃体炎症细胞、视网膜血管炎、视网膜炎等。视网膜血管炎主要表现为视网膜微血管或毛细血管的炎症，FFA 可见视网膜毛细血管的荧光渗漏。白塞病的视网膜血管炎常影响小到中等大小的视网膜动脉和静脉，由炎症导致的血管阻塞、视网膜渗出、视网膜出血或玻璃体腔积血等均可表现。因炎症呈慢性复发性表现，阻塞性视网膜血管炎也可表现多样，包括视网膜血管鞘、血管阻塞、视网膜新生血管形成、视网膜萎缩甚至视神经萎缩。同时，因视网膜血管活动性炎症或视网膜分支静脉阻塞，黄斑水肿也是白塞病视网膜血管炎的常见并发表现之一。大范围的视网膜炎可导致视网膜前增殖膜形成、视网膜萎缩，或者形成全层黄斑裂孔甚至视网膜脱离，从而导致严重的视力丧失。

2. 眼外表现

白塞病患者眼外表现最常见的有口腔溃疡、生殖器溃疡、皮肤病变及关节炎。白塞病患者口腔溃疡的发生率为 90% 以上，大多出现在眼部病变之前。表现为痛性溃疡，红色边界的溃疡表面覆盖有白色假膜，1 个到数个不等，持续时间多为 7~30 天。白塞病患者生殖器溃疡的发生率低于口腔溃疡，亦为有痛性溃疡，历经丘疹、脓疱、坏死几个阶段后，2~4 周结痂痊愈。

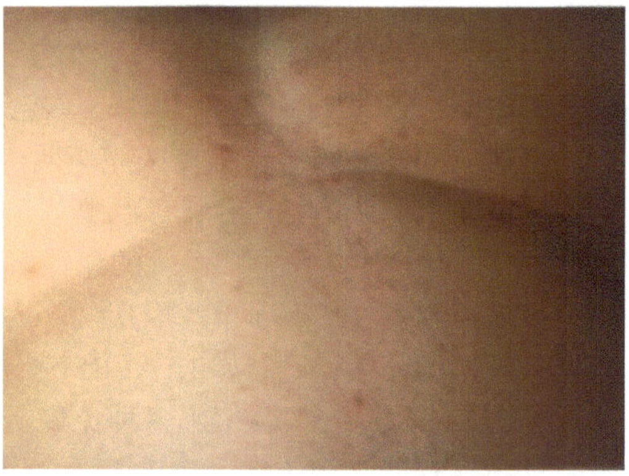

图 2-9　确诊为白塞病的患者出现皮肤红疹

皮肤病变也是白塞病常见的眼外表现之一（图 2-9），其中结节性红斑是最常见的类型，红斑区域红肿，疼痛或者有压痛，直径多在 1~5 厘米大小，多发生在下肢，一般 1~6 周可消退，遗留色素沉着。此外，皮肤病变还包括痤疮样皮疹、毛囊炎、疖肿等。白塞病患者关节炎或者关节痛的发生率在 30%~50%，膝关节更多见，其次是踝关节、腕关节和肘关节易受累。常表现为累及关节的红、肿、痛，但一般呈自限性病程，极少出现关节畸形或关节损伤。除此之外，还有血管损伤、消化道损伤以及神经系统损伤，血液系统损害相对少见，但白塞病患者如出现上述脏器的病变，常提示与不良预后相关。

第四节　辅助检查

荧光素眼底血管造影（FFA）检查对白塞病视网膜炎、视网膜血管炎的诊断和评估有着重要的价值，FFA 可发现多种病变，例如视网膜微血管炎表现为弥漫性视网膜毛细血管渗漏（图 2-10），视乳头炎表现为视盘高荧光、视盘染色或者荧光素渗漏。如若出现视网膜血管阻塞，可见所在范围内视网膜血管闭塞，可伴或不伴有无灌注区；如若继发形成新生血管，可见视网膜新生血管等表现。

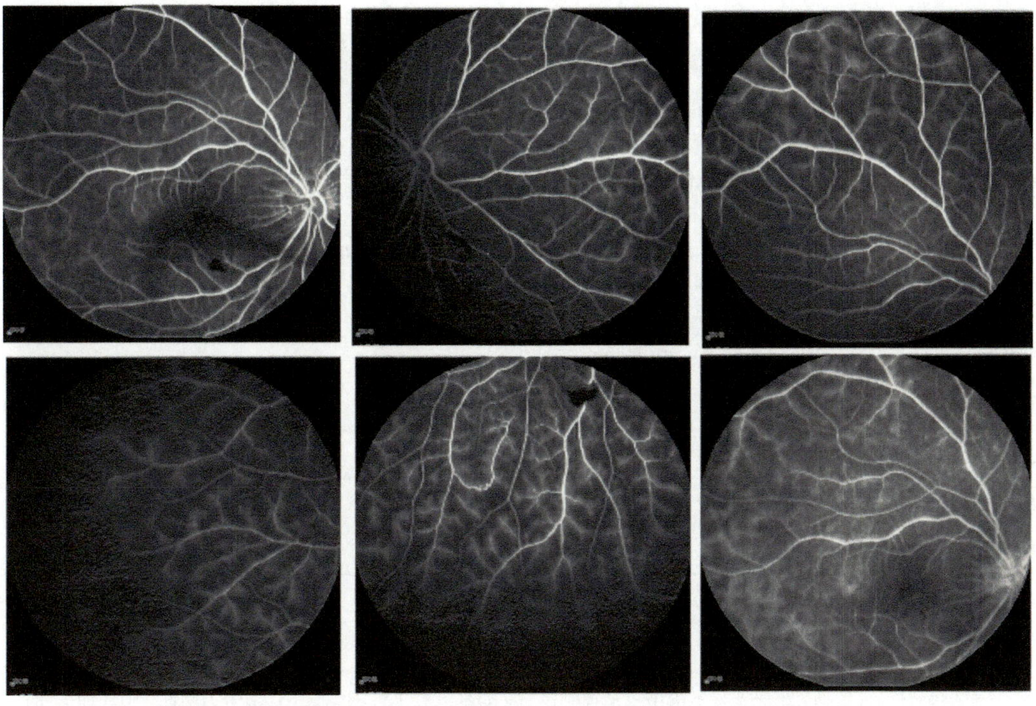

图 2–10　白塞病患者 FFA 检查，显示弥漫性视网膜毛细血管渗漏

OCT 可发现白塞病葡萄膜炎的多种眼底改变，比如黄斑囊样水肿、视乳头水肿、视网膜水肿、黄斑前膜、黄斑裂孔等。近年来随着 OCTA 特别是广角 OCTA 的发展，非侵入性检查即可评估白塞病性视网膜血管炎的情况。

B 超和 UBM 检查可辅助检查非特异性改变，比如前房细胞、玻璃体混浊、视网膜脱离等，特别是在屈光介质混浊的情况下。

第五节　诊断与鉴别诊断

白塞病的诊断主要依据详细的病史采集及典型的临床表现。使用较多的诊断标准仍为 1990 年国际白塞病研究组制定的标准。

国际白塞病研究组制定的诊断标准如下：

(1)复发性口腔溃疡(一年内至少复发 3 次)

(2)下面四项中出现两项即可确诊为白塞病：

①复发性生殖器溃疡或瘢痕；

②葡萄膜炎(前葡萄膜炎、后葡萄膜炎、视网膜血管炎、前葡萄膜炎)；

③多形性皮肤损害(结节性红斑、脓疱、溃疡、疖肿、痤疮样皮疹等)；

④针刺试验阳性。

该诊断标准对于具有典型口腔、生殖器溃疡并合并眼部病变的患者相对容易诊断，但对于不典型表现的患者却难以确诊。

2014 年国际白塞病研究组对白塞病诊断/分类标准进行修订后提出新的白塞病评分系统

（表 2-3），该诊断标准赋予每项主要表现相应的得分，评分≥4 分提示白塞病，评分≥5 分高度提示白塞病，评分≥6 分大多可确诊白塞病。该评分体系是基于 27 个国家的 2556 例白塞病患者得出的修正方案，该标准未再强调口腔溃疡作为必备条件，在国际白塞病诊断的 5 个条件的基础上，增加了神经系统损坏、血管病变为诊断条件，将针刺试验检查作为可选项，该标准显著提高了诊断白塞病的敏感性，同时保证了特异性。

表 2-3　2014 年版白塞病评分标准

症状/体征	评分
眼部病变(前葡萄膜炎，后葡萄膜炎，视网膜血管炎)	2
生殖器阿弗他溃疡	2
口腔阿弗他溃疡	2
皮肤病变(结节性红斑、假性毛囊炎)	1
神经系统表现	1
血管受累(动静脉血栓、静脉炎或浅静脉炎)	1
针刺试验阳性*	1

注：*针刺试验是可选项，主要评分系统不包括针刺试验，如果进行了针刺试验，且结果为阳性，则外加 1 分，评分≥4 分提示白塞病。

鉴别诊断：

应与内源性眼内炎、急性前葡萄膜炎、视网膜周围静脉炎、视网膜静脉阻塞、急性视网膜坏死综合征等进行鉴别。

第六节　治疗

白塞病目前尚无有效根治的药物，主要的治疗目标是迅速控制炎症，防止反复发作，防止不可逆的脏器损伤，延缓疾病进展。白塞病是一个多系统性疾病，因此更应多学科联合诊疗，针对个体化进行治疗。

对于眼部病变的白塞病患者，即使给予积极治疗，仍有许多的患者最终失明，早期有效的治疗是降低致盲率的关键。治疗的目的是控制急性期的炎症攻击，降低眼部病变发作的频率和严重程度，防治相关并发症，挽救视功能。

有前葡萄膜炎的患者，可局部以滴眼剂点眼，包括局部散瞳药物和激素滴眼液；激素方面，常口服泼尼松治疗，根据个体差异及眼部炎症的活跃程度，泼尼松的起始剂量一般 0.5~1 mg/(公斤体重・天)。激素的用量在病程中根据病情调整，如若复发，可加量，如缓解，可逐渐减量。在用药过程中，更要平衡炎症与药物不良反应之间的关系。对于累及眼后段的患者，在给予全身激素的同时，应联合免疫抑制剂或生物制剂治疗，包括硫唑嘌呤(证据等级：IB。建议强度：A 级)、环孢素(证据等级：IB。建议强度：A 级)。现实中还有其他多种免疫抑制剂应用于白塞病的治疗，包括甲氨蝶呤、苯丁酸氮芥。常用的药物剂量见表 2-4。值得重视的是此类药物的不良反应，例如环孢素导致严重的肾损害及神经毒性，因此环孢素禁用于神经型白塞病；苯丁酸氮芥和环磷酰胺可导致不育等。此类严重药物不良反应在治疗前应充分告知患者，取得知情同意。

表 2-4　白塞病葡萄膜炎常用免疫抑制剂的用量

药物	剂量
环孢素	2~5 mg/(公斤体重・天)
硫唑嘌呤	2~3 mg/(公斤体重・天)
甲氨蝶呤	7.5~25 mg/周
苯丁酸氮芥	2~6 mg/天

参考文献

[1] Khairallah M, Accorinti M, Muccioli C, et al. Epidemiology of Behçet disease. Ocular immunology and inflammation, 2012; 20(5): 324-335.

[2] Chen J, Yao X. A Contemporary Review of Behcet's Syndrome. Clinical reviews in allergy & immunology, 2021; 61(3): 363-376.

[3] Yang P, Fang W, Meng Q, et al. Clinical features of chinese patients with Behçet's disease. Ophthalmology, 2008; 115(2): 312-318. e4.

[4] Chang H K, Cho E H. A case of nodular scleritis in association with Behcet's disease. The Korean journal of internal medicine, 2001; 16(1): 47-49.

[5] Wakefield D, Cunningham E T, Jr Tugal-Tutkun I, et al. Controversies in Behçet disease. Ocular immunology and inflammation, 2012; 20(1): 6-11.

[6] Yang P. Atlas of Uveitis: Diagnosis and Treatment. Springer, 2021.

[7] Alsarhani W K, Saifaldein A A, Abu El-Asrar A M. A novel mechanism of macular holes in patients with Behçet's uveitis. Saudi journal of ophthalmology: official journal of the Saudi Ophthalmological Society, 2022; 36(4): 394-396.

[8] Georgalas I, Markomichelakis N, Ladas I. Retinal detachment due to a macular hole in a patient with Behcet disease treated with vitrectomy and silicone oil tamponade. European journal of ophthalmology, 2008; 18(6): 1023-1024.

[9] Soejima Y, Kirino Y, Takeno M, et al. Changes in the proportion of clinical clusters contribute to the phenotypic evolution of Behçet's disease in Japan. Arthritis research & therapy, 2021; 23(1): 49.

[10] Zou J, Luo J F, Shen Y, et al. Cluster analysis of phenotypes of patients with Behçet's syndrome: a large cohort study from a referral center in China. Arthritis research & therapy, 2021; 23(1): 45.

[11] Taylor J, Glenny A M, Walsh T, et al. Interventions for the management of oral ulcers in Behçet's disease. The Cochrane database of systematic reviews, 2014(9): CD011018.

[12] Mat M C, Goksugur N, Engin B, et al. The frequency of scarring after genital ulcers in Behçet's syndrome: a prospective study. International journal of dermatology, 2006; 45(5): 554-556.

[13] Mat C, Yurdakul S, Sevim A, et al. Behçet's syndrome: facts and controversies. Clinics in dermatology, 2013; 31(4): 352-361.

[14] Kirino Y, Bertsias G, Ishigatsubo Y, et al. Genome-wide association analysis identifies new susceptibility loci for Behçet's disease and epistasis between HLA-B * 51 and ERAP1. Nature genetics, 2013; 45(2): 202

-207.

[15] Meguro A, Inoko H, Ota M, et al. Genetics of Behçet disease inside and outside the MHC. Annals of the rheumatic diseases, 2010; 69(4): 747-754.

[16] Eglin R P, Lehner T, Subak-Sharpe J H. Detection of RNA complementary to herpes-simplex virus in mononuclear cells from patients with Behçet's syndrome and recurrent oral ulcers. Lancet, 1982; 2(8312): 1356-1361.

[17] Seoudi N, Bergmeier L A, Hagi-Pavli E, et al. The seroprevalence and salivary shedding of herpesviruses in Behçet's syndrome and recurrent aphthous stomatitis. Journal of oral microbiology, 2015; 7: 27156.

[18] Geri G, Terrier B, Rosenzwajg M, et al. Critical role of IL-21 in modulating TH17 and regulatory T cells in Behçet disease. The Journal of allergy and clinical immunology, 2011; 128(3): 655-664.

[19] Criteria for diagnosis of Behçet's disease. International Study Group for Behçet's Disease. Lancet, 1990; 335 (8697): 1078-1080.

[20] International Team for the Revision of the International Criteria for Behçet's Disease (ITR-ICBD). The International Criteria for Behçet's Disease (ICBD): a collaborative study of 27 countries on the sensitivity and specificity of the new criteria. J Eur Acad Dermatol Venereol, 2014; 28(3): 338-347.

[21] Blake T, Pickup L, Carruthers D, et al. Birmingham Behçet's service: classification of disease and application of the 2014 International Criteria for Behçet's Disease (ICBD) to a UK cohort. BMC musculoskeletal disorders, 2017; 18(1): 101.

[22] Rathinam S R, Gonzales J A, Thundikandy R, et al. Effect of Corticosteroid-Sparing Treatment With Mycophenolate Mofetil vs Methotrexate on Inflammation in Patients With Uveitis: A Randomized Clinical Trial. JAMA, 2019; 322(10): 936-945.

[23] Hatemi G, Christensen R, Bang D, et al. 2018 update of the EULAR recommendations for the management of Behçet's syndrome. Annals of the rheumatic diseases, 2018; 77(6): 808-818.

[24] Davatchi F, Shams H, Shahram F, et al. Methotrexate in ocular manifestations of Behcet's disease: a longitudinal study up to 15 years. International journal of rheumatic diseases, 2013; 16(5): 568-577.

[25] Malek Mahdavi A, Khabbazi A, Hajialilo M. Long-term outcome and predictors of remission in Behçet's disease in daily practice. Modern rheumatology, 2021; 31(6): 1148-1157.

[26] Zaghetto J M, Yamamoto M M, Souza M B, et al. Chlorambucil and cyclosporine A in Brazilian patients with Behçet's disease uveitis: a retrospective study. Arquivos brasileiros de oftalmologia, 2010; 73(1): 40-46.

[27] Hatemi G, Silman A, Bang D, et al. EULAR recommendations for the management of Behçet disease. Annals of the rheumatic diseases, 2008; 67(12): 1656-1662.

（施　雯　姜文敏）

第九章　幼年型特发性关节炎相关葡萄膜炎

概述

幼年型特发性关节炎(juvenile idiopathic arthritis, JIA)是全球范围内最常见的儿童慢性关节炎，也是儿童慢性葡萄膜炎最常见的病因。10%~30%的JIA患儿可出现慢性葡萄膜炎，主要表现为慢性前葡萄膜炎，且早期无任何眼部症状，需要临床检查才能发现。慢性前葡萄膜炎控制不佳常导致威胁视力的并发症，包括虹膜粘连、白内障和青光眼等，其中10%～20%的葡萄膜炎患儿可出现明显视力受损，这是造成儿童时期残疾和失明的首要原因。

第一节　流行病学

JIA是影响儿童最常见的风湿性疾病。在全球范围内，每年发病率为每100000名儿童0.8～22.6。JIA的发病呈双峰型，在两个年龄组达到峰值：1～2岁和9～15岁。JIA各亚型受影响的男性比例不同。少关节型和多关节型对女性的影响大于男性。另外，男性更常见地发展为附着点炎亚型。在系统性发病亚型中，女性和男性受到的影响相同。除了系统性发作和类风湿因子(RF)阳性的多关节亚型外，欧洲裔儿童患JIA的风险最高。亚裔是发生附着点炎相关关节炎的易感因素。

第二节　临床表现

慢性前葡萄膜炎发生在多达45%的少关节炎患儿中。大多数葡萄膜炎病例为双侧性，在发生关节炎后4年内发病。葡萄膜炎在RF阳性多发性关节炎中罕见。葡萄膜炎发生在高达15%的附着点炎相关性JIA(juvenile enthesitis-related arthritis，ERA)患者中，尤其是年龄较大的青少年，葡萄膜炎通常是急性的、单侧的和有症状的。对侧眼经常受累，但不一定同时受累。慢性无症状双侧非肉芽肿性前葡萄膜炎是JIA中最常见的葡萄膜炎类型，尽管少数患者可能有肉芽肿性炎症。急性复发性前葡萄膜炎也可能发生，但不常见，通常见于HLA-B27相关ERA的儿童。JIA患者很少出现全葡萄膜炎。有症状的患者可能会出现眼部疼痛、发红、视力模糊、畏光和偶尔头痛，但大多数儿童长期无症状，有时直到出现瞳孔不等和/或视力下降。

大多数儿童，关节炎先于葡萄膜炎发作；通常在JIA诊断后的前5年内。大约18%的儿童在关节炎发作的同时发生葡萄膜炎。虽然不太常见，但高达10%的儿童会以葡萄膜炎作为JIA的首发症状。关节炎和葡萄膜炎的病程通常是独立的，但在少数儿童中发生平行的病程。JIA的关节炎在大多数患者成年后趋于改善，而葡萄膜炎通常可持续多年。JIA相关葡萄膜炎(JIA-U)病程可能为急性、复发性或慢性，大多数儿童的病程被描述为慢性和复发性。然而，有研究表明JIA的葡萄膜炎可能是一个双相过程。

已经确定了许多JIA-U的风险因素，包括年轻、女性、ANA阳性、少关节和RF阴性多关节亚型。ANA阳性的女孩似乎风险最高，尤其是那些在2岁之前被诊断为关节炎的女孩。ANA阳性儿童患葡萄膜炎的风险在JIA的不同亚型中相似。诊断时严重葡萄膜炎的风险因素包括男性和从关节炎发作到葡萄膜炎诊断的时间间隔较短。

葡萄膜炎的眼部并发症在患有JIA的儿童中很常见。在丹麦一项针对成年JIA患者的长期随访研究中，20%的患者出现眼部并发症，其中一半并发症发生在16岁之后。JIA儿童最重要的眼部并发症是视力丧失和损伤。高达66%的葡萄膜炎患者会出现一定程度的视力丧失。其他常见并发症包括带状角膜病变、虹膜后粘连、白内障、眼压升高和青光眼。不太常见的并发症包括黄斑水肿、视乳头炎、视网膜前膜、慢性低眼压和弱视。

第三节　诊断与鉴别诊断

幼年型特发性关节炎是一种排除性诊断，在确诊 JIA 之前必须排除其他关节炎原因。详细的病史和细致的身体检查是必不可少的。JIA 患者分类没有确证性的实验室检查，但有些检查可以辅助诊断。风湿因子(RF)、ANA 和 HLA-B27 常被用来进一步确定 JIA 的亚型，同时也可以提供一些儿童的预后信息。轻度贫血，以及 ESR 和 CRP 升高在 JIA 儿童中相对常见。在一些 JIA 儿童中发现了抗 CCP 抗体，尤其是 RF 阳性多发性关节炎儿童。几项研究表明，抗 CCP 抗体儿童的病情更严重，可能从早期积极治疗中获益。

影像学诊断可能有助于排除关节疼痛的其他病因，包括感染、创伤和恶性肿瘤。影像学也用于监测滑膜炎症的进展。结构损伤通常通过普通 X 线摄影进行评估。磁共振成像(MRI)允许可视化和评估滑膜炎，并且没有辐射暴露。然而，检查时间较长、许多儿童需要全身麻醉以及手术成本限制了影像学检查的实用性。随着超声技术的进步，肌肉骨骼超声可能在 JIA 的诊断和管理中发挥重要作用，因为它相对快速、廉价，并且没有辐射或镇静风险。

2023 年，中华医学会儿科分会免疫学组、中国儿童风湿免疫病联盟和国家儿童健康与疾病临床医学研究中心风湿免疫联盟共同发起了关于 JIA-U 诊疗的专家共识。共识对 JIA-U 筛查建议如下：

(1)针对易患葡萄膜炎高风险的 JIA 患者(ANA 阳性且起病年龄<7 岁或病程≤4 年的少关节炎型、类风湿因子阴性多关节炎型、银屑病性关节炎和未分化关节炎)，建议每 3 个月进行 1 次眼科筛查；其余中低风险组患者，建议每 6~12 个月进行 1 次眼科筛查。高风险患者在关节炎病程 4 年后可降为中低风险组，从而调整眼科筛查频率。

(2)目前尚无有效的遗传或生物学标志物可预测葡萄膜炎的发生。HLA-B27 通常与年龄较大患儿的急性前葡萄膜炎有关；ANA 阳性是公认的 JIA-U 高危因素，但无法预测葡萄膜炎的发生及活动；目前尚未发现 JIA-U 与单基因或孟德尔相关的遗传模式相关。

(3)JIA-U 的诊断需要儿童风湿免疫科与眼科医生共同协作，并结合临床症状及详细眼科检查结果进行综合判断。

(4)所有 JIA-U 患者需定期行眼科复查，根据葡萄膜炎活动程度、对治疗的反应等定期行眼科复查，最大限度地保存视力及减少并发症，包括停用治疗药物，因为部分 JIA-U 患者在停药后未进行规律随访导致视力丧失或严重并发症。

第四节　治疗

JIA 相关性葡萄膜炎及其并发症的管理始于筛查和早期发现。根据 2023 年幼年型特发性关节炎相关葡萄膜炎诊疗中国专家共识建议，JIA-U 的治疗目标是持续缓解炎症，最大限度地保存患者视力。治疗应由风湿免疫科和眼科医生共同协作完成。

(1)局部治疗：糖皮质激素滴眼液局部点眼；扩瞳药防止虹膜后粘连。

(2)全身治疗：

①免疫抑制剂：局部糖皮质激素持续应用 >3 个月及激素减量期间出现病情反复者，建议增加全身免疫抑制剂治疗，最终达到停止局部激素治疗的目标。有如下预后不良因素者，

建议从葡萄膜炎诊断开始即行全身免疫抑制剂治疗：男性、葡萄膜炎先于关节炎发生、初始即伴视力差、青光眼、低眼压、白内障、带状角膜变性、虹膜后粘连或周边前粘连、玻璃体混浊或黄斑水肿。JIA-U 患者在停止局部激素治疗至少 2 年且病情稳定的情况下再考虑逐渐减量全身免疫抑制剂。甲氨蝶呤(MTX)是治疗葡萄膜炎的一线全身性 DMARDs 药物。

②生物制剂：MTX 效果不佳或不耐受时，首选加用或换用生物制剂；有高危因素的 JIA-U 患者，建议首次就诊即启动 MTX 联合生物制剂，而非 MTX 单药治疗；生物制剂建议首选加用肿瘤坏死因子拮抗剂(tumor necrosis factor inhibitor, TNFi)，推荐顺序依次为阿达木单抗、英夫利昔单抗、戈利木单抗，不推荐依那西普用于 JIA-U 的治疗；若 JIA-U 对首选的 TNFi 治疗效果不佳，建议增加 TNFi 初始剂量和/或频率，无效时可考虑换用另一种 TNFi 制剂。

第五节　小结

JIA-U 是 JIA 最常见且严重的关节外表现，其在 JIA 患儿中具有极高的发病风险，通常主要表现为慢性前葡萄膜炎，大多数隐匿起病，当患儿出现症状就诊时通常已出现威胁视力的并发症，所以早期检测和治疗极为必要。通过眼科筛查早期发现并及时给予规范的治疗可以改善视力预后，预防并发症。

参考文献

[1] Calabro JJ, Marchesano JM. Juvenile rheumatoid arthritis—current concepts. New Engl J Med, 1967; 277(696-699): 746-749.

[2] Foster CS. Diagnosis and treatment of juvenile idiopathic arthritisassociated uveitis. Curr Opin Ophthalmol, 2003; 14(6): 395-398.

[3] Manners PJ, Bower C. Worldwide prevalence of juvenile arthritis why does it vary so much? J Rheumatol, 2002; 29(7): 1520-1530.

[4] Guillaume S, Prieur AM, Coste J, et al. Long-term outcome and prognosis in oligoarticular-onset juvenile idiopathic arthritis. Arthritis Rheum, 2000; 43(8): 1858-1865.

[5] Felici E, Novarini C, Magni-Manzoni S, et al. Course of joint disease in patients with antinuclear antibody-positive juvenile idiopathic arthritis. J Rheumatol, 2005; 32(9): 1805-1810.

[6] Petty RE. Current knowledge of the etiology and pathogenesis of chronic uveitis accompanying juvenile rheumatoid arthritis. Rheum Dis Clin North Am, 1987; 13(1): 19-36.

[7] Martini A. Are the number of joints involved or the presence of psoriasis still useful tools to identify homogeneous disease entities in juvenile idiopathic arthritis? J Rheumatol, 2003; 30(9): 1900-1903.

[8] Woreta F, Thorne JE, Jabs DA, et al. Risk factors for ocular complications and poor visual acuity at presentation among patients with uveitis associated with juvenile idiopathic arthritis. Am J Ophthalmol, 2007; 143(4): 647-655.

[9] Zak M, Fledelius H, Pedersen FK. Ocular complications and visual outcome in juvenile chronic arthritis: a 25-year follow-up study. Acta Ophthalmol Scand, 2003; 81(3): 211-215.

[10] Thorne JE, Woreta F, Kedhar SR, et al. Juvenile idiopathic arthritis-associated uveitis: incidence of ocular complications and visual acuity loss. Am J Ophthalmol, 2007; 143(5): 840-846.

[11] Smiley WK. Iridocyclitis in Still's disease. Prognosis and steroid treatment. Trans Ophthalmol Soc U K, 1965;

85: 351-356.

[12] Cassidy JT, Sullivan DB, Petty RE. Clinical patterns of chronic iridocyclitis in children with juvenile rheumatoid arthritis. Arthritis Rheum, 1977; 20(2 Suppl): 224-227.

[13] Wolf MD, Lichter PR, Ragsdale CG. Prognostic factors in the uveitis of juvenile rheumatoid arthritis. Ophthalmology, 1987; 94(10): 1242-1248.

[14] Thorne JE, Woreta FA, Dunn JP, et al. Risk of cataract development among children with juvenile idiopathic arthritis-related uveitis treated with topical corticosteroids. Ophthalmology, 2010; 117(7): 1436-1441.

[15] Sijssens KM, Rothova A, Van De Vijver DA, et al. Risk factors for the development of cataract requiring surgery in uveitis associated with juvenile idiopathic arthritis. Am J Ophthalmol, 2007; 144(4): 574-579.

[16] Akinci A, Cakar N, Uncu N, et al. Keratoconjunctivitis sicca in juvenile rheumatoid arthritis. Cornea, 2007; 26(8): 941-944.

[17] Jain V, Singh S, Sharma A. Keratonconjunctivitis sicca is not uncommon in children with juvenile rheumatoid arthritis. Rheumatol Int, 2001; 20(4): 159-162.

[18] Kotaniemi KM, Salomaa PM, Sihto-Kauppi K, et al. An evaluation of dry eye symptoms and signs in a cohort of children with juvenile idiopathic arthritis. Clin Ophthalmol, 2009; 3: 271-275.

[19] van Rossum M, van Soesbergen R, de Kort S, et al. Anti-cyclic citrullinated peptide (anti-CCP) antibodies in children with juvenile idiopathic arthritis. J Rheumatol, 2003; 30(4): 825-828.

[20] Omar A, Abo-Elyoun I, Hussein H, et al. Anti-cyclic citrullinated peptide (anti-CCP) antibody in juvenile idiopathic arthritis (JIA): correlations with disease activity and severity of joint damage (a multicenter trial). Joint Bone Spine, 2013; 80(1): 38-43.

[21] Habib HM, Mosaad YM, Youssef HM. Anti-cyclic citrullinated peptide antibodies in patients with juvenile idiopathic arthritis. Immunol Invest, 2008; 37(8): 849-857.

[22] 中华医学会儿科学分会免疫学组，中国儿童风湿免疫病联盟，国家儿童健康与疾病临床研究中心风湿免疫联盟. 幼年特发性关节炎相关葡萄膜炎诊疗中国专家共识(2023). 协和医学杂志，2023，14(2): 247-256.

[23] Lovell DJ, Reiff A, Ilowite NT, et al. Safety and efficacy of up to eight years of continuous etanercept therapy in patients with juvenile rheumatoid arthritis. Arthritis Rheum, 2008; 58(5): 1496-1504.

[24] Lovell DJ, Ruperto N, Goodman S, et al. Adalimumab with or without methotrexate in juvenile rheumatoid arthritis. N Engl J Med, 2008; 359(8): 810-820.

[25] Henrickson M, Reiff A. Prolonged efficacy of etanercept in refractory enthesitis-related arthritis. J Rheumatol, 2004; 31(10): 2055-2061.

[26] Horneff G, Schmeling H, Biedermann T, et al. The German etanercept registry for treatment of juvenile idiopathic arthritis. Ann Rheum Dis, 2004; 63(12): 1638-1644.

[27] Heiligenhaus A, Michels H, Schumacher C, et al. Evidence-based, interdisciplinary guidelines for anti-inflammatory treatment of uveitis associated with juvenile idiopathic arthritis[J]. Rheumatol Int, 2012; 32: 1121-1133.

[28] Foster CS, Alter G, DeBarge LR, et al. Efficacy and safety of rimexolone 1% ophthalmic suspension vs 1% prednisoloneacetate in the treatment of uveitis. Am J Ophthalmol, 1996; 122: 171-182.

[29] Sijssens KM, rothova A, Van de Vijver dA, et al. Risk factors for the development of cataract requiring surgery in uveitis associated with juvenile idiopathic arthritis. Am J Ophthalmol, 2007; 144: 574-579.

[30] Thorne JE, Woreta FA, dunn JP, et al. risk of cataract development among children with juvenile idiopathic arthritis-related uveitis treated with topical corticosteroids. Ophthalmology, 2010; 117: 1436-1441.

[31] Kalinina Ayuso V, Van De Winkel EL, Rothova A, et al. Relapse rate of uveitis post-methotrexate treatment in juvenile idiopathic arthritis. Am J Ophthalmol, 2011; 151: 217-222.

[32] Simonini G, Paudyal P, Jones GT, et al. Current evidence of methotrexate efficacy in childhood chronic uveitis: A systematic review and meta-analysis approach. Rheumatol, 2013; 52: 825-831.

[33] Tappeiner C, Roesel M, Heinz C, et al. Limited value of cyclosporine A for the treatment of patients with uveitis associated with juvenile idiopathic arthritis. Eye, 2009; 23: 1192-1198.

[34] Angeles-Han ST, Lo MS, Henderson LA, et al. Childhood arthritis and rheumatology research alliance consensus treatment plans for juvenile idiopathic arthritis-Associated and idiopathic chronic anterior uveitis. Arthritis Care Res, 2019; 71: 482-491.

[35] Correll CK, Bullock DR, Cafferty R, et al. Safety and clinical response of weekly adalimumab in the treatment of juvenile idiopathic arthritis, pediatric chronic uveitis and other childhood rheumatic diseases. Arthritis Rheumatol, 2016; 68: 501-504.

[36] Tappeiner C, Heinz C, Ganser G, et al. Is tocilizumab an effective option for treatment of refractory uveitis associated with juvenile idiopathic arthritis?. J Rheumatol, 2012; 39: 1294-1295.

[37] Tappeiner C, Mesquida M, Adán A, et al. Evidence for tocilizumab as a treatment option in refractory uveitis associated with juvenile idiopathic arthritis. J Rheumatol, 2016; 43: 2183-2188.

(彭颖倩　姜文敏)

第三篇　心血管系统疾病

第一章　高血压与视网膜病

概述

高血压作为全球主要的全身性心血管疾病，可导致全身性血管病变，从而导致全身各个靶器官损伤。眼底血管是唯一可以直接观察到血管变化的部位，所以高血压患者的眼底血管病变可以提示全身靶器官的病变情况。高血压可通过影响眼底血管病变引起眼部的视网膜病变、脉络膜病变以及视神经病变。另外，高血压也是包括视网膜中央动脉阻塞、视网膜分支动脉阻塞、视网膜中央静脉阻塞、视网膜分支静脉阻塞、视网膜动脉大血管瘤、非动脉炎性前部缺血性视神经病变(NAION)等视网膜血管疾病的发病高危因素。

第一节　发病机制

高血压由复杂机制触发，包括交感神经系统、炎症、先天性和适应性免疫、肾素-血管紧张素-醛固酮系统和内皮素系统的激活，以及循环和组织三磷酸腺苷、内过氧化物和血栓烷及其他物质的升高。血压升高导致微循环损伤、重塑及相关的内皮功能障碍，从而引起视网膜小动脉、小静脉和毛细血管、脉络膜血管以及视盘的早期改变，导致眼部的靶器官损害，进而出现高血压性眼病及其他相关眼部疾病表现。

第二节　高血压性视网膜病变

一、分类

原发性高血压分缓进型(良性)和急进性(恶性)，其中有70%以上有眼底改变，眼底改变程度与年龄、血压升高程度、病程长短都有关。年龄越大、病程越长，眼底改变的发生率越高。高血压性视网膜病变是高血压患者最常见的眼部表现。为了更好地对高血压性视网膜病变进行诊断和预后，人们对高血压视网膜病变的严重程度进行了分类，其中最为广泛引用的是 Keith-Wagener-Barker 分类方法，如表 3-1 所示，但是这个分类标准并不能很好地描述高血压视网膜病变中一些早期的改变，于是 Wong 和 Mitchell 在 2004 年提出了一个简化的分类标准，如表 3-2 所示。

表 3-1　Keith-Wagener-Barker 分类

等级	表现
1 级	轻度广泛性视网膜小动脉狭窄
2 级	明确的病灶狭窄和动静脉夹闭
3 级	2 级体征+视网膜出血、渗出和棉绒斑
4 级	严重的 3 级病变+视乳头水肿

表 3-2　Wong and Mitchell 分类

等级	表现
轻度	1 种或多种下列体征：广泛性小动脉狭窄、局灶性小动脉狭窄、动静脉交叉征、小动脉壁硬化(银丝或铜丝征)
中度	1 种或多种以下体征：视网膜出血(点状、火焰状)、微动脉瘤、棉绒斑、硬性渗出
重度	中度病变合并视乳头水肿，并伴有严重的血压升高

二、慢性高血压性视网膜病变

视网膜动脉对血压升高的反应主要表现为血管痉挛、狭窄，血管壁增厚，严重时可出现出血、渗出、棉绒斑等。根据视网膜病变的进展过程和严重程度，高血压性视网膜病变可分为以下几期。

(一) 血管收缩期

视网膜血管压力升高时，血管平滑肌会首先发挥自动调节作用，局部调节血液流动，并通过肌源性和代谢机制控制血管床中血量，出现血管痉挛和血管收缩张力增加，表现为视网膜动脉的广泛狭窄，视网膜小动脉与小静脉直径比值(AVR)下降，动脉反光带增宽，有静脉隐蔽现象，即在动静脉交叉处透过动脉看不见下面的静脉。动静脉比率(AVR)是评估全身性视网膜血管收缩最广泛使用的方法。

(二) 血管硬化期

血压持续升高导致视网膜小动脉硬化，从而使血流阻力增加，血流灌注减少，从而导致视网膜缺血。动脉硬化会导致血管结构改变，血管内皮受损，出现内膜层增厚、中层增生、小动脉壁透明变性的病理改变，眼底表现为视网膜动脉壁局灶性或弥漫性狭窄硬化，反光增强，呈现出铜线或银丝样改变；小动脉增厚会对交叉处的小静脉产生压力，出现“动静脉交叉切迹”，动静脉交叉处可表现为：隐匿合并偏移(Salus 征)、远端膨胀(静脉斜坡)或被压呈梭形(Gunn 征)。动静脉交叉征以及视网膜血管迂曲程度与现在和以往的血压有关，表明这是高血压的一个持久和长期的标志。

(三)血管渗出期

高血压持续存在，未予控制，导致血-视网膜屏障破坏，血管内皮细胞坏死，血液和脂质渗出，导致液体在视网膜层间积聚。血液渗出表现为视网膜出血，脂质渗出则表现为硬性渗出，浆液渗出表现为视网膜水肿。该阶段还可能有其他视网膜缺血性表现，比如棉绒斑提示视网膜纤维层梗死，微动脉瘤提示视网膜血管内皮变化。

广泛视网膜小动脉狭窄和动静脉切迹是慢性高血压血管损害的标志，而其他的比如局灶性小动脉狭窄、视网膜出血、微动脉瘤、棉绒斑等与目前的血压水平有关，更能指示近期高血压的严重程度。当血压控制不佳或恶化时，血管损伤继续发展，高血压患者的中心凹周围的小动脉小静脉减少，这表明血管逐渐闭塞和坏死，晚期的高血压患者可能会出现颅内压升高，增加的脑脊液压力施加在视乳头及其血管上导致视盘缺血水肿。

三、急进性高血压性视网膜病变

血压在短时间内突然升高，称为急进性高血压，也称为恶性高血压，常伴有全身靶器官的急性损伤。急进性高血压多见于 40 岁以下的青年，在眼部的主要改变为视盘水肿和视网膜水肿，称为高血压性视神经视网膜病变(hypertensive neuroretinopathy)。严重高血压继发视盘水肿的发病机制并不确切，可能继发于血管收缩和视乳头灌注受损，也可能与高血压性脑病及颅内压升高有关。在急性血压升高的患者中可以直接观察到视网膜的渗出期血管改变及表现，而没有视网膜小动脉狭窄等早期血管硬化表现(见图 3-1)。

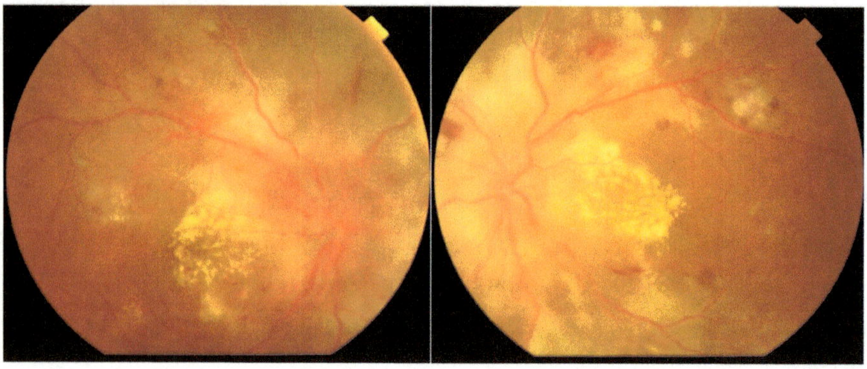

图 3-1　恶性高血压患者的眼底照相显示双眼视盘水肿，视网膜后极部广泛渗出

四、治疗与预后

高血压性视网膜病变的体征可以随着血压的控制而消退，甚至也有报道过高血压存在的情况下这些体征自行消退的情况，然而，也可能出现永久性的眼部后遗症，主要是视网膜及视神经缺血导致的不可逆的视力丧失，所以管理高血压性视网膜病变的重点在于降全身血压。高血压性视网膜病变的程度与心血管疾病(冠状动脉硬化、充血性心力衰竭)、卒中、肾脏病等的发生有关。轻度高血压视网膜病变是心血管死亡的风险因素，重度视网膜病变与心血管原因导致的死亡风险关系更加密切，且与发生卒中的关系密切，且独立于其他风险因素。

第三节　视网膜血管阻塞

根据 2017 年 ACC/AHA 指南，高血压诊断的临界值从既往的 140/90 mmHg 降低至 130/80 mmHg，分为血压升高(以往的高血压前期，收缩压 120~129 mmHg，舒张压正常)，1 级高血压(收缩压 130~139 mmHg，或舒张压 80~89 mmHg)，2 级高血压(≥140/90 mmHg)。最新的研究表明，在这个全新的诊断标准下，视网膜血管阻塞的发生率在血压升高各组均显著高于正常血压组，2 级高血压的风险较其余组都明显增高，而高血压前期与 1 级高血压组之间没有显著差异。视网膜血管阻塞是导致突发性、无痛性视力丧失的主要原因，包括视网膜动脉阻塞(RAO)和视网膜静脉阻塞(RVO)。控制高血压似乎可以降低视网膜血管阻塞的发生风险，但其发病率仍显著高于血压保持正常的人群。因此，早期诊断高血压，并尽早开始治疗，有利于降低视网膜血管阻塞的风险。而且即便是早期高血压患者，也比血压正常的患者发生视网膜分支静脉阻塞(BRVO)和视网膜中央静脉阻塞(CRVO)的风险更高。

一、视网膜静脉阻塞(retinal vein obstruction，RVO)

RVO 主要发生在老年人身上，RVO 的发病与心血管疾病的危险因素密切相关，高血压是 RVO 最常见的危险因素。RVO 患者中高血压患病率为 63.6%，BRVO 主要是由于视网膜中央静脉分支在动静脉交叉处受到压迫而发生，而 CRVO 主要是由视神经内视网膜中央静脉血栓形成和闭塞引起的。BRVO 的发生率高于 CRVO，BRVO 的患病率是 CRVO 的 6 倍。CRVO 通常发生在筛板区域，在该部位，静脉与动脉共用一个外鞘膜，因此，动脉硬化和动脉壁增厚导致的静脉管腔机械性狭窄与 CRVO 的发病有关。BRVO 的典型表现为动静脉交叉，Seitz 在一只 BRVO 患者的眼睛中发现，A/V 切迹处未见明显静脉血栓形成，但是存在血管内皮细胞受损，考虑是 A/V 交叉处硬化的动脉对静脉进行机械性压迫导致血流湍流，从而损伤静脉内皮，导致静脉闭塞。

二、视网膜动脉阻塞(retinal artery obstruction，RAO)

RAO 是一种常见的可能致残的眼部血管闭塞性疾病，通常有突然的视力丧失(图 3-2)，尤其是在视网膜中央动脉阻塞(CRAO)。RAO 主要是栓塞性的，通常由于全身血管斑块的存在导致栓子产生，眼部动脉栓塞，常提示脑梗死和心肌梗死等发作的风险增高。

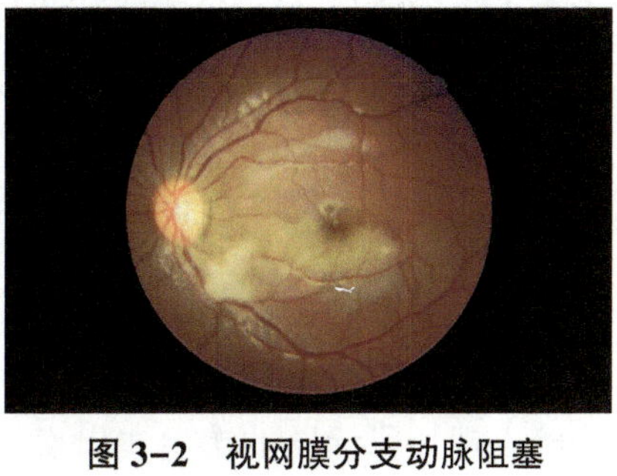

图 3-2　视网膜分支动脉阻塞

第四节　渗出性视网膜脱离（exudative retinal detachment，ERD）

在血压控制不佳的高血压患者中还可以观察到渗出性视网膜脱离的发生。渗出性视网膜脱离的基础机制之一是脉络膜循环损伤，由于自身调节特征的限制，脉络膜血管的循环更容易受到动脉压急剧变化的影响。尤其对于急性全身性高血压，弹性脉络膜小动脉最初会收缩，导致脉络膜毛细血管无灌注，此外脉络膜动脉以直角供应脉络膜毛细血管，因此全身的血压情况会直接传递到脉络膜毛细血管。当血压严重升高时，广泛脉络膜功能障碍会影响 RPE 的泵血能力，从而导致浆液性视网膜或 RPE 脱离。另外，血-视网膜屏障的破裂和视网膜上皮细胞失代偿可能导致神经感觉层视网膜大疱性脱离。

ERD 属于较晚期的视网膜表现，更多见于恶性高血压或高血压危象等情况。多例在肾性高血压患者中出现的渗出性视网膜脱离，排除了其余炎性因素，考虑为高血压所致，可通过全身使用皮质类固醇以及病因治疗等方式缓解症状。

第五节　高血压性脉络膜病变

高血压性脉络膜病变常合并高血压视网膜病变，称为高血压脉络膜视网膜病变，常见于血压急性升高的年轻患者。高血压性脉络膜病的特征是脉络膜小动脉纤维素样坏死，导致脉络膜毛细血管节段性梗死，视网膜色素上皮（RPE）局灶性缺血性损害。局灶性缺血区在 RPE 水平表现为淡黄色病变，称为 Elschnig 斑点，随着时间推移，这些细胞变得着色不规则，出现脱色的光晕。沿着脉络膜小叶的缺血表现为沿着脉络膜动脉下方的线状色素沉着的条纹，称为 Siegrist 条纹，常伴有黄斑水肿。

第六节　视网膜和脉络膜新生血管

血管生成主要是由促血管生长因子和抗血管生长因子之间的平衡控制的。导致内皮损伤的病理机制，如缺血、缺氧、炎症，都可以促进新生血管形成。而视网膜缺血和缺氧是高血压视网膜病变的重要组成部分。血管内皮生长因子 A（VEGF-A）在新生血管形成中起关键作用，是一个主要的血管通透性因子，其增加与高血压相关。血管内皮生长因子（VEGF）也是血管内皮损伤的早期标志，其浓度变化对高血压视网膜病变等微循环并发症的早期诊断有重要意义。高血压视网膜病变患者的血浆中 VEGF 水平升高。低氧对神经纤维层的损伤和血管紧张素Ⅰ型受体（AT1-R）的激活可以释放 VEGF。恶性高血压的患者常出现新生血管，并可持续发展为增殖性视网膜病变（如图 3-3）。

第七节　视网膜大动脉瘤

视网膜大动脉瘤（Retinal arterial macroaneurysms，RAMs）是视网膜大动脉的获得性血管扩张，最常见于 60~80 岁的女性，RAM 患者常伴有高血压、全身动脉硬化和脂质异常。畸形血管壁出现一段活跃的渗出或出血，随后是血管异常的自发内陷。然而，根据位置和活动的

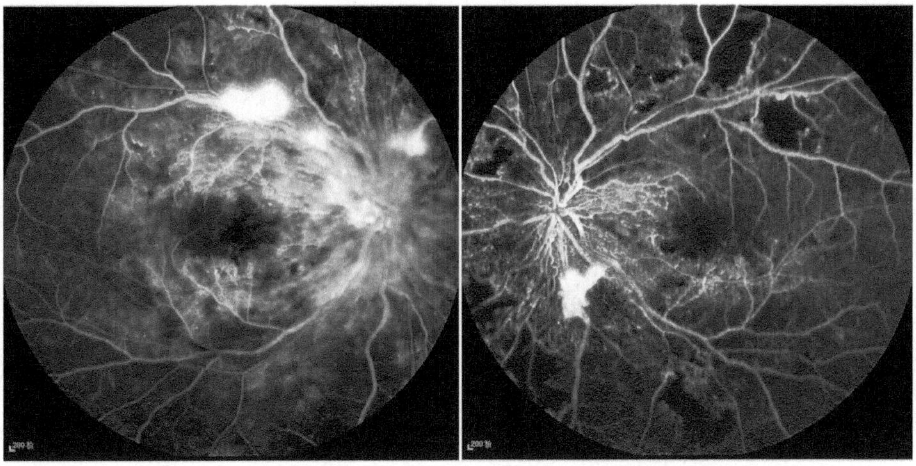

图 3-3　恶性高血压患者 FFA 检查显示眼底出现新生血管

不同，涉及黄斑的渗出或出血性并发症可能导致严重的视力恶化和视网膜组织的结构性损伤。临床表现的广谱性和与其他视网膜疾病的相似性经常导致最初的误诊（RAM 为"假面综合征"），尽管总体预后（RAM 闭合和视力恢复）被描述为有利的，但治疗的主要目的是防止或限制由渗出性或出血性黄斑病变引起的永久性视力丧失。各种手术选择包括激光和玻璃体切割术以及各种附加措施已被建议。然而，到目前为止，没有确切的数据表明任何治疗是有益的/有价值的。因此，在这种情况下，应考虑对症、个体化和基于逻辑的决策，手术成功的关键是视网膜下血液成分的早期诊断和非创伤性手术技术[例如，重组组织纤溶酶原激活剂（rt-PA）辅助血液溶解和去除]。

视网膜大动脉瘤（RAMs）的特征是单侧、孤立的圆形或梭状的视网膜动脉在小动脉分叉的前三阶扩张。通常，它们位于小动脉分叉处或后极动静脉交叉处。颞上动脉是 RAM 最常见的部位；然而，鼻侧动脉也可能受到影响。Moosavi 等分析了 34 名 RAM 患者血管病灶的分布，发现 50%位于颞上，44.7%位于颞下，其余 5.2%位于鼻血管。Tezel 等也报道了类似的观察结果，他们调查了 21 名有症状的 RAM 患者，发现 52.4%位于颞上，38%位于颞下，9.6%位于鼻侧。

简单病情的 RAM 只包含血管异常。远端动脉狭窄，分支动脉闭塞少见。在复杂的病例中，渗出物和出血进入邻近的视网膜。这些并发症导致黄斑水肿或视网膜中央凹外水肿、浆液性视网膜脱离、环形图和动脉瘤周围的视网膜内出血。细微的微血管变化可能存在，特别是当使用荧光素眼底血管造影（FFA）进行成像时。有些血管有明显的搏动。临床意义尚不清楚，特别是是否提示出血性并发症的高风险。有些患者的眼睛在动脉瘤附近可见局灶性黄色斑块（动脉粥样硬化）（图 3-4）。有学者研究这一征象观察是否有视网膜栓塞，但病理学证据表明，这些黄色斑块更像动脉粥样硬化血管壁改变。15%～20%的受影响的眼睛会出现多发 RAM，可以在一只眼睛的同一动脉或其他地方观察到（文献报道中高达 18%～20%）。10%的病例，双眼发生。RAM 的特殊位置是视网膜睫网动脉和视盘。由 RAM 引起的一些罕见并发症包括黄斑孔形成、视网膜脱离和脉络膜新生血管形成。另外，也有报道 RAM 合并静脉闭塞性疾病。

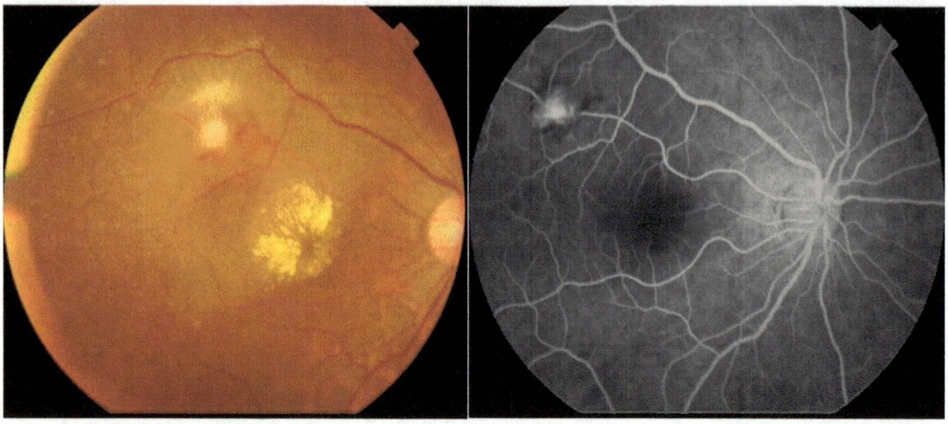

黄斑区见大量星芒状黄白色渗出覆盖，视网膜颞上分支处见局灶性黄色斑块。

图 3-4　发生于右眼视网膜颞上动脉二三级分支处的视网膜大动脉瘤眼底彩照图和对应眼底荧光造影图

许多 RAM 无症状，但可通过常规眼科检查发现。RAM 患者可能出现症状有两个主要原因：首先，进行性和慢性渗出过程涉及黄斑（图 3-5）；其次，高血压管内动脉压导致动脉瘤破裂，导致内界膜（ILM）内、下和玻璃体出血。通常，患者会经历缓慢或突然的视力丧失，伴或不伴有飞蚊症。复杂的 RAM 代表着视力受损的可能性大，应考虑治疗；对于无症状或无渗漏性 RAM，应予以监测，以免疾病进展威胁到黄斑。

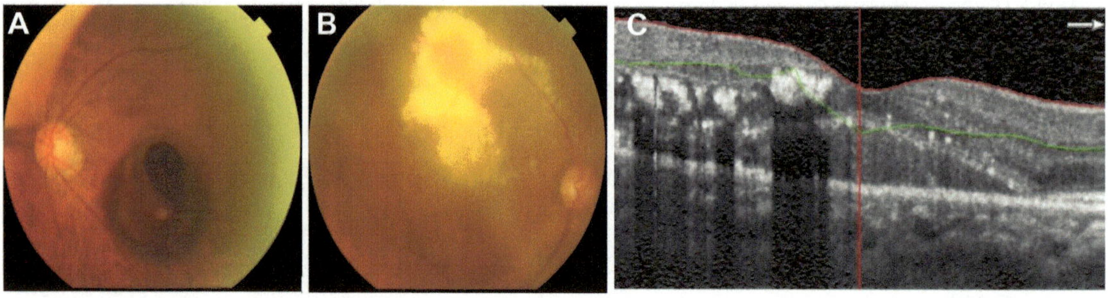

光学相干断层扫描技术（OCT）检查黄斑区外丛状层区大量渗出呈高反射信号，神经上皮层下视网膜积液呈均匀低反射信号区（C）。

图 3-5　视网膜大动脉瘤出血（A）或渗出（B）累积到黄斑

大量临床研究表明，RAM 主要威胁 60～80 岁的女性（约占 70%），平均年龄为 68～74 岁。64%～75%的患者有全身性高血压病史，临床或眼科检查有动脉硬化的证据。此外，还发现 RAM 与血脂异常升高有关。高血压被认为是 RAM 的主要病因。高血压视网膜病变与 RAM 的关联提示了一个共同的病理生理过程。RAM 的真实发病率尚不清楚，因为大多数情况下只有有症状的才会被诊断出来。Valsalva 的动作被认为会增加出血的风险。

动脉血管的高血压和动脉硬化改变（老化症状）可解释 RAM 的形成，包括胶原蛋白取代内侧肌纤维、血管壁透明变性、内皮细胞损伤伴内壁动脉粥样硬化导致管腔狭窄、血管刚性增加、血管内压力升高和跨壁应力升高。自我调节丧失和血流紊乱导致进一步的循环障碍。

在这些改变的基础上，发生局灶性血管扩张和RAM的形成。动脉瘤形成和破裂的发病过程尚不完全清楚。组织学证据表明，局部血栓形成和局部栓塞事件是诱发因素，直到发生血管内壁剥离和全层破裂。

组织病理学检查显示血管壁膨胀增厚(透明质)，或多或少被纤维性物质阻塞。在邻近的视网膜和视网膜下间隙可发现蛋白质、富含脂质的物质和含铁血黄素沉积物或血液；病变周围毛细血管扩张。血管壁的削弱导致局灶性突出和动脉瘤的形成。一些RAM可以长时间保持静止，其他则显示渗漏或破裂。慢性渗出性视网膜病变或急性出血可引起视觉症状，特别是当RAM位于血管拱廊内并靠近黄斑时。经过这段时间后，大多数RAM表现为自发衰退，局灶性血栓形成和硬化导致血管壁恢复，大多数情况下血流灌注得以保留。

同样，渗出性视网膜病变和出血也会消失。在涉及黄斑的情况下，视力恢复程度取决于黄斑受累的严重程度和持续时间。慢性囊样水肿、脂质渗出物积聚和视网膜出血引起的结构损伤是功能损害的最常见原因。在急性出血的情况下，功能恢复很大程度上取决于血液的位置。有中央凹下出血的眼睛最有可能遭受视力丧失。中央凹下视网膜色素上皮(RPE)改变和纤维化是常见的终末期改变。复杂RAM的其他晚期并发症包括视网膜前膜形成和黄斑孔。值得一提的是，对于某些患者，RAM最终可能出现在相同或其他视网膜血管的其他部位，因此应定期监测患者。综上所述，RAM对黄斑区域的功能损害是最常见的。Schatz等人在一项对142只黄斑受累眼睛的大型合作研究中报道，95%的患者功能恢复不完全(0.6或以下)，49%的患者视力严重下降(0.2或以下)。Tonotsuk报道了65只有症状性RAM的眼睛，并证明自发性视力预后取决于黄斑病理：玻璃体和视网膜前出血的眼睛预后良好(平均0.6~0.7)，黄斑水肿的眼睛预后中等(0.5)，视网膜下出血或混合性出血的眼睛预后较差。

到目前为止，还没有对各种临床表现的RAM进行标准化的分类。如前所述，RAM可以被描述为简单(没有相关的视网膜改变)和复杂(与渗出和出血相关)，这也与活跃或不活跃的过程有关。渗出性并发症伴脂质沉积提示慢性阶段，但大量出血被认为是急性阶段。就主要临床表现而言，RAM也可分为静止性、渗出性和出血性(图3-6)。

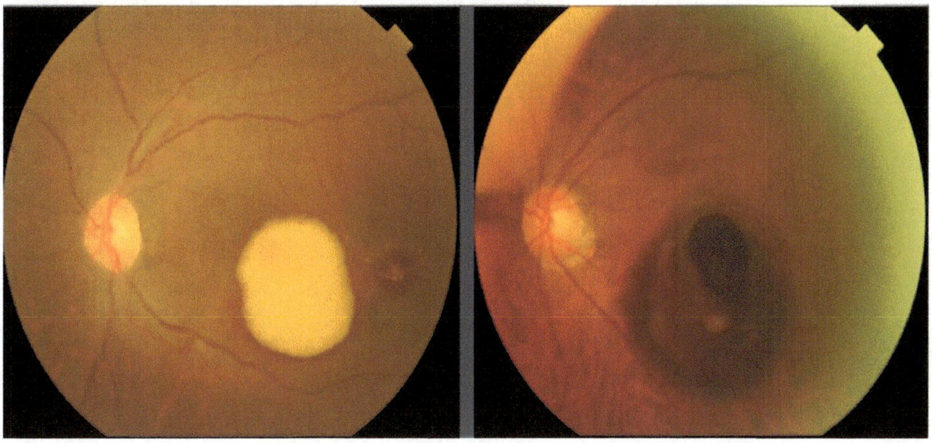

图3-6 累及黄斑的渗出性和出血性视网膜大动脉瘤

参考文献

[1] Abdel-Khalek MN, Richardson J. Retinal macroaneurysm: natural history and guidelines for treatment. Br J Ophthalmol, 1986; 70(1): 2-11.

[2] Berrocal MH, Lewis ML, Flynn HW Jr. Variations in the clinical course of submacular hemorrhage. Am J Ophthalmol, 1996; 122(4): 486-493.

[3] Bleckmann H. Pulsating macroaneurysm of a retinal arterial branch Pulsierendes Makroaneurysma einer retinalen Arterie. Klin Monatsbl Augenheilkd, 1983; 182(1): 91-93.

[4] Brown DM, et al. Retinal arteriolar macroaneurysms: long-term visual outcome. Br J Ophthalmol, 1994; 78(7): 534-538.

[5] Mira Silbert Aumiller, Jason Rinehart. Multi-layered haemorrhage secondary to retinal arterial macroaneurysm: a case report and review. Clin Exp Optom, 2015; 98(2): 117-121.

[6] Gamal El-Deen AM, Gamal-Edeen AM. Triple retinal arterial macroaneurysms in a hypertensive patient with hypothyroidism. BMC Ophthalmol, 2023; 23(1): 207.

[7] Ikram M K, Ong Y T, Cheung C Y, et al. Retinal vascular caliber measurements: clinical significance, current knowledge and future perspectives. Ophthalmologica, 2013; 229(3): 125-136.

[8] Pournaras C J, Rungger-Brandle E, Riva C E, et al. Regulation of retinal blood flow in health and disease. Prog Retin Eye Res, 2008; 27(3): 284-330.

[9] Bhargava M, Ikram M K, Wong T Y. How does hypertension affect your eyes?. J Hum Hypertens, 2012; 26(2): 71-83.

[10] Hubbard L D, Brothers R J, King W N, et al. Methods for evaluation of retinal microvascular abnormalities associated with hypertension/sclerosis in the Atherosclerosis Risk in Communities Study. Ophthalmology, 1999; 106(12): 2269-2280.

[11] Harjasouliha A, Raiji V, Garcia G J. Review of hypertensive retinopathy. Dis Mon, 2017; 63(3): 63-69.

[12] Tsukikawa M, Stacey A W. A Review of Hypertensive Retinopathy and Chorioretinopathy. Clin Optom, 2020; 12: 67-73.

[13] Stryjewski T P, Papakostas T D, Vavvas D. Proliferative Hypertensive Retinopathy. JAMA Ophthalmol, 2016; 134(3): 345-346.

[14] Dziedziak J, Zaleska-Żmijewska A, Szaflik JP, et al. Impact of Arterial Hypertension on the Eye: A Review of the Pathogenesis, Diagnostic Methods, and Treatment of Hypertensive Retinopathy. Med Sci Monit, 2022; 28: e935135.

[15] Konstantinidis L, Guex-Crosier Y. Hypertension and the eye. Curr Opin Ophthalmol, 2016; 27(6): 514-521.

（王　俊　林艳辉　姜文敏）

第二章　妊娠期高血压疾病与视网膜病变

概述

妊娠期高血压疾病(妊高症)是指妊娠与血压升高并存的一组疾病，包括妊娠期高血压、子痫前期(PE)、子痫以及妊娠合并慢性高血压、慢性高血压并发子痫前期。妊高症常出现的视网膜病变表现与原发性高血压相似，主要表现为血-视网膜屏障的破坏，血液、浆液、脂质等渗出，导致视网膜出血、硬性渗出、渗出性视网膜脱离等，但没有代偿性的动脉硬化。

第一节　视网膜基本病变

子痫前期的基本病理生理学改变为全身小动脉痉挛，在眼底主要为睫状后动脉及视网膜中央动脉痉挛，可导致视神经缺血、视网膜动脉变细、视乳头颜色变淡；如视网膜小动脉长期痉挛，可使视网膜表层缺氧、缺血、毛细血管通透性增强，导致视网膜或视盘水肿、渗出及出血等，严重者可出现浆液性视网膜脱离，甚至急性缺血性视神经病变伴一过性视盲。重度子痫前期所致视网膜病变是视网膜和脉络膜小血管受损的结果和表现，而视网膜小动脉可反映全身各靶器官的小动脉情况。因此，眼底检查视网膜病变可以反映妊高症严重程度，对病情的预估和处理有重要意义。

第二节　渗出性视网膜病变

在妊高症中出现渗出性视网膜脱离的机制与全身系统性高血压类似。急性期荧光素眼底血管造影结果显示视网膜血管系统正常，但存在广泛的脉络膜渗出。渗出性视网膜脱离在子痫前期较罕见，而在子痫患者中发病率更高。在严重的子痫前期病例中发生浆液性视网膜脱离的情况通常与更高程度的脉络膜灌注损伤有关，导致视网膜下渗漏。在妊娠期高血压患者中观察到过一例合并自发性脉络膜上出血(SSCH)的渗出性视网膜脱离，这种情况较罕见，与高血压的发生有紧密关系，在控制全身情况后视网膜脱离与SSCH的情况均有缓解。

严重的视网膜病变与母胎循环受损有关，视网膜血管病变进展也是妊高症加重的标志，提示死亡率的升高，一些研究表明，妊高症的严重眼底改变提示低出生体重儿、1分钟Apgar评分低甚至死产的可能性。

第三节　中心性浆液性视网膜脉络膜病变

中心性浆液性视网膜脉络膜病变(CSR)可发生在妊娠早期和晚期，主要表现为视力下降、视物变形、视野暗点等。其影像表现为神经感觉层浆液性脱离，这是由视网膜色素上皮脉络膜毛细血管渗漏导致，还会发现黄斑区视网膜下积液中有淡黄色到白色的纤维蛋白样渗出物，可能延伸至黄斑区域。CSR 与妊娠相关的机制还包括血流动力学和激素的改变、渗透压变化和胶体含量降低以及高凝状态，血浆皮质醇浓度在妊娠期间升高，在妊娠晚期达到最高水平，此时最可能发生 CSR。在大多数情况下，CSR 在产后几周到几个月内是可逆的。

第四节　视网膜血管阻塞

妊娠是导致血液高凝状态的一个因素，在此期间可见血小板、凝血因子以及血流动力学的改变。睫状视网膜动脉闭塞是血液高凝状态导致的妊娠期视网膜并发症之一。睫状视网膜动脉起源于睫状后短动脉，是除视网膜中央动脉以外的黄斑血供来源。睫状视网膜动脉阻塞的临床症状表现为中央型的、均质性的视力丧失，有时可发生在周围视野，睫状视网膜动脉阻塞可表现为无痛性单眼视力下降，预后差。妊高症患者中，视网膜静脉阻塞发生率较视网膜睫状动脉阻塞发生率低，主要发生于既往存在动脉硬化或糖尿病的妊高症患者中。

参考文献

[1] Lee H, Yang SW, Kim Y, et al. Risk of retinopathy in women with pregnancy-induced hypertension: a nationwide population-based cohort study of 9-year follow-up after delivery. Am J Obstet Gynecol MFM, 2023; 5(7): 100985.

[2] Tripathy K, Chawla R, Mutha V, et al. Spontaneous suprachoroidal haemorrhage with exudative retinal detachment in pregnancy-induced hypertension. BMJ Case Rep, 2018.

[3] Paun V A, Ionescu Z R, Voinea L, et al. Ocular posterior pole pathological modifications related to complicated pregnancy. A review. Rom J Ophthalmol, 2017; 61(2): 83-89.

[4] Vila-Arteaga J, Suriano M M, Martinez-Lajara A. Cilioretinal obstruction during pregnancy. Arch Soc Esp Oftalmol, 2017; 92(9): 406-411.

[5] Ackerman-Banks CM, Lipkind HS, Palmsten K, et al. Association between hypertensive disorders of pregnancy and cardiovascular diseases within 24 months after delivery. Am J Obstet Gynecol, 2023; 229(1): 65. e1-65. e15.

[6] Ackerman CM, Platner MH, Spatz ES, et al. Severe cardiovascular morbidity in women with hypertensive diseases during delivery hospitalization. Am J Obstet Gynecol, 2019; 220(6): 582. e1-582. e11.

（王　俊　林艳辉　姜文敏）

第三章　上肢无脉病的眼底改变

概述

无脉病见于多发性大动脉炎，为主动脉及其分支的慢性进行性、增生性炎症，有四种临床类型，其中以头臂动脉型比较多见，头臂动脉型即上肢无脉病。炎症损害从主动脉弓开始，可由颈动脉伸展至颅底部，亦可由锁骨下动脉伸展至椎动脉开口处，形成头、眼及上肢组织缺血。当上肢无脉病伴有视网膜血管系统和/或睫状血管系统损害，出现一系列特有的眼部症状与体征时，称为高安病。高安病多见于青少年(30 岁以前发病者占比达 90%)，女性多于男性，女∶男为(7~8)∶1。

第一节　发病机制

多发性大动脉炎的原因尚不清楚，近年来较多学者认为可能系自身免疫性疾病。病理组织学改变为从外膜开始逐渐向内扩展的慢性增生性炎症。由于内膜增厚使管腔狭窄，终于因血栓形成等而导致不完全(或完全)闭塞。但眼部病变则完全是由长期血液供应不足，慢性缺氧等营养障碍所引起的继发性改变。眼内血管并无炎症迹象。

第二节　临床表现

高安病有三个主要体征：①单侧或双侧的桡、肱、腋、颈动脉或颞动脉等处的动脉搏动消失或极度减弱；②颈动脉窦反射亢进(即在颈部受到压迫或牵引时，发生眩晕、昏厥或抽搐)；③特有的眼部病变。

由于大动脉受害部位、闭塞程度、椎动脉侧支循环代偿能力的不同，眼部病变亦有差异。百百次夫将其归纳为四种类型。

(1)典型病型：视网膜血管吻合及周边部血管进行性闭塞；虹膜萎缩；瞳孔散大固定，调节麻痹；发展迅速的白内障；视网膜血管病变更进一步发展，可引起视网膜出血及玻璃体积血，视网膜脱离。以上病变的发生与发展，两眼基本同步。

(2)两眼显著差异型：仅一眼有上述典型病程，而另眼病变并不严重。

(3)痕迹型：视网膜静脉管径不均匀地扩张；细小分支血管呈瘤样扩张；小出血斑；虹膜、晶状体无异常。在长期随访观察中，无明显发展。

(4)非典型病型：视网膜血管吻合、闭塞等改变虽然十分显著，甚至已有部分视网膜脱离，但虹膜、晶状体仍保持正常，说明病变仅限于视网膜中央血管系统，睫状血管系统未受损害。

高安病的视力障碍是最早出现及最常见的视功能损害，呈发作性，发作与体位突然改变有关，例如从卧位急速起立时。程度自视力朦胧至黑矇不等，时间也并不一致，从数秒到数分钟，少数病例在数次发作后即出现永久性失明。有时，视功能损害逐渐发展，视野呈向心性缩小，最终完全失明。

第三节　分期

高安病的病程分为四期。

第一期(视网膜血管扩张期)：视网膜静脉管径不均匀扩张，色泽暗紫；细小血管分支扩张，其末梢端亦能见到；视网膜动脉压降低；视乳头面常可见到该动脉的自发性搏动。

第二期(视网膜微血管瘤期)：在扩张的视网膜细小血管末梢端，见到葡萄状或串珠状小血管瘤；视网膜静脉扩张与色泽暗紫进一步加重；血流缓慢，呈断断续续的颗粒状(淤泥现象)；亦可伴有视网膜出血斑、棉绒斑；视网膜动脉压极度降低；低眼压。

第三期(视网膜血管吻合期)：视网膜血管吻合，新生血管，好发于视乳头周围；球结膜血管扩张；眼球轻度凹陷。

第四期(并发症期)：眼球前节可见瞳孔散大固定、虹膜萎缩、虹膜红变、新生血管性青光眼、白内障；眼底可见玻璃体机化膜、牵拉性视网膜脱离。

第四节　诊断

检眼镜下所见，除上述分型、分期等描述之外，病程早期，视网膜动脉管径大致正常或略有狭窄；晚期，视网膜周边部血管因过于纤细而不能窥见，或因血柱消失而呈白线化。视乳头在早期时，色泽因体位变化而变化，例如卧位时色泽较红，坐位时色泽变淡，可能与体位改变影响了视乳头面毛细血管的血液灌注量有关；晚期则大多陷于萎缩。

高安病的实验室检查也有不少阳性指征，其中以血沉加快、C-反应蛋白增高、血清白蛋白降低而 α 和 γ 球蛋白增高、抗主动脉抗体增高等项最为敏感。

此外，彩色多普勒成像检查，可显示狭窄远端的动脉搏动强度和血流量减低。脑血流图检查可显示脑血流量减少。

第五节　治疗

本病尚无可靠的治疗措施，在炎症活动期间(以血沉加快为指征)，用糖皮质激素(如泼尼松 0.5 mg/kg，每日 1 次)、免疫抑制剂(如环磷酰胺 50 mg，每日 3 次)，可配合清热、活血、通络中药煎剂治疗。为降低血液高凝状态，亦可试用低分子右旋糖酐静脉点滴注射；抗血小板凝集药(如肠溶阿司匹林 50 mg，每日 3 次，饭后服；双嘧达莫 50~100 mg，每日 3 次，空腹时服；曲克芦丁 180 mg，每日 3 次)。当大动脉炎症有所缓解后，激素或免疫抑制剂等停用，改服清开灵胶囊 0.5~1 g，每日 3 次；复方丹参滴丸 10 粒舌下含化，每日 3 次，或地巴唑 10 mg，每日 3 次，己酮可可碱缓释片 400 mg，每日 3 次。

炎症稳定 6~12 个月而病变动脉又局限者，可考虑转心血管外科施行血管重建术，如血管旁路移植术、颈总动脉-锁骨下动脉吻合术、动脉血栓内膜剥脱术等。

参考文献

[1] F Guédon A, Bourgade R, Elhannani M, et al. Artérite de Takayasu [Takayasu's arteritis]. Rev Prat, 2023; 73(4): 400-405.

[2] Szydełko-Paśko U, Przeździecka-Dołyk J, Nowak Ł, et al. Ocular Manifestations of Takayasu's Arteritis-A Case-Based Systematic Review and Meta-Analysis. J Clin Med, 2023; 12(11): 3745.

[3] Sánchez-Vicente JL, Molina-Sócola FE, De Las Morenas-Iglesias J, et al. Takayasu's arteritis: Ischaemic retinal arterial occlusion as a possible initial presentation. Arteritis de Takayasu: obstrucción arterial retiniana isquémica como posible presentación inicial. Arch Soc Esp Oftalmol (Engl Ed), 2020; 95(8): 400-403.

[4] Gupta V, Luthra S, Shrinkhal N, et al. Takayasu's arteritis: a unique ophthalmic presentation with CRAO and

BRVO. BMJ Case Rep, 2019; 12(8): e228909.

[5] Zeng Y, Duan J, Ge G, et al. Therapeutic Management of Ocular Ischemia in Takayasu's Arteritis: A Case-Based Systematic Review. Front Immunol, 2022; 12: 791278.

[6] Demir MN, Hazirolan D, Altiparmak UE, et al. Takayasu's disease and secondary ocular ischemic syndrome. J Pediatr Ophthalmol Strabismus, 2010; 47(1): 54-57.

[7] Hinojosa CA, Anaya-Ayala JE, Gomez-Arcive Z, et al. Factors Associated With Need for Revascularisation in Non-coronary Arterial Occlusive Lesions Secondary to Takayasu's Arteritis. Eur J Vasc Endovasc Surg, 2017; 54(3): 397-404.

[8] Peter J, David S, Danda D, et al. Ocular manifestations of Takayasu arteritis: a cross-sectional study. Retina, 2011; 31(6): 1170-1178.

（李　洲　林艳辉　姜文敏）

第四章　低灌注压性视网膜病变

概述

低灌注压性视网膜病变又称低压性视网膜病变。颈内动脉的阻塞或狭窄，大多由该动脉粥样硬化所引起。此病一般见于60岁以上的老年人，男性略多于女性。因颈内动脉侧支循环丰富，部分患者不出现症状，直到死后尸检才被发现，但当阻塞或狭窄严重、侧支循环代偿不良时，使脑与眼部遭受长期慢性的血流灌注不足而发生病变，其中5%~12%的患者有低灌注压性视网膜病变。

第一节　临床表现

1. 视功能损害

最常见者为发作性黑矇，发作可一日数次，亦可每年发作数次。发作很突然，持续数秒钟至数分钟又很快恢复。发作性黑矇的发病机制还不清楚，可能与动脉病变处远端痉挛性狭窄使视网膜动脉一过性缺血有关。发作性黑矇病例，大多伴有暂时性对侧偏瘫等脑症状，少数病例视野检查有同侧偏盲，是视放射因大脑中动脉深支供血不足或阻塞而受损所致。

2. 眼底所见

最特征性的改变为视网膜中央动脉压降低，而出现自发性动脉搏动。当视网膜中央动脉收缩压尚高于眼压，但舒张压却低于眼压时，视乳头面动脉出现搏动；如稍稍加压于眼球，此种搏动立即消失（动脉塌陷）。有人主张用Bailliar眼动脉血压计测定视网膜中央动脉压，但有因而导致永久性失明者（编者曾有此教训），应予警惕。

视网膜动脉长期灌注压不足，视网膜因缺血而出现与高安病相似的改变，即视网膜静脉扩张，无明显迂曲、色泽暗紫；动脉管径变细，血流徐缓，甚至血柱呈颗粒状移动（淤泥现象）；动脉末梢分支呈纺锤形扩张；眼底后极部有微血管瘤、棉绒斑及少量散在的火焰状出血斑；病程晚期，黄斑水肿混浊(偶尔可见樱桃红斑)、视网膜或视乳头出现新生血管；视乳头苍白。

3. 荧光素眼底血管造影(FFA)

臂-视网膜期及视网膜动-静脉期均有明显延长；视乳头有时呈现强荧光；微血管瘤相应处有斑点状荧光潴留；动静脉末梢分支、黄斑拱环处均有荧光渗漏；出血斑处荧光掩盖；棉绒状斑相应处为无灌注区。

4. 眼前段改变

颈内动脉供血不足，在发生上述低灌注压性视网膜病变的同时，还可并发眼球前段的缺血性改变，如角膜基质水肿、上皮糜烂，球结膜水肿，前房水 Tyndall 现象阳性，虹膜新生血管，虹膜节段状坏死而致瞳孔变形，晶状体混浊及新生血管性青光眼等。这一系列表现称为眼缺血综合征。

第二节　诊断与鉴别诊断

根据眼底改变与颈内动脉检查，诊断尚不困难，如彩色多普勒探查有颈内动脉管径狭窄、血流量减少；听诊颈内动脉有杂音(完全阻塞时杂音也消失)；触诊颈内动脉搏动减弱。必要时可做颈动脉造影，但有较大危险，因此造影前必须与患者及其家属说明情况，征得同意。

低灌注压性视网膜病变应与高安病鉴别：高安病见于青年人，尤以女性为多，两眼受害，并有上肢无脉病；本病则见于老年人，多为单眼，常伴有对侧偏瘫等脑血供障碍症状，桡动脉搏动正常。

第三节　治疗

早期可用抗血小板凝集药物如阿司匹林(50 mg，每日 2~3 次，饭后服)，中药川芎 10 g、丹参 25 g、广地龙 15 g，水、酒合煎(水 2/3，黄酒 1/3)，于一日内分两次温服，有一定效果。当只有颈内动脉狭窄或血栓形成而尚未发展到颅内段时，可考虑转心血管外科施行血管内激光术、颈内动脉内膜切除术或切除病变动脉段并进行吻合，对此文献中有成功报道。

参考文献

[1] El-Massri A, Rashed O. Hypotensive retinopathy. Bull Ophthalmol Soc Egypt, 1974; 67: 175-177.

[2] Vedantham V, Ratnagiri PK, Ramasamy K. Hypotensive retinopathy in Takayasu's arteritis. Ophthalmic Surg Lasers Imaging, 2005; 36(3): 240-244.

[3] Makabe R. Zusammenhang der hypotensiven Retinopathie mit dem Ophthalmicadruck [Relation of hypotensive retinopathy to ophthalmic artery pressure]. Fortschr Ophthalmol, 1983; 80(4): 335-336.

(林艳辉　姜文敏)

第四篇　血液系统疾病所致视网膜病变

第一章　贫血相关视网膜脉络膜疾病

概述

眼睛与血液系统某些疾病的发生发展密切相关。某些血液系统疾病可以引起眼部并发症，如视网膜需要足够的血液供应和营养物质以维持正常的生理功能，而白血病、贫血等血液系统疾病可能会影响全身包括眼部的血液供应，从而引起视网膜缺血缺氧、视网膜血管出血和形态异常等。同时，视网膜血管作为人体唯一肉眼可视化血管，对于疾病的诊断具有重要意义。某些眼部的异常病变可以作为首发症状协助血液系统疾病的诊断、分级及指导治疗。眼科诊疗技术的不断发展及眼底组织结构和血管成像技术的不断精进，对血液系统疾病相关的视网膜病变的诊疗有较大的临床实用价值。以下将对引起视网膜病变的常见血液系统疾病进行概述。

贫血(anemia)主要包括镰状细胞性贫血、β 地中海贫血、再生障碍性贫血、巨幼细胞性贫血、恶性贫血、缺铁性贫血和药物性贫血，是引起视网膜脉络膜病变最常见的血液系统疾病，其中以镰状细胞性贫血相关视网膜病变最常见。

第一节　镰状细胞性贫血相关视网膜脉络膜病变

镰状细胞性贫血又称为镰状细胞血红蛋白病(sickle cell disease，SCD)，是一种遗传性血液系统疾病，是血红蛋白异常引起的最严重的一种贫血，其导致的眼部损伤非常常见，以镰状细胞性视网膜病变(sickle cell retinopathy，SCR)为主，严重者可导致失明。

一、发病机制

镰状细胞性视网膜脉络膜病变的病理机制为红细胞中的异常血红蛋白在视网膜和脉络膜

微循环中聚集。镰状细胞血红蛋白导致红细胞的变形能力降低，使得红细胞不易通过毛细血管，且会引起视网膜脉络膜血管阻塞和缺血，导致眼部组织缺氧和炎症反应，进一步促进细胞镰变，形成恶性循环，最终导致并加重眼部病变，主要见于视网膜周边小动脉。

二、临床表现

SCR 是镰状细胞性贫血最常见且最严重的眼部并发症。根据视网膜病变的严重程度将 SCR 分为：非增殖性镰状细胞视网膜病变(nonproliferative sickle retinopathy，NPSR)和增殖性镰状细胞视网膜病变(proliferative sickle retinopathy，PSR)。

(一) 非增殖性镰状细胞视网膜病变

非增殖性镰状细胞视网膜的改变主要是由周边的小动脉和毛细血管阻塞引起，眼底常见的典型病变包括以下几种。

1. 鲑斑出血(salmon-patch hemorrhages)

鲑斑出血是周围视网膜小动脉阻塞后发生的视网膜内出血，出血斑约 1PD 大小，随发病时间迁移出血斑颜色发生相应的变化，早期主要表现为橙红色出血灶，后期可发展为陈旧性、再吸收的病灶，眼底表现为灰白色斑块，主要由病变区域的视网膜内界膜下含铁血黄素沉积所致。鲑斑出血在眼底照相上表现为类似于中枢神经系统的白色或出血性梗死。

2. 黑旭日饰针斑(black sunbursts)

黑旭日饰针斑见于出血后修复过程中。出血若发生在视网膜外层，则会刺激视网膜色素上皮，导致其上皮细胞增生、肥大并伴随周边视网膜色素的迁移，形成黑色瘢痕，其边界清楚但有不规则突起，类似于镶嵌宝石的旭日形饰针，故此得名。

3. 其他非增殖性视网膜病变

镰状细胞性血红蛋白病患者也可能发生视网膜中央静脉的迂曲扩张和中央动静脉的阻塞，偶尔可见从视神经乳头放射出不规则轮廓的暗红色或棕色视网膜下条带，称为血管样条纹症(angioid streaks)，其类似于眼底血管走向，但向周边延伸的过程中可能不连续。除位于黄斑中心凹下的血管样条纹外，多无其他明显眼部症状。

(二) 增殖性镰状细胞视网膜病变

增殖性镰状细胞视网膜病变是由视网膜组织梗死后继发缺血引起，主要表现为视网膜新生血管的形成、视网膜前或玻璃体腔出血和牵拉性视网膜脱离。根据发病顺序，增殖性镰状细胞视网膜病变可分为 5 期。

1 期：外周小动脉闭塞。

阻塞常发生于视网膜周边部的小动脉，导致外周小动脉无灌注、小静脉回流受阻，从而形成视网膜周边部无灌注区。眼底检查可见正常橘红色背景中的灰棕色病变区域，边界不清。阻塞偶尔可累及后极部小血管，包括小动脉微血管瘤样改变和小静脉迂曲。

2 期：外周动静脉吻合。

外周小血管闭塞后，已存在的毛细血管扩张，与静脉吻合，形成动静脉吻合支。这些动静脉吻合支多发生于无灌注区与灌注区的交界处，在荧光素钠血管造影检查中吻合支管壁不会发生渗漏。

3 期：扇形视网膜新生血管形成。

小动脉阻塞后新生异常的视网膜纤维血管，常呈扇形爬行至视网膜无灌注区，类似于糖尿病等常见眼底疾病的新生血管，但增殖性镰状细胞视网膜新生血管常发生在周边部，其中颞上方视网膜最多见，后依次为颞下、鼻上和鼻下方视网膜。早期视网膜新生血管较少，随原发疾病进展多支小动脉阻塞，可形成新生血管团。该期荧光素钠血管造影检查可见病变区大量荧光素渗漏。

4 期：玻璃体出血。

起初视网膜新生血管主要在视网膜内平行生长，当疾病发展到一定的阶段，新生血管可穿破内界膜向玻璃体腔生长，甚至到达玻璃体腔中央(图 4-1)。新生血管比正常血管更易破裂和渗漏，导致玻璃体腔出血，反复出血可引起玻璃体腔出现不易吸收的积血。少部分人发生阻塞的周围小动脉自发性梗死，导致血管萎缩，反而不易引起玻璃体积血。

5 期：牵拉性视网膜脱离。

由于新生血管增殖和/或眼底反复出血，引起玻璃体机化和视网膜前增殖膜形成，在玻璃体和视网膜间形成机化膜或纤维条索状结构，其收缩和牵拉，可直接引起周围视网膜脱离，或牵拉部位附近的视网膜产生裂孔，玻璃体液经此裂孔进入视网膜下，进一步加重视网膜脱离(图 4-2)。

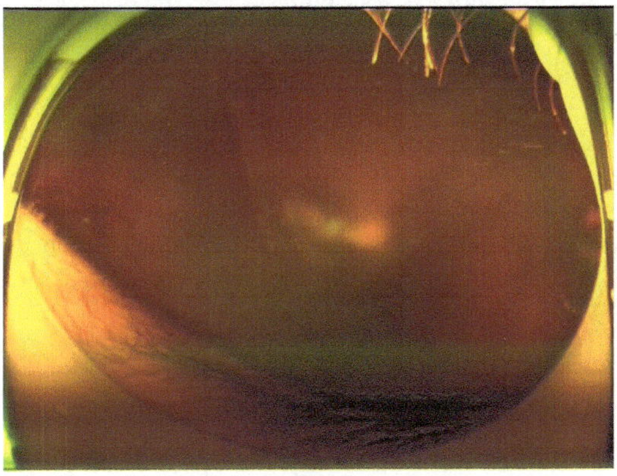

图 4-1　玻璃体积血

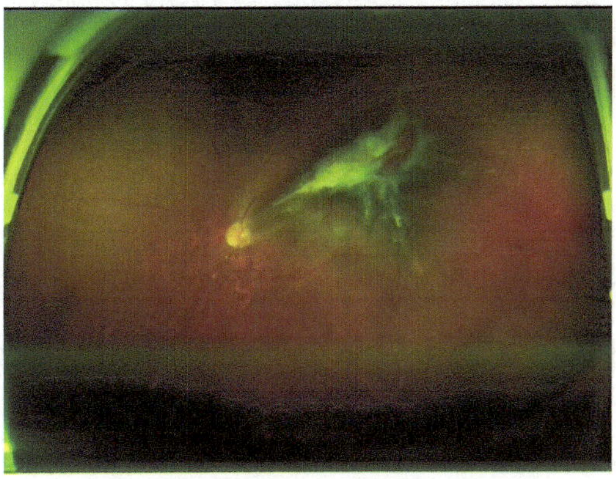

图 4-2　左眼颞上方纤维增殖膜牵引导致局限性牵拉性视网膜脱离

(三)脉络膜病变

镰状细胞贫血主要引起脉络膜缺血，表现为眼底变白、脉络膜萎缩等，严重者也可出现脉络膜出血。

第二节　其他类型贫血相关视网膜脉络膜病变

除镰状细胞性贫血外还有 β-地中海贫血、再生障碍性贫血、巨幼细胞性贫血、恶性贫血、缺铁性贫血和药物性贫血等均可并发视网膜脉络膜病变，因贫血性相关眼底的表现多为非特异性，统称为贫血性视网膜脉络膜病变，常与高血压或糖尿病性视网膜脉络膜病变表现类似。贫血的眼底改变主要与缺氧、静脉淤滞、血管痉挛、毛细血管通透性增加和血小板减少等因素有关，病变的轻重则取决于贫血的严重程度等。贫血的常见视网膜变化为棉绒斑、静脉曲张和出血，并可能存在于视网膜和脉络膜的各个层面。当发生恶性贫血时，视网膜任何部位都可能发生出血。重度贫血和血小板减少症的组合可能会使大多数患者产生视网膜和脉络膜出血。

（彭小蓼　刘梦婷　方　芳）

第二章　白血病相关视网膜脉络膜疾病

白血病（leukemia）又名白细胞组织增生症（leucosis），俗称血癌，是由遗传、化学、物理和生物等多种因素诱发一种或多种白细胞成分自发性、无限性增殖引起的，会导致正常造血系统功能丧失，常伴有骨髓和其他器官的广泛浸润。按病程缓急，白血病可分为急性、亚急性和慢性白血病，其中急性最多见；按细胞类型分类可分为粒细胞型、淋巴细胞型和单核细胞型，此外尚有其他少见细胞类型。在所有类型中急性粒细胞型白血病占首位，急性淋巴细胞型次之，急性单核细胞型最少。任何一种类型的白血病均可发生眼底病变，称为白血病视网膜病变（leukemic retinopathy）或白细胞组织增生症视网膜病变或血癌视网膜病变，大多累及双眼，是白血病患者的一个常见体征。

第一节　发病机制

白血病患者自身造血干细胞异常增殖，使其体内的白细胞数量增多和未成熟白细胞比例升高。白血病细胞不断积累，导致各种正常细胞生成异常，引起贫血、粒细胞减少和血小板减少，进而引发一系列相关视网膜脉络膜病变。

第二节　临床表现

白血病视网膜脉络膜病变可发生在急性或慢性白血病中，尤以急性者更常见。白血病并发眼底改变主要由白血病细胞直接侵犯所致，同时伴有贫血、血小板减少及血流动力学异常等，不同的白血病类型其眼底表现会有一定的差异。

1. 视网膜血管改变

白血病视网膜病变的眼底血管主要以静脉受侵为主，主要原因是血管内外的白细胞浸润，以静脉扩张迂曲最常见。大量白细胞进入视网膜血管，导致静脉迂曲充盈，管径可扩大至正常的数倍，动静脉管径比例可为1∶2~1∶4，动静脉交叉最明显。肿胀和迂曲的静脉管径不规则，呈节段状或腊肠状，多见于急性白血病。同时由于贫血和血流迟缓，静脉色调可能会变淡甚至接近于视网膜动脉血管颜色。由于血管周围白血病细胞浸润，静脉周围可见白色鞘膜形成。疾病发展至晚期，白血病广泛浸润，动脉也可发生扩张。少数研究发现慢性白血病患者周边视网膜有微血管瘤形成，少数患者伴有周边血管闭塞和新生血管形成。

2. 视网膜出血和渗出

视网膜出血在白血病视网膜病变中的发生率位居第二，也有研究认为其居白血病视网膜改变的首位，在急性型白血病中多见。视网膜出血可发生在任何区域，其中以后极部最常见。出血可位于视网膜浅层或深层，形态多样，可呈点状、斑状、线条状、火焰状或不规则形状(图 4-3)。位于视网膜前出血偶可进入玻璃体而遮挡眼底。视网膜下出血较少见，但其有引发视网膜脱离风险。白血病最典型的眼底出血是"白心状"视网膜出血(Roth 斑)，即环绕白色斑点的视网膜出血，但仅出现在大约 20% 的病例中。出血中央的白斑为 1/6~1/4PD 大小，也可扩大至 1/2~1 个 PD。但对中央白斑的来源有不同观点，有的认为白斑是不成熟的白血病细胞聚集或积累的细胞碎屑，或认为是毛细血管栓子，白斑外常环绕一圈出血晕。视网膜的渗出比较少见，多发生在视网膜后极部，可出现黄斑的硬性渗出或棉絮状斑，后者可能是由视神经轴索梗死灶或局部白血病细胞聚集所致。

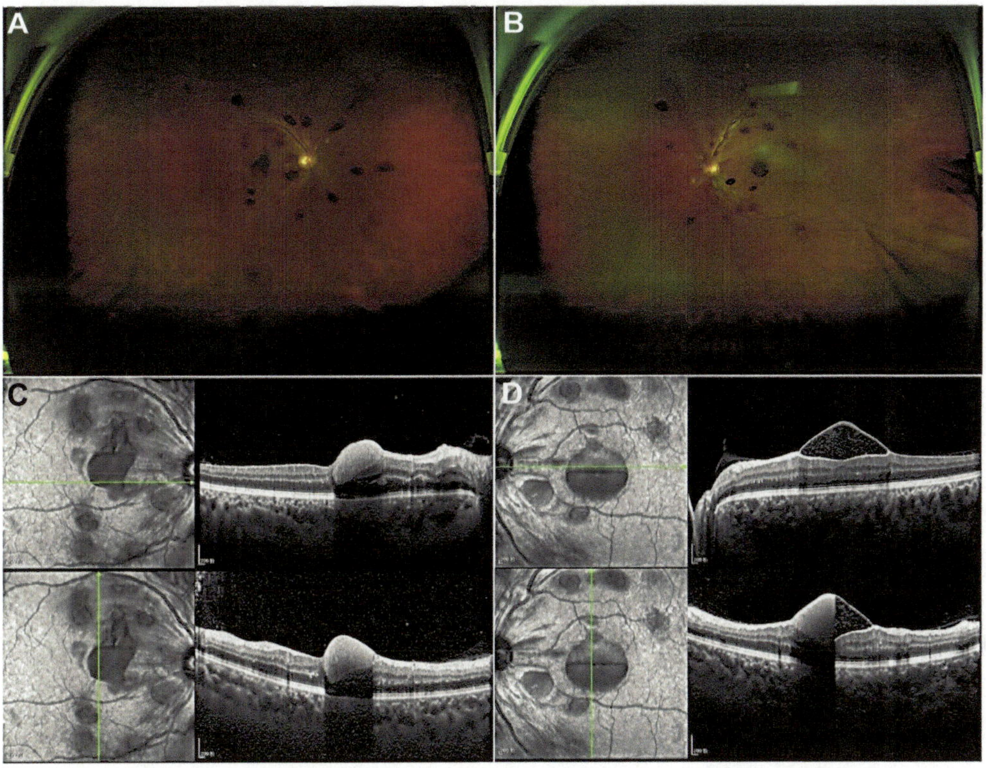

图 4-3　白血病患者的眼底及 OCT，双眼后部多处圆形出血，伴 Roth 斑；OCT 示视网膜有不同层次的出血[浅层：神经纤维层(C)。内界膜下出血：(D)。]

3. 视网膜和脉络膜浸润

由于视网膜和脉络膜有白血病细胞浸润，可产生视网膜水肿，视网膜颜色从正常橘红色变成橘黄色，甚至黄白色。视网膜结节状浸润多发生在白血病细胞数量大量增加并有不成熟白细胞的患者，多属暴发型，常早期死亡。故视网膜结节状浸润联合血液中白细胞数增加是预后不良的指征。脉络膜白细胞浸润在眼底常不易看见。由于脉络膜组织受白细胞浸润而增厚，或脉络膜毛细血管受白血病细胞浸润而堵塞，干扰了视网膜色素上皮的血供，导致色素上皮崩解，致其屏障功能受损。荧光血管造影可见早期大量点状荧光素渗漏，若患者伴有浆液性视网膜脱离，则荧光素可进入视网膜下组织。

4. 视盘水肿

白血病病变可侵犯视神经的不同部位，如果白血病细胞浸润在筛板之前，可使视盘边界模糊，视盘水肿可高达数个屈光度，同时伴有出血。一般较少出现视力下降，但如黄斑受累则视力明显下降。如筛板后视神经受累，视力也可明显下降。视盘水肿的原因可能系白血病细胞浸润视盘组织和血管致静脉回流受阻和缺血所致。也可是颅内白细胞浸润或颅内出血致颅内压增高所致。视盘及其四周网膜有水肿混浊，水肿可呈放射形混浊条纹，这种现象是贫血因素所引起的，这方面与一般的高度贫血眼底相似。有时视盘水肿极高，这可考虑为颅内绿色瘤引起颅内压增高的结果。

（彭小蓼　刘梦婷　方　芳）

第三章　易栓症

易栓症（thrombophilia）又称为血液高凝状态，指存在抗凝蛋白、凝血因子、纤溶蛋白等遗传性或获得性缺陷，或者存在获得性危险因素而具有高血栓栓塞倾向的一系列疾病的统称，主要是人体血液中蛋白C、蛋白S和抗凝血酶Ⅲ等抗凝血物质缺乏，使人处于纤溶系统以及凝血失衡状态，易形成血栓，主要包括血友病、血栓性血小板减少性紫癜、凝血因子缺乏症和弥散性血管内凝血。易栓症的血栓栓塞类型主要为静脉血栓栓塞症，最常见的并发症是深静脉血栓、肺栓塞和视网膜血管阻塞。

第一节　发病机制

微栓子引起的眼底血管阻塞可发生在视网膜和脉络膜血管循环中，其中脉络膜循环受到影响的风险略高于视网膜循环，因为脉络膜循环的血流量是视网膜循环的10倍，这为血小板栓子进入和滞留在脉络膜循环提供了更多的机会。易栓症引起的眼底病变的主要机制是凝血功能异常导致血液中凝血因子过多或过活跃，从而增加血栓形成的风险，可引起视网膜动静脉阻塞甚至出血。

第二节 临床表现

1. 视网膜动静脉阻塞

易栓症最常见的视网膜病变为视网膜静脉、动脉内的血栓形成，阻塞视网膜静脉和动脉血流，导致视网膜缺氧和水肿，进而引起视网膜出血、坏死等病变。

2. 视网膜渗出

多见于视网膜 placoid 区多灶性黄色渗出，严重者可引起浆液性视网膜脱离，主要见于血栓性血小板减少性紫癜和弥散性血管内凝血患者。

3. 视网膜出血

视网膜血管长期阻塞或凝血功能异常将间接或直接导致视网膜内的出血，这些出血可以表现为点状、斑块状或棉絮样出血。

（彭小蓼　刘梦婷　方　芳）

第四章　红细胞增多症相关视网膜病变

红细胞增多症包括原发性红细胞增多症和代偿性红细胞增多症。原发性红细胞增多症即真性红细胞增多症，是由骨髓造血功能亢进所致；代偿性或相对性红细胞增多症则是人体对动脉血氧分压降低后做出的补偿反应。机体氧合作用障碍会刺激骨髓产生更多的红细胞和血红蛋白以代偿原来的缺乏。原发性者多发生成年男性眼底改变，占 32.5%左右。继发性者以先天性心脏病和居住高原者居多。男女均可发生，任何年龄均可发生。红细胞增多症的特征性变化为体内红细胞增多，可以引起视网膜脉络膜发生相应的病理变化。

第一节　发病机制

体内红细胞增多增加了血液黏稠度，导致视网膜脉络膜血管血流速度减慢或血流受阻，视网膜脉络膜血管血栓形成或血管阻塞，进而引起视网膜脉络膜发生相关病理改变。

第二节　临床表现

任何一种红细胞增多症，当红细胞数多于 8×10^{12}/L、血红蛋白超过 125 g/L 时，均可伴发眼底改变。

1. 视盘

视盘边界模糊、充血以及表面毛细血管扩张可导致生理凹陷模糊。有时可有视盘水肿，水肿程度可为 2~3D，在红细胞增多症视盘色泽正常或略增红的情况下，也可出现充血和水肿。产生视盘水肿的原因可能是血液黏稠度增高，血流缓慢致视盘小血管堵塞；也可能是脑血管高度扩张及脑水肿，或脑出血等，此时还应警惕颅内占位病变等。视盘改变的发生和程度与红细胞数量的增高成正比。

2. 视网膜血管

血容量增加，眼底所有血管不仅会扩张而且还会延长，主要见于视网膜静脉。视网膜血管因局限于视网膜范围，因此增长的血管变得迂曲，可见高度扩张迂曲的静脉且粗细不均，动静脉交叉处最为明显。由于血管中的红细胞和血红蛋白量增多，血液黏稠度增加和血管淤滞，使血管呈暗紫色或成熟的紫葡萄色。交叉远端静脉膨大，可呈串珠状或腊肠样。这些改变不仅见于大分支血管，还可延及末梢小分支，严重者血流受阻，可引起视网膜中央静脉阻塞或分支阻塞毛细血管充盈扩张，眼底检查疑似整个视网膜布满血管。视网膜动脉一般无明显变化，少数患者可见动脉痉挛和动脉血管扩大，随红细胞的增多，痉挛的动脉也随之增多。

同时因还原血红蛋白增加，视网膜动脉也失去了原有的鲜红色，变成与正常静脉相似的暗红色。由于脉络膜血管也扩张充盈，颜色加深，故整个眼底由正常的橘红色变成紫红色，称为视网膜发绀。

3. 视网膜出血、渗出

红细胞增多症较少引起视网膜的出血和渗出，其中渗出更为少见。当视网膜血管普遍扩张迂曲、血行并无太大阻碍时，视网膜除发绀外无其他并发症；当血管壁本身发生改变或血液黏滞程度特别严重时，则循环障碍会引起视网膜出血，甚至引起视网膜中央静脉主干或分支阻塞，出血可为小点状或片状，大多为浅层出血，偶有出血进入玻璃体者。

（彭小蓼　刘梦婷　方　芳）

第五章　诊断与治疗

血液系统疾病继发视网膜脉络膜病变的诊断，首先需明确血液疾病的诊断，同时通过眼底裂隙灯检查、眼底照相、OCT 及眼底血管造影等来明确视网膜是否发生了与原发疾病相关的病理改变。血液系统疾病继发视网膜病变的治疗，应在治疗原发疾病的同时针对视网膜病变进行相应的处理，包括眼底激光、药物或手术治疗。

参考文献

[1] 葛军波. 内科学[M]. 北京：人民卫生出版社. 2013.

[2] Li J, Bender L, Shaffer J, et al. Prevalence and Onset of Pediatric Sickle Cell Retinopathy [J]. Ophthalmology, 2019, 126(7): 1000-1006.

[3] Brandow A M, Liem R I. Advances in the diagnosis and treatment of sickle cell disease[J]. J Hematol Oncol, 2022, 15(1): 20.

[4] Abdalla Elsayed M E A, Mura M, Al Dhibi H, et al. Sickle cell retinopathy[J]. A focused review. Graefes Arch Clin Exp Ophthalmol, 2019, 257(7): 1353-1364.

[5] Campagnoli T R, Krawitz B D, Lin J, et al. Salmon patch-associated vitreous hemorrhage in non-proliferative sickle cell retinopathy masquerading as infectious uveitis[J]. Am J Ophthalmol Case Rep, 2022, 25: 101329.

[6] Asdourian G, Nagpal K C, Goldbaum M, et al. Evolution of the retinal black sunburst in sickling haemoglobinopathies[J]. Br J Ophthalmol, 1975, 59(12): 710-716.

[7] Gagliano D A, Goldberg M F. The evolution of salmon-patch hemorrhages in sickle cell retinopathy[J]. Arch Ophthalmol, 1989, 107(12): 1814-8115.

[8] Louis B C. Basic and Clinical Science Course 12: retina and vitreous. San Francisco, American Academy of Ophthalmology, 2015-2016.

[9] Sambhu Hema L, Gunasekaran P K, Tandon M, et al. Retinopathy of Megaloblastic Anemia: Treatable and Reversible[J]. J Pediatr, 2022, 250: 106-107.

[10] 赵堪兴. 眼科学[M]. 北京：人民卫生出版社. 2013.

[11] Sharma T, Grewal J, Gupta S, et al. Ophthalmic manifestations of acute leukaemias: the ophthalmologist's role [J]. Eye (Lond), 2004, 18(7): 663-672.

[12] Louis B C. Basic and Clinical Science Course 4: Ophthalmic Pathology and Intraocular Tumors. San Francisco, American Academy of Ophthalmology, 2015-2016.

[13] Dautaj A, Krasi G, Bushati V, et al. Hereditary thrombophilia[J]. Acta Biomed, 2019, 90(10-S): 44-46.

[14] Rajagopal R, Apte R S. Seeing through thick and through thin: Retinal manifestations of thrombophilic and hyperviscosity syndromes[J]. Surv Ophthalmol, 2016, 61(2): 236-247.

[15] Marcinkowska A, Cisiecki S, Rozalski M. Platelet and Thrombophilia-Related Risk Factors of Retinal Vein Occlusion. J Clin Med, 2021, 10(14).

[16] Matsuo T, Matsuura S, Nakagawa H. Retinopathy in a patient with thrombotic thrombocytopenic purpura complicated by polymyositis. Jpn J Ophthalmol, 2000, 44(2): 161-164.

[17] Singh S, Neriyanuri S, Raman R. Management of macular edema with branch retinal vein occlusion in a case of secondary polycythemia[J]. GMS Ophthalmol Cases, 2019, 9: Doc38.

[18] Ma J, Niu H, Han C, et al. Quantify retinal structure in high-altitude residents with and without high altitude polycythemia[J]. BMC Ophthalmol, 2023, 23(1): 6.

[19] Ganesan S, Raman R, Sharma T. Polycythemia causing posterior segment vascular occlusions[J]. Oman J Ophthalmol, 2017, 10(1): 33-35.

[20] Sambhu Hema L, Gunasekaran P K, Tandon M, et al. Retinopathy of Megaloblastic Anemia: Treatable and Reversible[J]. J Pediatr, 2022, 250: 106-107.

[21] Metelitsina T I, Sheth V S, Patel S B, et al. Peripheral Retinopathy Associated with Aplastic Anemia[J]. Retin Cases Brief Rep, 2017, 11(2): 108-110.

[22] Ribeiro M V M R, Jucá J V O, Alves A L C D S, et al. Sickle cell retinopathy: A literature review[J]. Rev Assoc Med Bras (1992), 2017, 63(12): 1100-1103.

[23] Napal Lecumberri J J, Sedano Balbas C, Cañal Villanueva J, et al. Thrombophilia and vascular risk factors in retinal vein occlusion[J]. Rev Clin Esp (Barc), 2013, 213(5): 229-234.

[24] Vicini G, Nicolosi C, Malandrino D, et al. Leukostasis retinopathy with leukemic infiltrates as onset manifestation of chronic myeloid leukemia: a case report[J]. Eur J Ophthalmol, 2021, 31(5): NP116-NP121.

[25] Kumar V, Kumawat D, Dhakal S. Leukemic retinopathy and foveal infiltrates[J]. Int Ophthalmol, 2018, 38(3): 1301-1303.

[26] Lezrek O, Daoudi C, Laghmari M. Leukemic Retinopathy before and after Chemotherapy[J]. Ophthalmol Retina, 2017, 1(6): 561.

[27] Beketova T, Mordechaev E, Murillo B, et al. Leukemic Retinopathy: A Diagnostic Clue for Initial Detection and Prognosis of Leukemia[J]. Cureus, 2023, 15(12): e50587.

（彭小蓼　刘梦婷　方　芳）

第五篇　内分泌系统疾病

糖尿病视网膜病变

概要

糖尿病(diabetes mellitus，DM)是一种由胰岛素分泌和(或)利用缺陷导致的慢性高血糖状态的代谢性疾病，且随着病程的延长可伴随有多种严重的并发症，造成了巨大的社会负担。糖尿病视网膜病变(diabetic retinopathy，DR)是糖尿病患者视力损害甚至失明的常见原因。DR早期往往无明显症状，易被忽视，至症状显现或出现视力下降时可能已发展到晚期。DR可引起眼底微血管的变化，引起视网膜出血、渗出、纤维增殖和黄斑水肿等眼底表现，最终可导致视力严重受损甚至失明。DR所导致的盲和低视力已成为重要的公共卫生问题，需要采取积极有效的预防和治疗措施，避免或延缓失明的发生，减轻个体和社会的负担，提高患者的生活质量。

第一节　流行病学

一、糖尿病的流行病学

DM是一种以高血糖为主要特征的综合征，由身体对胰岛素分泌和/或作用不足引起的。在我国，DM的诊断目前采用WHO糖尿病专家委员会(1999)提出的诊断标准，包括以下三种情况：DM症状加随机血糖≥11.1 mmol/L；空腹血糖≥7.0 mmol/L；口服葡萄糖耐量试验2小时后血糖≥11.1 mmol/L。

随着人们饮食结构的调整和生活方式的变化，全球DM的发病率呈逐年上升趋势。国际糖尿病联盟第十版地图数据显示，截至2021年，全球DM患者数量达到5.37亿，约占全球人口总数的10.5%。与第九版的数据相比，DM的患病率整体上增长了12.9%。在中国，DM

患病率也逐年上升。随着全球范围内DM流行趋势的加剧，预计到2045年，全球DM患者数量将达到7.83亿，而我国成人DM患者数量将增加至约1.74亿。DM并发症对患者的身体健康和社会经济都产生了巨大负面影响，因此预防和诊治DM并发症显得越来越重要。

二、糖尿病视网膜病变的流行病学

DR是DM患者最常见的眼部并发症之一，主要表现为两种情况：非增殖性糖尿病视网膜病变（non-proliferative DR，NPDR）和增殖性糖尿病视网膜病变（proliferative DR，PDR）。随着全球DM患者数量的增加和寿命的延长，DR已成为工作人群视力丧失的主要原因。一项荟萃分析的结果显示，2020年全球约有1.0312亿成年DR患者，到2045年，这一数字预计将增加至1.605亿。据统计，全球DM患者中DR患病率为34.6%，其中影响视力的糖尿病性黄斑水肿（diabetic macular edema，DME）的患病率为6.81%。在全球范围内，DR的患病率和严重程度在不同地域和人群中存在较大的差异，其中非洲（35.90%）和北美洲及加勒比地区（33.30%）的DR患病率较高，而南美洲和中美洲（13.37%）的DR患病率较低。这些差异可能与年龄、环境、生活方式和医疗资源等因素有关。在中国，DR已经成为一个严重的公共卫生问题，有研究表明，中国DM患者中DR的患病率为22.4%，其中，NPDR占比高达76.6%，PDR占比23.4%。在年龄分布上，50~59岁年龄段的DR患病率最高（22.1%）。在地理位置上，华北（27.7%）和东北（23.7%）地区DR患病率相对较高，农村（34.0%）的患病率高于城市（18.7%）的。此外，西部、东北和中南地区的边远贫困地区DR的患病率相较于其他地区更高。

第二节　糖尿病视网膜病变的分期与分型

DR的发生发展速度因人而异，与全身情况密切相关。因此，依据其发展阶段和严重程度进行分期及分型，可为临床医师和患者提供有效的参考和指导。

一、分期标准

1987年，中华眼科学会根据1984年第三届全国眼底病学组讨论的结果将DR分为六期：Ⅰ期病变表现为微血管瘤和小出血点；Ⅱ期病变表现为黄白色硬性渗出；Ⅲ期病变表现为黄白色软性渗出（棉绒斑）；Ⅳ期病变表现为眼底有新生血管或玻璃体积血；Ⅴ期病变表现为新生血管和纤维增殖；Ⅵ期病变表现为新生血管和纤维增殖，并发生牵拉性视网膜脱离，分期标准见表5-1。

表5-1　糖尿病视网膜病变的临床分期（1984年）

分期		眼底病变
非增殖性	Ⅰ期	微血管瘤（即动脉血管瘤）和/或并有小出血点
	Ⅱ期	黄白色硬性渗出或并有出血斑
	Ⅲ期	黄白色软性渗出或并有出血斑

续表5-1

分期		眼底病变
增殖性	Ⅳ期	眼底出现新生血管或出现玻璃体积血
	Ⅴ期	眼底出现新生血管和纤维增殖
	Ⅵ期	眼底出现新生血管和纤维增殖，并发牵拉性视网膜脱离

二、国际 DR 和 DME 临床分期建议

(一)国际 DR 临床分级建议

2003 年国际分类将 DR 分为 5 期，分期建议见表 5-2。

表 5-2　2003 年国际 DR 分期

分期	症状
Ⅰ期(无明显 DR)	眼底无异常
Ⅱ期(轻度 NPDR)	仅出现微动脉瘤
Ⅲ期(中度 NPDR)	微动脉瘤或并少量视网膜病变
Ⅳ期(重度 NPDR)	4 个象限中每个象限的视网膜出血数量超过 20 处，至少出现于 2 个象限的视网膜串珠，至少出现于 1 个象限的显著视网膜内微血管异常，并无 PDR 的征象(4-2-1 原则)
Ⅴ期(PDR)	血管增殖、玻璃体或视网膜前出血

注：DR，糖尿病视网膜病变；NPDR，非增殖性糖尿病视网膜病变；PDR，增殖性糖尿病视网膜病变。

(二)国际 DME 分期建议

糖尿病性黄斑水肿(diabetic macular edema，DME)为黄斑区毛细血管渗漏致黄斑中心视网膜增厚，是血-视网膜屏障(BRB)破坏的结果。为了更好地促进不同医学领域之间的交流和协作，2003 年国际分类将 DME 分为 4 期：①眼底后极部无视网膜增厚或硬性渗出；②轻度 DME，眼底后极部存在一些视网膜增厚或硬性渗出，但距离黄斑中心凹较远；③中度 DME，视网膜增厚或硬性渗出已经接近黄斑中心凹，但尚未侵入其中；④重度 DME，视网膜增厚或硬性渗出已经侵犯黄斑中心凹。

2017 年，国际分类更新了 DME 的分类方法，将其分为两类：未累及黄斑中心凹的糖尿病性黄斑水肿(noncenter-involving DME，NCI-DME)和累及黄斑中心凹的糖尿病性黄斑水肿(center-involving，CI-DME)。NCI-DME 指黄斑中心凹直径 1 mm 范围外存在视网膜增厚和/或渗出；CI-DME 指黄斑中心凹直径 1 mm 范围内存在视网膜增厚和/或渗出。

三、我国 DR 和 DME 分期与分型

2014 年中华医学会眼科学分会眼底病学组提出新的 DR 分期方法。该方法在 1984 年中

国 DR 分期方法的基础上，增加了 2002 年 WHO 发布的国际 DR 临床分级标准的内容。该方法将 DR 分为 NPDR 和 PDR 两个阶段，能够更准确地评估患者病情严重程度，指导医生制定更有效的治疗方案，有助于保护视力并预防 DR 并发症的发生。DR 分期见表 5-3，各期的典型眼底表现如图 5-1。

表 5-3　中国 DR 和 DME 分期

分期	症状
DR	
Ⅰ期(轻度非增殖期)	仅表现为毛细血管瘤样膨出改变
Ⅱ期(中度非增殖期)	介于轻度和重度之间，可能出现视网膜出血、硬性渗出和/或棉绒斑
Ⅲ期(重度非增殖期)	每个象限视网膜内出血点≥20 个，或至少 2 个象限存在静脉串珠样改变，或至少 1 个象限存在 IRMA
Ⅳ期(增殖早期)	出现 NVE 或 NVD，当 NVD>1/4～1/3DA 或 NVE>1/2DA，或伴视网膜前积血，或玻璃体积血时称为高危 PDR
Ⅴ期(纤维增殖期)	出现纤维血管膜，伴视网膜前出血或玻璃体积血
Ⅵ期(增殖晚期)	出现牵拉性视网膜脱离，可合并纤维血管膜、视网膜前积血或玻璃体积血
DME	
NCI-DME	黄斑中心凹直径 1 mm 范围外存在视网膜增厚和/或渗出
CI-DME	黄斑中心凹直径 1 mm 范围内存在视网膜增厚和/或渗出

注：DR，糖尿病视网膜病变；DME，糖尿病性黄斑水肿；IRMA，视网膜内微血管异常；NVE，视网膜新生血管；NVD，视盘新生血管；DA，视盘面积；PDR，增殖性糖尿病视网膜病变；NCI-DME，未累及黄斑中心凹的糖尿病性黄斑水肿；CI-DME，累及黄斑中心凹的糖尿病性黄斑水肿。

第三节　糖尿病视网膜病变的发病机制

DR 是 DM 患者眼底独特环境中的微血管病变表现，发病的基础是长期慢性高血糖症。目前关于 DR 的发病机制的研究众多，如高血糖引起的氧化应激、组织缺氧和炎症反应等造成视网膜微血管病变、血-视网膜屏障(blood-retinal barrier，BRB)破坏和视网膜神经血管单元(neurovascular unit，NVU)损伤等。

一、糖尿病性视网膜微血管病变

视网膜毛细血管由内皮细胞、周细胞和基底膜所构成，其中周细胞是一种平滑肌样细胞，对内皮细胞起支持作用。内皮细胞是血管中最内层的细胞，其形态为扁平而紧密排列的细胞，并覆盖在毛细血管的内腔内。周细胞位于内皮细胞的外部，类似于一种包覆层，其形态为星状或胶质样，并与内皮细胞相互作用，共同维护微血管的稳定和防止血管病变。DR 的慢性并发症在很大程度上是一种微血管病变，而后者又是血管内皮细胞和血管周细胞功能

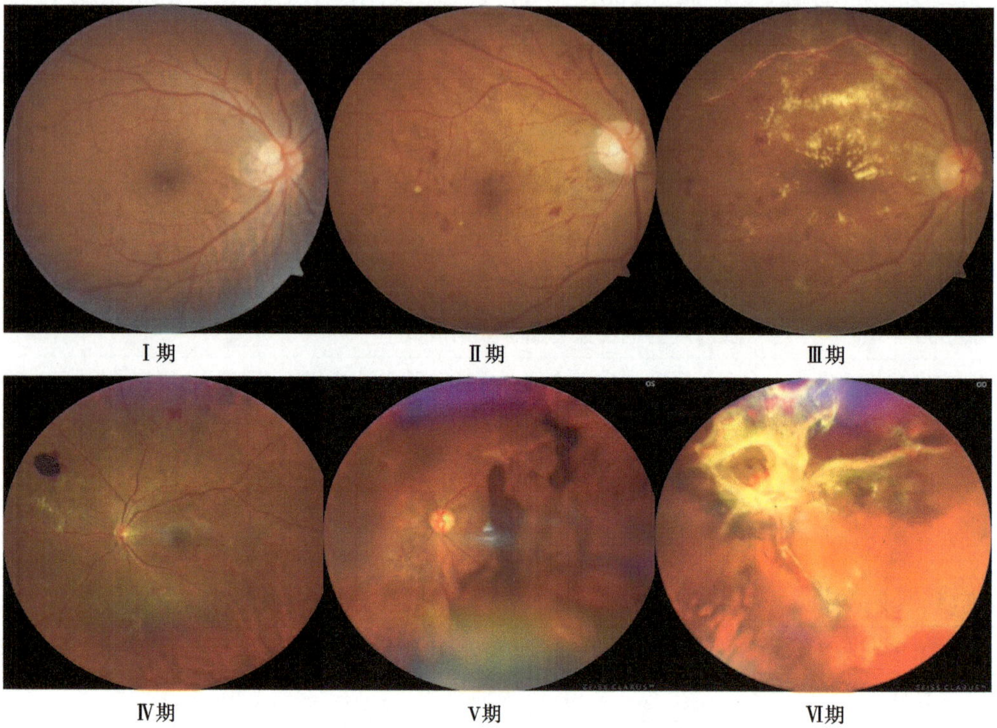

图 5-1　各期糖尿病视网膜病变眼底表现

和结构异常的结果。DR 是 DM 微血管的并发症之一，其基本病理改变包括：周细胞选择性丢失、基底膜增厚、微血管瘤形成、内皮细胞增生、血管通透性增加、新生血管形成和纤维增生。其中，周细胞选择性丢失是最早的病理改变。微血管病变是 DR 发生发展的主要病理改变，其影响 DR 的机制可概括为：早期血管内皮细胞和周细胞损伤与凋亡、BRB 破坏以及晚期新生血管的形成。

(一)内皮细胞与周细胞损伤与凋亡

1. 内皮细胞与周细胞通讯功能障碍

视网膜是一种高代谢性组织，具有丰富的血液供应。视网膜微血管主要由内皮细胞和周细胞构成，二者之间通过缝隙连接进行细胞间通讯，也是维持视网膜微血管稳态调节机制的重要组成部分，而线粒体连接蛋白 43(Mito-chondrial Connexin 43，Mt *Cx*43)基因表达的缝隙连接蛋白是细胞通讯的关键。在 DM 高糖状态下，Mt *Cx*43 的基因表达会受到抑制，导致缝隙连接的破坏，这会影响内皮细胞和周细胞之间的通讯，增加血管通透性，并引发炎性细胞或蛋白质渗漏，导致 DR 中的渗出性病变。

2. 内皮细胞损伤与凋亡

(1)炎症和缺氧：高血糖引起毛细血管内皮细胞损伤和通透性改变，导致血管通透性增加、血管壁的基底膜增厚，并引起视网膜微血管的狭窄和缺氧。此外，内皮细胞的损伤会导致内皮素和血栓烷 A2 等多种血管收缩因子的过度释放，从而引起血管痉挛和缩窄，进一步加重缺氧和细胞损伤，缺氧触发下游信号通路的激活，促使细胞因子的释放和炎症反应的形成。同时，缺氧也会刺激视网膜毛细血管周围内皮细胞的增生和分化，导致新生血管形成并侵入视网膜神经纤维层，这些新生血管通常不完全，容易破裂和渗漏，导致视网膜水肿和视力障碍。

（2）异常高表达：内皮细胞在 DR 中表现出过表达的特定因子，例如丝裂原活化蛋白激酶家族中的细胞外信号调节激酶（extracellular signal－regulated kinase，ERK）、激活蛋白－1（activator protein 1，AP－1）、核因子－κB（nuclear factor kappa－B，NF－κB）、Wnt 受体和淋巴细胞增强结合因子－1（lymphoid enhancer－binding factor 1，Lef－1）等，这些因子参与内皮细胞的增殖、分化、生存和损伤。此外，内皮细胞在高糖环境中还会过表达血管性血友病因子（von Willebrand Factor，vWF）、结缔组织生长因子（connective tissue growth factor，CTGF）等，加重血管内皮细胞损伤和促进 DR 发展。

（3）保护机制：在早期阶段，内皮细胞似乎具有减少自身损伤的保护机制，这可能与 Notch 信号通路的激活有关。Notch 信号通路参与诱导和选择尖端细胞的过程，而抑制 Notch 信号通路可引起血管内皮细胞的增殖并促进新生血管分支的形成。

3. 周细胞的损伤与凋亡

周细胞的主要作用是维持视网膜毛细血管的稳定性，通过收缩调节局部微血管的血流，从而确保视网膜组织能够得到充分的氧和营养供应。在 DM 的高糖环境下，周细胞易受损伤和死亡，导致它们无法维持毛细血管的结构和功能，从而引发视网膜缺血、渗出、水肿等。此外，在 DM 的炎症和细胞因子的刺激下，周细胞还可以增殖和产生各种因子，主要有血管内皮生长因子（vascular endothelial growth factor，VEGF）、血小板源性生长因子（platelet－derived growth factor，PDGF）和血管生成素－2（angiopoietin 2，Ang－2）等。这些因子可以刺激毛细血管新生和通透性增强，进一步加剧视网膜病变的发展。最近，还发现 DR 早期周细胞内胎盘生长因子（placental growth factor，PGF）基因表达上调，PGF 与血管内皮生长因子受体－1（VEGF rector 1，VEGFR－1）结合，从而通过转导信号途径影响内皮细胞状态，包括促进血管新生和负调节内皮细胞屏障功能。具体来说，PGF 与 VEGFR－1 的结合会激活下游信号通路，抑制内皮细胞紧密连接物质如钙离子的表达，导致细胞之间的间隔加大，血管渗透性增加。这个作用会影响血管稳定性和修复能力，加速病变的进展。

（二）血－视网膜屏障破坏

BRB 由血－视网膜内屏障（inner BRB，iBRB）和血－视网膜外屏障（outer BRB，oBRB）两部分组成。iBRB 由视网膜内层血管的内皮细胞和毛细血管外膜细胞紧密连接而成，其位于 Müller 细胞的基底层，而周细胞包裹在基底层并与内皮细胞紧密接触，形成了高度选择性的屏障，阻止了潜在有害物质的穿透和进入视网膜。oBRB 位于视网膜和脉络膜之间，主要由视网膜血管色素上皮细胞构成，它们之间的紧密连接形成两个屏障，一方面防止血管外的物质进入视网膜，另一方面则可以防止视网膜代谢产物进入血液循环。在 DR 中，BRB 的损害和功能紊乱可以导致视网膜水肿、新生血管形成和出血等病理改变。

BRB 的破坏与多种因素有关，其中包括 DM 引起的高血糖、眼内炎症、缺氧、营养缺乏和各种生理和病理因素的激活。Müller 细胞是 iBRB 的主要支持细胞，能够调节和维持 iBRB 的完整性和功能，研究发现，Müller 细胞在 DR 的病理状态中会受到损伤和改变，从而影响了 iBRB 的完整性和功能，导致 BRB 破坏。在 Ctxn3－Müller 细胞中发现了一些调节和影响其参与破坏血管功能、血管生成和炎症反应的潜在靶点，如谷氨酸转运蛋白、谷氨酰胺合成酶、γ-氨基丁酸转氨酶和基质金属蛋白酶等。总之，Müller 细胞在 BRB 的完整性和功能中也扮演着重要的角色。此外，高血糖刺激 Müller 细胞过度产生 VEGF 和其他炎症介质，导致 Müller 细胞功能障碍和视网膜水肿，加剧 DR 的发展。

*Cx*43 是 BRB 的关键组成部分之一，它在细胞间的通讯中发挥着核心作用，并有助于调节 Müller 细胞的存活。*Cx*43 与 Müller 细胞和血管内皮细胞之间形成缝隙连接，维持 BRB 的稳定，然而，高血糖可以使 *Cx*43 的表达和功能受抑制，导致 BRB 的失调。总之，BRB 和其中的重要组成部分，如 *Cx*43 和 Müller 细胞，在 DR 的发生和发展中起着关键作用。

（三）新生血管形成

新生血管形成是在细胞因子的作用下，由内皮细胞的原始细胞发生、增殖和分化而来的新的血管组织。在健康的情况下，新生血管形成起到了促进体内组织愈合和再生的重要作用，但在 DR 发生发展过程中，新生血管形成成为病变进展的关键因素之一。

在 DR 中，新生血管的形成是一个复杂的过程，受多种因素的调节和相互作用，涉及许多介质，因此，其中一些介质被认为是 DR 的潜在生物标志物。

1. 血管内皮生长因子

血管内皮生长因子（vascular endothelial growth factor，VEGF）是生长因子家族中的糖蛋白，可作为视网膜通透性和血管生成的有效诱导剂。微血管的损伤和缺氧刺激会增加视网膜内的血管生成，这时 VEGF 的释放和增加成为 DR 新生血管形成的关键调节因素。在这过程中，当 VEGF 和血管生成抑制剂的活性失衡时，DM 患者视网膜中便出现异常血管生成和增殖的现象，与此同时，DM 患者中炎症因子水平的升高进一步刺激 VEGF 增加，形成了一个正向循环，促进了新血管的生成。研究发现，在 PDR 患者的玻璃体腔中，PGF 的表达显著增加，进一步增强了 VEGF 的信号转导，并间接刺激内皮细胞增殖和迁移。此外，CTGF 的表达也在 DR 患者中显著增加，它与 VEGF 协同作用，加速新生血管膜的纤维化和新血管形成的过程。另外，VEGF 诱导细胞间黏附分子 1（intercellular adhesion molecule 1，ICAM-1）的表达增加，导致白细胞在视网膜中滞留和聚集，逐渐破坏 BRB，使血管内皮细胞损伤、死亡，最终导致无灌注区域的毛细血管形成。随着 DR 的进展，玻璃体腔中的 VEGF 和 ICAM-1 浓度也呈上升趋势，并且二者之间存在显著相关性。此外，VEGF 还刺激来自骨髓的内皮祖细胞迁移到视网膜，并通过诱导干细胞因子的释放来加速血管的新生。

2. 胰岛素样生长因子 1

胰岛素样生长因子 1（insulin-like growth factor 1，IGF-1）是一种多肽激素，具有与胰岛素相似的结构和功能，它促进血管内皮细胞增殖，并在调节、促进和成熟新生血管方面发挥作用。IGF-1 及其受体还参与增殖性玻璃体视网膜疾病的发病机制或进展。研究表明，在 PDR 患者眼睛中，IGF-1 的浓度显著增加，并且 IGF-1 能够刺激 VEGF 的产生，从而进一步促进新生血管生成。

3. 转化生长因子 β

转化生长因子 β（transforming growth factor beta，TGF-β）具有免疫调节活性，其浓度与 PDR 的严重程度密切相关，并增强了血管生成。此外，TGF-β 的浓度还显示与微血管并发症的严重程度以及 DM 的持续时间相关。

4. 血小板源性生长因子

血小板源性生长因子(platelet-derived growth factor，PDGF)是有效的促有丝分裂和趋化蛋白，在血管形成、已有血管组织的血管生长、间充质细胞的有丝分裂、趋化性和定向迁移等过程中发挥作用。BRB 受损时血小板和单核细胞进入玻璃体和视网膜下空间，随后血小板聚集并释放 PDGF，促进内皮细胞迁移和增殖，以及周细胞募集的增加，并在血管生成级联反应中起关键作用。这些因素共同作用，促进 DR 新血管形成。

5. 碱性成纤维细胞生长因子

碱性成纤维细胞生长因子(basic fibroblast growth factor，bFGF)是一种具有丝裂原和抗原活性的生长因子，它参与神经元和神经胶质细胞的存活、成熟以及组织修复过程。在神经胶质细胞系中产生的神经营养因子刺激 Müller 细胞产生 bFGF，从而促进内皮细胞增殖和 VEGF 产生。在视网膜中，存在 bFGF 受体，该受体参与了 PDR 的发病机制。

6. 血红素氧化酶 1

血红素氧化酶 1(heme oxygenase 1，HO-1)是一种通过降解血红素产生的酶，它能够通过抑制 VEGF 的表达和促进血管内皮细胞凋亡来抑制新生血管的形成。因此，HO-1 的下调在 DR 的新生血管形成中起了重要作用。

7. 色素上皮衍生因子

色素上皮衍生因子(pigment epithelium-derived factor，PEDF)是一种糖蛋白，具有抗血管生成、抗炎和抗氧化活性。它也可以抑制血管生成，直接降低 VEGF 基因的表达，并通过提高 γ-分泌酶复合物对 VEGF-1 受体的活性作用间接抑制血管生成。DR 患者眼睛中 PEDF 浓度的降低与 DR 的进展和视网膜新生血管形成有关。

8. 白细胞介素 12

白细胞介素 12(interleukin 12，IL-12)是一种细胞因子，可促进 T 淋巴细胞和自然杀伤细胞增殖和活化，还可刺激这些细胞产生 γ 干扰素(interferon gamma，INF-γ)和肿瘤坏死因子 α(tumor necrosis factor alpha，TNF-α)。在 DR 患者中，IL-12 能够抑制血管生成，并在调控细胞免疫应答的过程中发挥抗炎作用。在体外研究中，发现维持促炎因子和抗炎因子之间的平衡对于维持正常的血管生成和功能至关重要，当这种平衡失调时，可能导致异常的血管生成，如病理性血管生成。

二、氧化应激

氧化应激是由细胞内活性氧分子产生和清除之间的平衡失调而引起的细胞病变过程。在 DM 发展为 DR 的过程中，氧化应激是一个重要的发病机制。高血糖的存在会激活多个通路，导致机体自身的氧化抗氧化系统失去平衡，从而引发氧化应激。此外，氧化应激还会加速细胞内蛋白、脂质和核酸等分子的氧化损伤，从而进一步加剧细胞损伤和病变的程度。与高血糖引起的视网膜氧化损伤相关的有以下诱发途径，包括多元醇途径、己糖胺途径、蛋白激酶 C(protein kinase C，PKC)途径和晚期糖基化终末产物(advanced glycation end products，AGEs)积累。以上这些途径可能增加活性氧(reactive oxygen species，ROS)的产生，导致 ROS 的积累，引起氧化应激，氧化应激可以激活与 DR 发展密切相关的级联反应。

（一）高血糖激活多元醇途径

高血糖状态下，多元醇途径会被过度激活，促进 DR 的发生。在这个过程中，葡萄糖通过醛糖还原酶催化转化成山梨糖醇，然后被山梨糖醇脱氢酶继续氧化成果糖，而这个过程会消耗大量的烟酰胺腺嘌呤二核苷酸磷酸（nicotinamide adenine dinucleotide phosphate，NADPH）。NADPH 是细胞合成谷胱甘肽的重要物质之一，谷胱甘肽是一种具有抗氧化性质的分子，可以参与氧化应激反应的缓解。因此，NADPH 的消耗过量会导致谷胱甘肽产生不足，导致氧化物的积聚，这是引起氧化还原系统失衡的重要原因之一。同时，很多山梨糖醇分子不能被山梨糖醇脱氢酶进一步加工，这些山梨糖醇的积累导致了细胞内的渗透压增加，诱导组织水肿和破裂，损伤细胞膜和细胞结构。此外，这个过程中还会导致 ROS 的积累，进一步加剧氧化应激的产生，导致氧化还原失衡，NAD^+被还原成 NADH，进一步加剧水肿、代谢紊乱、微血管病变等一系列不良反应，也可以导致细胞凋亡。

（二）高血糖激活己糖胺途径

在己糖胺途径中，葡萄糖被磷酸化并转化为果糖-6-磷酸，谷氨酰胺提供氨基后，果糖-6-磷酸在果糖-6-磷酸酰胺转移酶催化下形成氨基葡萄糖 6-磷酸，最终转化为尿苷二磷酸-N-乙酰葡糖胺（uridine diphosphate N-acetylglucosamine，UDP-GlcNAc）。UDP-GlcNAc 是一种重要的糖基化底物，可形成蛋白聚糖、糖脂和糖蛋白。

己糖胺途径在高血糖条件下介导 ROS 的毒性作用。当血糖水平升高时，会产生大量 ROS，可能会抑制甘油醛-3-磷酸脱氢酶的活性，使得糖酵解产物流入己糖胺途径。活化的己糖胺途径导致葡萄糖胺的产生增加，进而引发 H_2O_2 的生成，进一步导致氧化应激、细胞内皮变化、血管通透性增加和血管新生。

（三）高血糖激活 PKC 通路

PKC 是一种广泛分布于细胞内的酶，在高血糖状态下 ROS 的积累和二酰基甘油的合成都会导致 PKC 通路的激活。而在 DR 中，PKC 的几个亚型（PKC-α、PKC-β、PKC-δ 和 PKC-ε）被发现在发病机制中具有关键作用。

具体来说，激活 PKC-β 会引发内皮细胞中一系列物质（如一氧化氮、内皮素 1 和 VEGF）的释放，导致视网膜血管通透性增加和血流量减少，引发黄斑水肿。而 PKC-δ 的激活则会诱导 ROS 的形成，并激活 p38 和 MAPK 通路、促进 Src 同源性-2 结构域-含蛋白酪氨酸磷酸酶 1（Src homology-2 domain-containing protein tyrosine phosphatase 1，SHP-1）和 NF-κB 的表达，抑制 PDGF 的表达，最终导致周细胞丢失和微动脉瘤的形成。

（四）糖基化终末产物增多

高血糖状态会增强大分子物质的非酶糖基化，即还原糖（如葡萄糖）与大分子（如蛋白质、脂质等）中的氨基反应，形成希夫碱和早期糖基化产物。这些早期产物会通过氧化和脱水反应，进一步转化为不可逆的 AGEs。AGEs 的生成在这一过程中产生了大量自由基，这些自由基反过来又促进 AGEs 的形成，形成了一个正反馈的作用。

AGEs 受体（AGEs receptor，RAGEs）也在 DR 的发病机制中起着重要作用。具体地说，

AGEs 与 RAGE 的相互作用促进了 NAPDH 氧化酶的活化，从而增加 ROS 的产生。ROS 的生成可以形成一个反馈环路，进一步刺激 AGEs 的生成，从而加剧 AGEs 介导的氧化应激过程。除此之外，AGEs 还可以通过 RAGE 活化 NF-κB，诱导细胞表达 VEGF，增加血管内皮细胞的通透性，这会导致视网膜周细胞的凋亡，并进一步助长视网膜的病变。总之，高血糖促进 AGEs 和 ROS 的生成，这些 AGEs 和 ROS 会加剧氧化应激和视网膜的病变过程。

三、视网膜神经血管单元损害

神经元(神经节细胞、水平和双极细胞)、神经胶质细胞(Müller 细胞和星形胶质细胞)和血管细胞(内皮细胞和周细胞)间存在着密切的解剖和功能联系，被视为视网膜神经血管单元(neurovascular unit，NVU)，NVU 的受损被认为是早期 DR 的主要病理变化之一。DR 不单纯是微血管的病变，也是一种视网膜的神经退行性病变，而且 DR 患者在出现微血管病变之前，即可观察到视网膜内神经元的死亡。视网膜神经变性主要包括神经元死亡和神经胶质细胞增生，存在于独立于微血管病变之外的影响途径，是参与 DR 发生发展的重要病理变化。

(一)神经元细胞死亡和轴突变性

神经元细胞死亡和轴突变性与 DR 患者的视力下降直接相关。在 DR 的早期阶段，视网膜神经节细胞和无长突细胞似乎比光感受器对 DM 应激更敏感，这可能是因为 NVU 的损伤与视网膜内神经元细胞死亡有关。此外，神经纤维层、神经节细胞层和内丛状层的厚度减少，轴突变性的发生导致视网膜神经元退行性变。总之，神经元细胞死亡和轴突变性的改变与 DR 的发展密切相关。

(二)神经胶质细胞的活化和增生

神经胶质细胞是视网膜中的重要细胞类型，其活化和增生在 DR 发展过程中起着关键作用。神经胶质细胞的活化和增生会导致大量炎症因子的释放，加速 DR 的进程，并导致神经元细胞功能障碍。这些炎症细胞因子的一部分参与了 DR 的进程，而另一部分则对 Müller 细胞本身产生反作用，刺激其产生更多炎症因子，形成恶性循环，这种 Müller 细胞对炎症的放大作用被认为是 DR 发生发展的重要原因之一。DM 患者的 Müller 细胞中增加了水通道蛋白的表达，导致神经胶质肿胀，并促进 VEGF-A、Delta 样蛋白 4 和血管生成素相关蛋白 4 的产生，这些细胞因子的过度表达可导致血管通透性和血管生成的增加。Müller 细胞来源的 VEGF 对于 DR 的视网膜炎症和血管渗漏至关重要，在 DR 的早期阶段，观察到的 Müller 细胞异常，还包括神经胶质纤维酸性蛋白(glial fibrillary acidic protein，GFAP)表达增加和 Müller 细胞肿胀。另外，星形胶质细胞的数量和 GFAP 表达减少，这些早期神经胶质变化可能与 NVU 的损伤有关。

(三)小胶质细胞的功能改变

小胶质细胞是 NVU 的组成部分之一，参与 DR 的发病机制。研究表明，DM 患者的小胶质细胞从抗炎状态转变为促炎状态，分泌促炎细胞因子如 IL-1、IL-6、IL-8 和 TNF-α，这些变化在神经元细胞死亡之前就可以观察到。慢性高血糖导致 AGEs 的增加，刺激小胶质细胞中 TNF-α 的表达，且高血糖还通过 ERK1/2-NF-κB 信号通路诱导小胶质细胞中的 VEGF 表达。小胶质细胞作为特定类型的巨噬细胞，与巨噬细胞具有许多共同特征，可分为多种亚型，包括 M1、M2a、M2b 和 M2c：M1 小胶质细胞显著表达促炎因子（如 IL-6、TNF-α、IL-12）和吞噬氧化酶（如诱导型一氧化氮合酶和 MHC-Ⅱ）；M2a 小胶质细胞是典型的 M2 型，具有强烈的抗炎特征，表达抗炎因子（如 IL-10、CD206、精氨酸酶 1 和几丁质酶-3 样蛋白 3）；M2b 小胶质细胞是介于 M1 和 M2a 之间的亚型，既表达抗炎因子（如 Arg-1、CD206），又表达促炎细胞因子（如 IL-12、IL-6、TNF-α）；M2c 小胶质细胞较高水平表达 TGF-β 和 VEGF-A。这些小胶质细胞的亚型可以相互动态变化，这一过程被称为极化。随着时间的推移，小胶质细胞可能从抗炎的 M2a 型极化转变为促炎的 M2b 或 M1 型极化。这些机制共同作用，促进了 DR 的进展和视网膜神经变性的发生。

四、糖尿病性黄斑水肿和视神经病变的发病机制

（一）糖尿病性黄斑水肿发病机制

1. 细胞间黏附分子 1 引发的细胞黏附和聚集

在 DM 中，ICAM-1 的表达增加，导致异常白细胞黏附和聚集在视网膜血管内皮细胞，这种细胞黏附和聚集引发了炎症反应，导致血管内皮细胞凋亡和基膜增厚。这些改变破坏了 iBRB 的功能，使毛细血管通透性增加，进而导致 DME 的形成。

2. TNF-α 引发的 BRB 渗透性增加

TNF-α 是一种重要的炎症因子，在 DME 的发病中扮演着重要角色。TNF-α 的增加会上调 ICAM-1 介导的内皮细胞黏附和功能障碍，导致 BRB 的渗透性增加，使得液体和蛋白质渗出到视网膜组织中，进一步加重了 DME。

3. 激肽释放酶和缓激肽系统的作用

激肽释放酶和缓激肽是一对相互作用的调节系统，在 DME 的发病过程中发挥重要作用。激肽释放酶的活化会释放出缓激肽，进而激活缓激肽 2 受体和血管舒张 G 蛋白耦联受体。这一系列反应导致视网膜血管通透性增加，促进了 DME 的发生。

4. 缺氧和缺血状态

（1）血流动力学改变：缺氧或高糖状态下，血管平滑肌的自主调节导致视网膜血管内液体和有形成分的流动性、形变发生不规律性的改变，引发视网膜血管渗漏和硬性渗出。

（2）血管调节性扩张：高血糖状态下视网膜实质层缺血缺氧，黄斑区血管自身调节性扩张，动脉氧分压下降，动脉扩张，静脉和远端毛细血管内压增加，导致黄斑区视网膜下液体和有形成分的渗出。

5. 炎症因子对 BRB 的破坏和 DME 的促进作用

IL-6、IL-8、IL-17、IL-23、TNF-α 等炎症因子参与 DME 的发生和发展，破坏 BRB 的屏障功能。

（1）影响内皮细胞和黄斑区的细胞功能：炎症因子 TNF-α 导致内皮细胞的异常黏附和功能障碍，破坏了 BRB 的完整性。同时，也会导致毛细血管通透性增加，使液体和蛋白质从血管渗漏到视网膜组织中，加重了 DME 的程度。

(2)诱导炎症细胞的浸润和活化：炎症因子诱导炎症细胞，如巨噬细胞和T淋巴细胞，进一步释放炎症介质，如细胞因子和趋化因子，加剧了炎症反应。炎症介质的释放促进了黄斑区细胞的凋亡和基质增生，进一步破坏了BRB的屏障功能。

(3)影响黄斑区的血管内皮细胞和色素上皮细胞间的作用：炎症因子干扰了细胞间的黏附分子和细胞外基质的平衡，导致细胞外基质的异常积聚和基膜的增厚。这进一步加重了BRB的破坏，并加速了DME的形成。

(4)BRB的屏障功能障碍：BRB的选择性丧失使得蛋白质和其他溶质进入视网膜组织，导致视网膜下间隙渗漏，从而引起DME。

(二)糖尿病性视神经病变发病机制

糖尿病性视神经病变(diabetic retinopathy neuropathy，DRN)是DM患者中常见的并发症之一，指的是由DM引起的视神经损伤和退行性改变。DRN主要涉及视网膜神经节细胞(retinal ganglion cell，RGC)的损伤和功能下降，导致视力受损和视觉障碍。DRN的发病机制如下。

1. 高血糖和代谢紊乱

高血糖水平是DRN发病的关键因素，脂代谢紊乱、胰岛素信号通路异常等也参与DRN的发展过程，包括多元醇途径、PKC途径、己糖胺途径和AGEs途径的激活，最终导致细胞内Na^+-K^+-ATP酶表达下调、内质网应激、线粒体功能障碍和DNA损伤等，导致RGC凋亡和不可逆性损伤。

2. 细胞凋亡和细胞因子紊乱

细胞凋亡是DRN早期阶段RGC损伤的重要机制，与氧化应激、细胞外谷氨酸积累和细胞因子变化等因素相关。此外，腺嘌呤能受体P2X7等ATP门控阳离子通道可能参与早期损伤后RGC的死亡过程。

3. 神经营养因子和细胞因子紊乱

神经营养因子如脑源性神经营养因子(brain-derived neurotrophic factor，BDNF)和细胞因子如VEGF在DRN中起着重要作用。在DR患者中，血清和房水中BDNF表达降低，与早期神经损伤和炎症相关。此外BDNF和VEGF在DRN早期具有神经保护作用，但在后期可能引发炎症相关神经损伤，导致RGC死亡。

第四节　糖尿病视网膜病变的诊断

一、糖尿病患者首次诊断

DM患者的首次诊断，需要进行全面详细的眼科评估，包括病史采集、体检和辅助检查，以确认患者的眼部情况，并判断是否存在DR以及其严重程度，同时确定是否伴随DME及其分型。

(一)病史采集要点

1. 全身病史及治疗情况

详细了解患者的全身状况，特别关注肥胖、肾脏疾病、系统性高血压、血脂水平、妊娠和神经病变等与DM相关的潜在并发症或共患病情况。同时了解患者疾病的治疗情况。

2. 眼部病史

了解患者的眼部病史，包括眼部外伤史、其他眼部疾病史、眼部手术、视网膜激光治疗和屈光手术史等，这些因素可能与DR的发展和治疗选择有关。

3. 视觉症状

询问患者是否有视力变化、模糊、闪光或视野缺损等与视网膜病变相关的症状。

4. 用药史

询问患者正在使用的药物，包括胰岛素、口服降糖药物以及其他相关药物。这可以帮助了解DM的治疗方案和效果。

5. 糖尿病病程和血糖控制情况

了解患者患DM的时间长度，包括确诊时间以及已经出现的并发症。询问患者的既往血糖控制水平检测结果，以了解过去的血糖控制水平和长期控制的稳定性。

(二)体检要点

1. 视力评估

对患者的视力进行测量，以了解视功能的状况。

2. 眼压测量

眼压测量是一种常用的眼部检查方法，用于评估眼球内的压力水平。

3. 裂隙灯显微镜检查

使用裂隙灯显微镜仔细检查眼前节，包括眼表、虹膜和晶状体等结构，排除异常情况。

4. 瞳孔对光反射评估

评估瞳孔对光的反应，包括直接对光反应和间接对光反应，以判断是否存在视神经功能障碍。

5. 完整的眼底检查

最好在瞳孔扩张后进行，包括对视网膜后极部以及视网膜周边和玻璃体的检查，以全面评估眼部结构的情况。

二、糖尿病患者辅助多模式影像检测技术

(一)眼底照相

眼底照相作为眼底筛查和记录方式已被广泛采用，特别适用于NPDR，其成像清晰度较高。眼底照相方法包括单视野、双视野、3视野和7视野照相等，不同的眼底照相技术可以提供不同程度的视野范围，从而更全面地观察眼底情况。近年来，超广角眼底照相作为一种新的辅助检查手段逐渐被引入，具有更宽广的视野范围，能够捕捉更多的视网膜区域，有助于

发现更广泛的病变和异常情况。

1. ETDRS 标准 7 视野

早期治疗糖尿病视网膜病变的研究（ETDRS）标准 7 视野眼底照相是一种经典而广泛应用的方法，被视为 DR 诊断和分期的金标准。这项技术要求相对较高，通过拍摄每只眼睛的 7 个视野的立体照片，以评估后极部视网膜病变的位置和范围。ETDRS 标准 7 视野照相方法记录了后极部眼底的微动脉瘤、视网膜出血、视网膜内微血管异常（intraretinal microvascular abnormality，IRMA）以及静脉串珠样改变等特征。通过对这些病变进行定量化的分析，可以评估 DR 的严重程度。然而，ETDRS 标准 7 视野眼底照相仅涵盖了全视网膜面积的 34% 左右，意味着在实质性的 DR 中，可能存在 ETDRS 标准 7 视野以外的视网膜周边部分。因此，在使用 ETDRS 标准 7 视野照相时，仍然存在一定的遗漏评估病灶的风险。

2. 超广角眼底成像

超广角眼底照相，全称为超宽视场眼底成像（ultra-widefield，UWF），用于对眼底进行全景式的高分辨率成像。UWF 通过使用特殊的成像设备，能够拍摄到比传统眼底照相更广阔的视野范围，覆盖到视网膜周边和玻璃体等部位。传统的眼底照相通常只能拍摄到视网膜的小部分区域，而 UWF 可以拓宽视野，使医生能够观察到更多的视网膜区域，包括远离中央凹的区域，有助于避免 ETDRS 标准 7 视野的局限性而导致的病变遗漏。此外，UWF 具有一系列优点，包括减少图像采集时间、无须散瞳、快速、非侵入性以及能够覆盖高达 200° 的更广阔的视野范围。在 7 视野范围中，UWF 在评估病变程度方面与传统的 ETDRS 标准 7 视野眼底照相具有中等至较高的一致性。UWF 影像学检查能够有效检测外周病变，因此在 DR 的诊断和治疗中具有重要的潜在意义。与没有主要外周病变的眼睛相比，以外周病变为主的眼睛进展为 PDR 的风险增加了 4.7 倍。

（二）光学相干断层扫描

光学相干断层扫描（optical coherence tomography，OCT）是一种快速、无创的视网膜横断面成像技术，通过扫描图像能够精确呈现视网膜的解剖结构，是识别 DME 和鉴别其严重程度最灵敏的方法。OCT 能呈现视网膜不同层次的组织形态改变，定性地显示黄斑水肿所在的视网膜层次和位置。此外，它还能够定量测量水肿的范围和高度。OCT 的可重复性非常好，因此对于 DME 的准确诊断和疗效评估提供了可靠的依据。

1. DME 的 OCT 表现

基于 OCT 图像，目前 DME 包括浆液性视网膜脱离（serous retinal detachment，SRD）、囊样黄斑水肿（cystoid macular edema，CME）和弥漫性视网膜增厚（diffuse retinal thickening，DRT）这三种主要病理类型（图 5-2）。以下是根据 OCT 图像特征对这些病理类型的描述。

（1）浆液性视网膜脱离型：在 OCT 图像中，浆液性视网膜脱离通常呈现为"圆顶形"隆起的高反射脱离视网膜及其下黑色聚集的视网膜下液，与周围组织（感光器层）形成明显对比。根据是否有视网膜牵引将浆液性视网膜脱离分为两个亚型，包括后玻璃体牵拉（posterior vitreous detachment，PVD）不伴牵拉性视网膜脱离（tractional retinal detachment，TRD）和 PVD 伴 TRD。

（2）囊样黄斑水肿型：在 OCT 图像中，囊样黄斑水肿通常呈现为低反射的囊样水肿暗腔，周围被高反射间隔所包围。这种类型的水肿形成了多个小囊状水肿，导致黄斑区域的视网膜表面凹陷。

(3)弥漫性视网膜增厚型：在 OCT 图像中，弥漫性视网膜增厚通常表现为视网膜层间反射信号降低，视网膜厚度增加，呈现出“海绵状”外观。这种类型的水肿是由于缺乏限制该特定视网膜区域液体扩散的限制性膜。

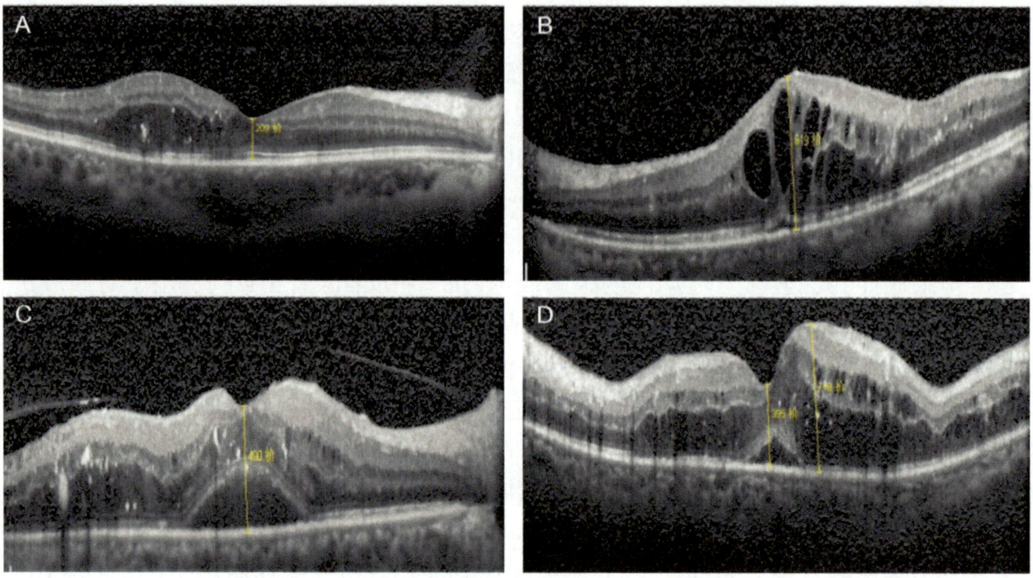

A. 弥漫性视网膜增厚型；B. 囊样黄斑水肿型；C. 浆液性视网膜脱离型；D. 混合型。

图 5-2　DME 的不同 OCT 分型

2. OCT 图像上的影像学生物标志物

OCT 提供蕴含丰富、细微结构的影像信息，其中包括高反射点(hyperreflective foci, HRF)、囊状视网膜内积液(intraretinal cystoid fluid, IRC)、视网膜下积液(subretinal fluid, SRF)、视网膜内层结构紊乱(disorganization of retinal inner layers, DRIL)、外界膜(external limiting membranes, ELM)和椭圆体带(ellipsoid zone, EZ)完整性(图 5-3)，这些改变可作为 DME 的影像学生物标志物。这些特征性改变在 DME 的诊断、治疗反应和预后评估中具有重要意义。

(1)HRF：在 OCT 图像中，我们可以观察到不同类型的 HRF，它们具有特定的特征和定位。首先，大小≤30 μm、反射性类似于神经纤维层且没有背面阴影的高反射点代表活化的小胶质细胞。其次，大小>30 μm、反射性类似于 RPE、存在背面阴影并位于外层视网膜的高反射点可能代表硬性渗出物。最后，大小>30 μm、存在背面阴影并位于内层视网膜的高反射点可能代表微血管瘤。因此，HRF 可作为 DR 和 DME 临床前期和炎性生物学标志物。

这些 HRF 与视网膜内硬性渗出(hard exudates, HE)之间存在密切关系。事实上，HRF 可以在视网膜的不同层以及血管内微小动脉瘤中观察到。通过观察发现，HRF 可能是 HE 形成的前兆，并且它们的存在与视力下降有关。

(2)DRIL：是指是指神经节细胞-内丛状层复合体、内核层和外丛状层之间的结构紊乱。DRIL 与黄斑缺血密切相关，可以用于评估 DME 患者黄斑缺血程度。DRIL 是一种可靠且易于获取的替代指标，能够稳定地与当前或已消退的 DME 患者的视力状况高度相关。相关研究发现，OCT 图像中显示的 DRIL 不仅与视力状况有关，还能够监测 DME 患者未来视力的变化。

(3) IRC：是在 DME 中形成的液体积聚囊腔，与 Müller 细胞等神经胶质细胞的肿胀、功能障碍和液化坏死有关。研究表明，IRC 与 DME 患者的视力转归密切相关，并且其位置对治疗反应起着重要作用，特别是位于内核层的 IRC 对抗 VEGF 药物或激素类药物治疗的反应更为敏感。

(4) SRF：是由于神经感觉缺失和 BRB 破坏导致的眼底低反射区，其存在会造成 DME 患者的视力下降。

(5) ELM 和 EZ：ELM 是第一个高反射带，代表胶质 Müller 和光感受器细胞之间的连接复合体。EZ 是 ELM 下方的高反射带，在临床上代表光感受器的完整性。ELM 和 EZ 也在 DME 中扮演着重要的角色，它们的连续性中断与 VEGF 的增加相关。通过抗 VEGF 治疗，可以依次恢复 ELM 及 EZ 的屏障功能。因此，在 DME 中，ELM 和 EZ 的结构完整性具有重要意义。

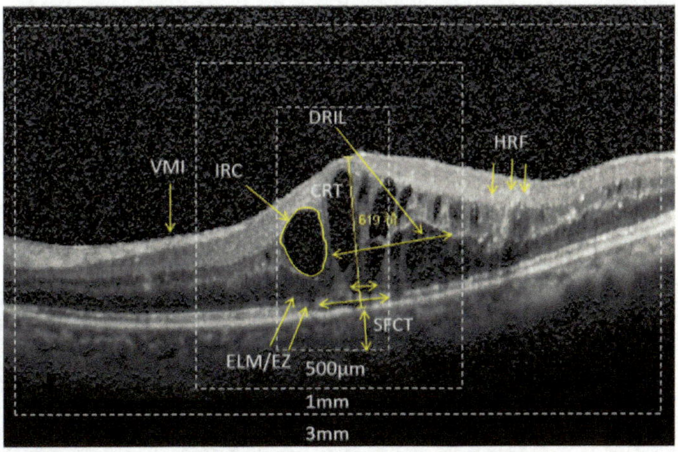

CRT，中心视网膜厚度；HRF，高反射点；SFCT，中心凹下脉络膜厚度；IRC，视网膜内囊肿；ELM，外界膜；EZ，椭圆体带；DRIL，视网膜内层结构紊乱；SRF，视网膜下液；VMI，玻璃体黄斑界面。

图 5-3 糖尿病性黄斑水肿的 OCT 影像学生物标志物

(三) 荧光素眼底血管造影

1. 荧光素眼底血管造影

荧光素眼底血管造影(fundus fluorescein angiography，FFA)是目前广泛应用于 DR 诊断的重要方法之一，通过 FFA 可以动态显示视网膜毛细血管循环状态和血管病变，同时可以发现一般眼底检查无法显示的无灌注区、血管渗漏和早期新生血管等病变(图 5-4、图 5-5)。相比检眼镜和眼底照相，FFA 能够更准确地进行 DR 的早期诊断，并指导后续的激光治疗和注射治疗等。然而，FFA 是有创操作，可能引发恶心呕吐等不良反应，并在极少数情况下导致严重不良反应如造影剂过敏所致的休克甚至死亡，故严重心脑血管疾病、肾功能不全或屈光介质混浊者慎用。

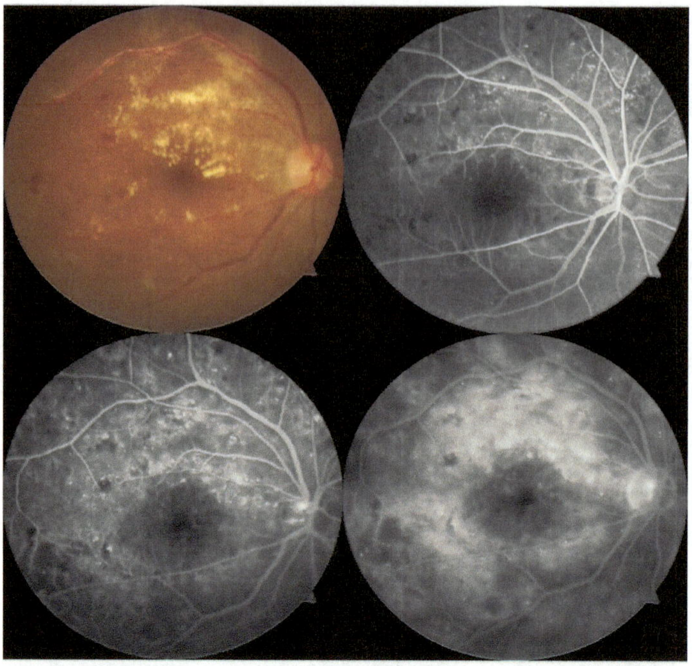

FFA 见视网膜微血管瘤呈强荧光点；出血遮蔽荧光；片状无灌注区呈弱荧光；视网膜内微血管异常；晚期黄斑区呈花瓣样荧光积存。

图 5-4 非增殖性糖尿病视网膜病变

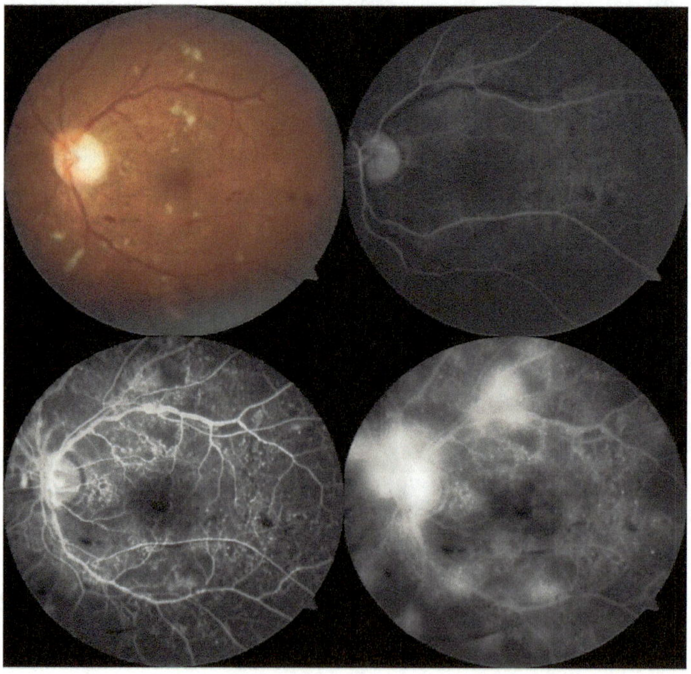

FFA 见视网膜血管迂曲壁染；微血管瘤样荧光渗漏；出血遮蔽荧光；无灌注弱荧光区；视网膜内微血管异常；视网膜新生血管样强荧光渗漏。

图 5-5 增殖性糖尿病视网膜病变

2. 超广角荧光素眼底血管造影

超广角 FFA(UWFA)一次成像即可观察 200°范围的眼底图像，相比常规的 FFA，其无须多次拍摄和拼图，就能清晰显示眼底周边部的病变特征，提供更全面、准确的诊断信息。DR 的视网膜非灌注区常发生于视网膜周边部，这使得 UWFA 在 DR 的诊断和治疗中具有明显的优势。此外，UWFA 所显示的视网膜范围是 ETDRS 标准 7 视野的 3.2 倍，视网膜非灌注区和新生血管的范围分别是 ETDRS 标准 7 视野的 3.9 倍和 1.9 倍，表明 UWFA 在显示 DR 范围上比传统的 ETDRS 标准 7 视野有明显优势，能更早期发现视网膜周边部的病变。

(四)光学相干断层扫描血管造影

与 FFA 相比，OCT 的不足是无法动态显示黄斑区的血流和血管异常。目前光学相干断层扫描血管成像技术(optical coherence tomography angiography，OCTA)可以弥补这一不足，其具有非侵入、无须注射荧光素染料的优点，可对视网膜微脉管系统进行深度分辨可视化。OCTA 的原理是通过对同一横断面进行相干光层析成像并获取血流信号，再以冠状面的形式逐层呈现三维重建后的眼底血管影像。OCTA 不仅能够识别 DR 的典型病变，如视网膜微血管瘤、视网膜无灌注区、黄斑中心凹无血管区(foveal avascular zone，FAZ)、IRMA 和 NVE，还能够对视网膜微血管损伤进行定量测量。

视网膜微血管瘤是浅层(或深层)的微血管瘤，呈囊状或纺锤形，具有不同的内部反射率，而与 FFA 相比，OCTA 上观察到的视网膜微血管瘤数量较少。在患有 DME 的眼睛中，OCTA 显示出较大的 FAZ，而且 FAZ 轮廓不规则，血管直径增大、迂曲，同时患者的血管密度较低(图 5-6)。对于对抗 VEGF 治疗反应不佳的 DME 患者，OCTA 显示出更严重的毛细血管丛损伤和 DME 情况。通过 OCTA，可以清晰地区分视网膜新生血管(neovascularization elsewhere，NVE)和 IRMA(图 5-7)，因为小的 NVE 会延伸到内界膜上方，而 IRMA 则发生在视网膜内部。

OCTA 具有比 FFA 更高的分辨率，但无法像 FFA 一样准确显示血管渗漏和其范围。此外，OCTA 还存在投射伪影和分层误差问题，并且在检测小型微动脉瘤方面的灵敏度和特异性不如 FFA。然而，相对于 FFA 而言，OCTA 是一种无创检查方法，更适合用于随访观察。

(五)B 超检查和彩超检查

B 超检查仪器利用频率>20 kHz 的声波通过压电晶体收集回声密集区域的反射声波，并生成 2D B-扫描图像。在眼底镜观察中，尤其是严重 DR 导致的玻璃体出血导致无法观察眼底，此时 B 超检查成为评估 PDR 伴有 TRD 的有效工具。然而，在轻微的 DR 中，如果只有少量的眼底出血，使用 B 超检查回声可能并不明显。

彩色多普勒超声利用声波在不同组织中传播时的衰减程度差异进行组织成像，从而观察正常组织和病变组织在结构、密度和血流动力学方面的差异，以便对病变组织进行诊断。通过彩色超声成像，可以实时定位眼部动脉的血流动力学，并进行动态检测和观察，而且具有良好的重复性。血流动力学指标包括收缩期峰值流速(peak systolic velocity，PSV)，它表示血管充盈程度和血流供应强度；舒张末期流速(end diastolic velocity，EDV)，它反映远端组织的血流灌注情况；阻力指数(resistance index，RI)，它显示微血管阻力的变化，阻力指数值越高，表示微血管阻力越大。

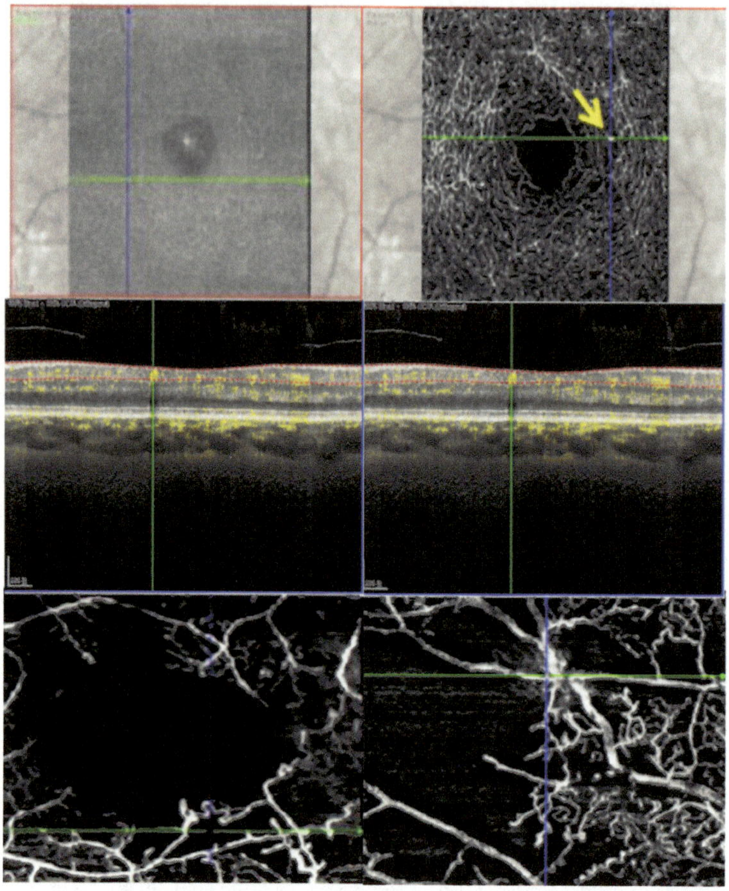

图 5-6　非增殖性糖尿病视网膜病变，OCTA 见大片无血流信号区(无灌注区)

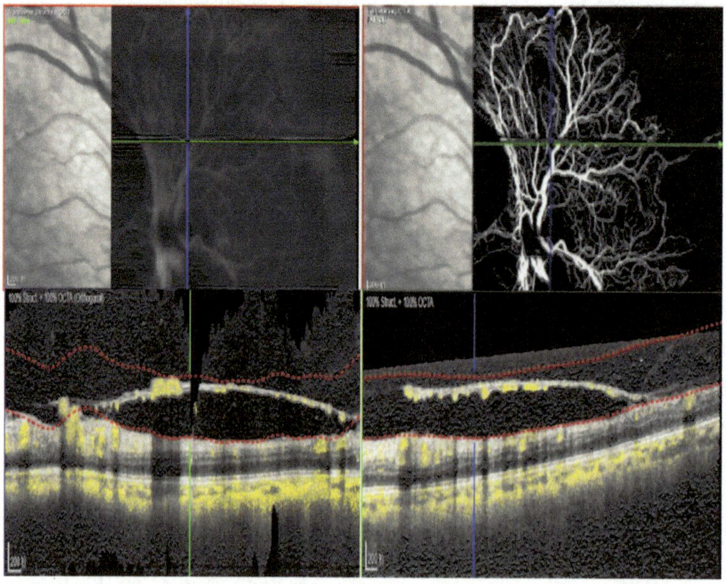

图 5-7　增殖性糖尿病视网膜病变，OCTA 见新生血管

（六）视网膜电图和多焦视网膜电图

1. 视网膜电图

视网膜电图（electroretinographm，ERG）是一种记录视网膜受到漫反射光刺激时视网膜神经元和非神经元的电反应总和的检查，主要测量视网膜神经元产生的电流。当评估 DR 时，视网膜电生理图中的视网膜振荡电位（oscillatory potentials，OPs）具有重要意义。在 DR 患者中，OPs 的振幅逐渐降低，且这种降低与病变的阶段密切相关。因此，OPs 可作为评估 DR 临床前期和早期病变的功能学形态的指标。通过监测 OPs 的变化，可以追踪病情、观察治疗效果并评估预后，而较低的 OPs 振幅可能与较差的预后和并发症风险相关。

2. 多焦视网膜电图

多焦视网膜电图（multifocal electroretinography，mfERG）可以克服 ERG 可能难以或不能检测到空间局部的视网膜异常的局限性。mfERG 使用 M 序列控制刺激，通过一系列六边形元素的交替闪光或图形翻转来获取视网膜各部位的局部电信号。典型的 mfERG 波形包括 N1、P1 和 N2 波，N1 波主要由光感受器产生，P1 波主要由 Müller 细胞和双极细胞产生。mfERG 的这些特征使其能够更准确地评估不同视网膜区域的功能，并在视网膜疾病的诊断和治疗中得到广泛应用。

mfREG 对于视网膜病变的早期诊断具有极其重要的价值。其中以 P1 波反应密度最敏感而且能检测病程的进展，判断疗效和预后，异常检出率也是最高的。视网膜病变时 mfERG 的 P1 和 N1 波反应密度呈下降趋势，潜伏期呈延长趋势，并且与病程显著相关，N1 波反应密度到晚期才出现异常。

（七）人工智能技术诊断

近年来，人工智能和深度学习技术的结合在 DR 的分析和诊断方面取得了显著进展。深度学习作为人工智能的重要分支，通过使用深度神经网络（deep neural network，DNN）模型，能够自动从大量的图像数据中学习和提取特征，并进行准确的 DR 诊断。

利用深度学习技术，研究人员开发了多种基于深度卷积神经网络（deep convolutional neural network，DCNN）的模型，用于 DR 的自动检测和分类。这些模型可以自动识别视网膜图像中的异常特征，如微血管病变和出血点，从而帮助医生快速准确地诊断 DR。同时，深度学习还可以通过学习大规模数据集中的模式和特征，提高 DR 的预测能力，帮助医生评估病情的进展和制定个性化的治疗方案。

人工智能和深度学习技术的结合也促进了 DR 的智能化筛查和监测。基于深度学习的算法和系统能够自动分析眼底图像，快速识别和定位患者可能存在的 DR，提高筛查效率和准确性。此外，通过与传感器技术的结合，可以实现非接触式的眼底图像采集和监测，为患者提供更便捷和连续的眼部健康管理服务。

第五节　糖尿病视网膜病变的治疗

DR 是糖尿病患者常见的并发症之一，严重影响患者的生活质量。DR 的治疗方法包括全身系统的慢性病管理和眼部的局部治疗。

一、全身系统管理

全身系统的慢性病管理对于 DR 患者来说至关重要，大量证据显示，纠正代谢紊乱可改善 DR 状态，降低血糖、降低血压及调节血脂是防治 DR 的基本措施。

（一）血糖的管理

血糖的波动以及低血糖会加重眼底改变，而良好的血糖控制可以预防和/或延缓 DR 的发生及进展。推荐个体化的血糖控制目标，科学降糖，同时重视降糖的速度与幅度。目前认为，各类降糖药物均可通过血糖控制来达到防治 DR 的效果，但在有 DME 的患者中应避免应用噻唑烷二酮类药物，因有证据显示其可能增加 DME 发生风险。

（二）血压的控制

糖尿病合并高血压者推荐 RAS 阻断剂为首选药物，但不推荐将 RAS 阻断剂作为血压正常的糖尿病患者预防视网膜病变的药物。

（三）血脂的调节

伴有高甘油三酯血症的轻度 NPDR 患者可采用非诺贝特治疗。非诺贝特在调节脂代谢紊乱、炎症、氧化应激、血管新生和细胞凋亡等方面有一定作用，可能与改善 DR 的发生、发展相关。

（四）改善微循环、抗氧化应激治疗

临床证据显示，血管保护剂羟苯磺酸钙可改善早期 DR，如微血管瘤、出血、硬性渗出；羟苯磺酸钙联合激光及抗 VEGF 治疗也有获益证据，在 DR 的中晚期，羟苯磺酸钙联合激光或抗 VEGF 治疗，可改善血流动力学、降低黄斑厚度、减少视网膜新生血管荧光素渗漏面积，进一步保护残存视功能。另外，具有抗氧化应激、抗炎作用的药物对 DR 治疗有潜在获益，如硫辛酸可改善视神经传导。

（五）中医中药

随着祖国医学的发展，复方血栓通、芪明颗粒等中药被用于早期 DR 的辅助治疗，其主要作用为促进渗出吸收，提高视力，延缓视网膜病变的发生，但中成药的选用必须适合该品种药物的中医证型，应该规范使用。

二、眼部治疗

眼部的局部治疗包括激光光凝、抗 VEGF 药物和手术，应根据 DR 疾病阶段以及是否合并 DME 进行治疗决策选择。DR 的诊疗流程如图 5-8 所示。

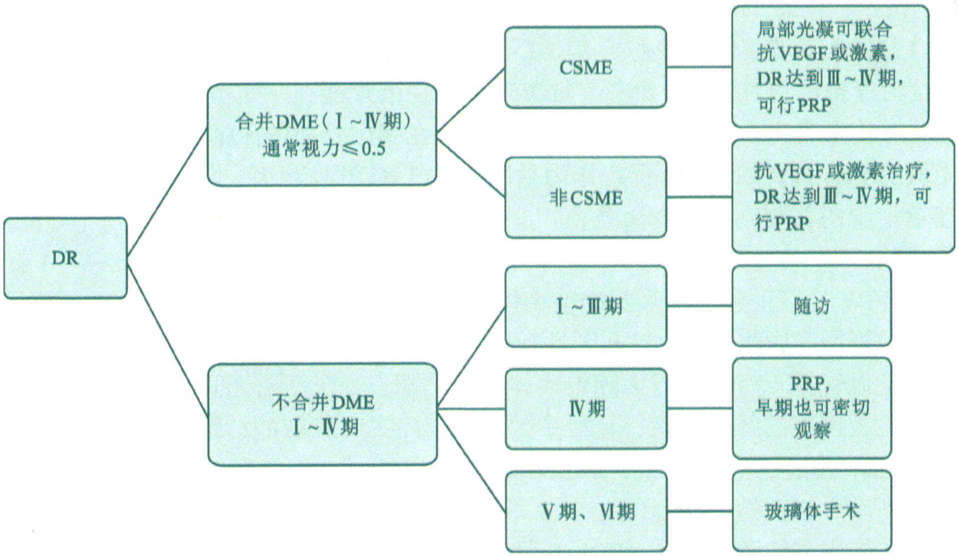

（引自：中华医学会眼科学会眼底病组学，《我国糖尿病视网膜病变临床诊疗指南（2014年）》，《中华眼科杂志》2014年第50期，第851~865页）

图5-8　DR的诊疗流程

（一）DR的治疗

1. 激光光凝治疗

DR的治疗重在早期发现、早期干预和定期随访，如果能够通过激光治疗或者抗VEGF药物治疗将病变稳定在非增殖型或增生早期，可避免严重的视力丧失。

全视网膜光凝术（panretinal photocoagulation，PRP）被认为是有效降低重度NPDR和PDR患者严重视力损伤的主要治疗方法。PRP的目的是破坏视网膜的无灌注区，降低全视网膜的氧耗，使得已形成的视网膜新生血管消退或阻止其发生。ETDRS研究表明，患有重度NPDR和PDR的2型糖尿病患者早期PRP和延迟PRP比较，5年内严重视力下降或玻璃体切割术（pars plana vitrectomy，PPV）的发生率减少50%以上。合并DME的重度NPDR和早期PDR患者，可以在PRP治疗前先进行抗VEGF药物治疗；但对于高危PDR患者，PRP治疗不宜延迟，应在能看清眼底时尽快进行PRP，可以和抗VEGF药物治疗同时进行。当患者因合并严重的玻璃体积血或视网膜前出血而无法进行激光光凝治疗时，可以考虑PPV。

2. 抗VEGF药物治疗

VEGF是介导DR新生血管及炎性过程的核心因素，已有大量证据显示抗VEGF药物治疗在DR治疗中的疗效。目前市面上的抗VEGF药物主要有单克隆抗体及融合蛋白两类，单克隆抗体类药物包括贝伐单抗（bevacizumab）、雷珠单抗（ranibizumab），融合蛋白类药物包括阿柏西普（aflibercept）、康柏西普（conbercept）。

针对重度NPDR及不合并玻璃体积血和牵拉性视网膜脱离的PDR患者，如不伴视力下降，相较于PRP治疗，有条件的推荐单纯抗VEGF药物治疗；针对重度NPDR及不合并玻璃体积血和牵拉性视网膜脱离的PDR患者，如伴视力下降，相较于单纯PRP治疗或单纯抗

VEGF 药物治疗，有条件的推荐抗 VEGF 药物治疗联合 PRP 治疗。

需要注意的是，玻璃体内注射抗 VEGF 药物治疗需要长期随访，对患者的依从性有较高的要求，且治疗费用相对较高。此外，抗 VEGF 药物治疗能在一定程度上延缓无灌注区的进展，但无法逆转无灌注区扩大的自然病程。因此，在我国目前的国情下，PRP 在控制 DR、减少致盲上具有非常重要的作用，仍应作为重度 NPDR 和 PDR 患者，尤其是疾病进行性进展的患者临床治疗中的首要方法和金标准。

3. 手术治疗

PDR 的 PPV 适应证包括不吸收的玻璃体积血、纤维增生膜、视网膜前出血、视网膜被牵拉以及牵拉性视网膜脱离、牵拉性孔源性视网膜脱离、玻璃体积血合并白内障、玻璃体积血合并虹膜新生血管等。PPV 可以去除玻璃体混浊和积血，恢复屈光间质的透明，切断玻璃体内前后方牵拉视网膜的纤维条索，分割并尽可能剥除视网膜前的纤维血管增生膜，合并视网膜脱离时，凝固裂孔，使脱离的视网膜重新复位。

对于达到手术指征的 PDR 患者，PPV 联合抗 VEGF 药物可带来手术后视力改善的中等收益。但在实施中需注意联合抗 VEGF 药物的用药人群与时机，适合用抗 VEGF 药物的人群为手术中、手术后存在出血风险的高危 PDR 患者，并注意手术前抗 VEGF 药物治疗有增加组织纤维化加重牵拉性视网膜脱离发展的可能。从经济学角度考虑，联合治疗会带来一定程度的费用增加，有条件的推荐 PPV 联合抗 VEGF 药物治疗。

（二）DME 治疗

DME 常用治疗方法包括玻璃体内注射抗 VEGF 药物、激光光凝以及激素治疗等。

1. 抗 VEGF 药物治疗

作为一种多功能生长因子，VEGF 在 DME 的病理发展过程中参与了 BRB 破坏，引起血管渗漏、血管增生，是 DME 发病机制中的重要因素。而抗 VEGF 药物能有效抑制 NVE 形成，减轻血管渗漏，改善患者视力，因而已成为 DME 的一线治疗方法。目前我国眼内应用抗 VEGF 药物主要为单克隆抗体类的雷珠单抗以及融合蛋白类的康柏西普和阿柏西普。

（1）雷珠单抗：雷珠单抗是一种重组人源化的单克隆抗体 Fab 片段，能靶向与活性 VEGF-A 的所有亚型结合，阻碍 VEGF-A 与其受体（VEGFR-1 和 VEGFR-2）结合，从而抑制血管内皮细胞的增殖、液体渗出和新生血管形成。

核心研究发现，雷珠单抗的单药治疗或联合激光治疗优于单独使用激光治疗，并且联合组注射次数更少。一项有我国国人参与的雷珠单抗治疗 DME 的 REVEAL 研究结果显示，12 个月坚持治疗可获得 5.9 个字母的视力改善，其中 18.8%的患者视力改善可达 15 个字母以上，优于激光治疗组。

（2）康柏西普：康柏西普是我国自主研发的融合蛋白类抗 VEGF 药物，由 VEGFR-1 中的第 2 个免疫球蛋白（Ig）样结构域和 VEGFR-2 中的第 3、4 个 Ig 样结构域，与人 IgG Fc 片段经过融合而成，于 2019 年 5 月被批准用于治疗 DME，其解离率更低，半衰期长，延长了其在眼内的作用时间，能通过拮抗 VEGFR 信号传导，抑制新生血管生长，有作用时间长、亲和力高及多靶点等优点。

一项为期 12 个月的多中心、随机、双盲、平行对照Ⅲ期临床试验（SAILING）以及 12 个月的延展研究，为康柏西普治疗 DME 的长期有效性和安全性提供了证据。多项临床研究和真实世界数据结果显示，康柏西普治疗 DME 可显著改善患者中心视网膜厚度(central retinal thickness，CRT)和最佳矫正视力(best corrected visual acuity，BCVA)。

(3)阿柏西普：阿柏西普是一种重组型 VEGF 和胎盘生长因子的抑制剂，包含人 VEGFR 的第 2 个 Ig 结构域、人 VEGFR-2 的第 3 个 Ig 结构域和人 IgG1 的 Fc 区，是我国首个获国家药品监督管理局(NMPA)批准用于治疗 DME 的抗 VEGF 药物。

两项设计相似的随机、双盲、对照Ⅲ期临床研究(VIVID 和 VISTA)证实了阿柏西普治疗 CI-DME 的有效性和安全性。根据既往的研究结果，在 5 针负荷治疗期后每 4 周注射 1 次及每 8 周注射 1 次 2 mg 阿柏西普能有效提高 DME 患者 BCVA 及降低其 CRT，且两者的疗效均优于单纯激光治疗。

(4)贝伐单抗：贝伐单抗是一种人源化的抗 VEGF 重组鼠单克隆抗体，它的作用机制是通过阻止 VEGF 与内皮细胞表面的 VEGFR-1 和 VEGFR-2 结合，从而产生生物效应。

在治疗 DME 方面，贝伐单抗已被广泛应用。一项研究比较了激光治疗和贝伐单抗治疗 DME 的疗效，并发现贝伐单抗组在安全性和有效性方面优于激光治疗组。另一项研究对 309 例初诊为 DME 的患者进行了玻璃体内注射贝伐单抗治疗，并进行了为期 2 年的随访，平均注射次数为 3.1 次(1~17 次)。研究结果显示，在首次贝伐单抗治疗后，对于初诊为 DME 的患者，有 30%的患者的 BCVA 有显著提高。

总的来说，贝伐单抗作为一种抗 VEGF 的治疗药物，在 DME 的治疗中具有显著的疗效。它通过阻断 VEGF 的活性，减少血管生成和血管渗漏，从而改善黄斑区域的水肿和视力问题。贝伐单抗治疗通常通过玻璃体内注射进行，治疗周期和注射次数会根据患者的具体情况而定。在一些病例中，贝伐单抗治疗可以显著改善患者的视力状况。

(5)哌加他尼钠：哌加他尼钠于 2004 年成为第一个获得美国 FDA 批准的抗 VEGF 药物。它通过与 VEGF165 的适配体特异性结合，阻止 VEGF165 与其受体结合，从而产生生物效应。

它是一种靶向治疗药物，作用于血管生成的关键调节因子 VEGF。相比于其他抗 VEGF 药物，哌加他尼钠的作用靶点相对单一，因此其疗效可能相对较差，而且其成本效益相对较低。因此，目前在临床上使用哌加他尼钠的情况较少。

(6)药物选择：目前证据中并未发现融合蛋白类与单抗类抗 VEGF 药物在收益、风险上存在明显差异。因此，药物的选择需要考虑患者个体情况进行临床治疗选择。对于视力较好的 DME 患者，治疗的合理策略是选择随访观察，但是在实际临床工作中，还需要结合患者的全身情况，选择个性化的治疗方案。

(7)治疗方案的选择：规范的抗 VEGF 药物治疗对患者的预后十分重要。目前临床上所采用的抗 VEGF 药物治疗方案并不一致，针对 DME 的抗 VEGF 药物治疗方案主要包括：起始负荷治疗后定期给药(包括每 4 周给药 1 次和每 8 周给药 1 次)、PRN 和治疗并延长给药(T&E)。PRN 方案：在疾病再次出现活动性时给予抗 VEGF 药物治疗；而疾病无活动性时，则采取每月随访观察方案。T&E 方案：每次随访时均给予抗 VEGF 药物治疗，根据疾病活动性决定抗 VEGF 药物治疗的间隔；如果疾病无活动性，则延长注射间隔(2 周或 4 周)；如果疾病出现活动性，则缩短注射间隔。针对中心视力下降的 DME 患者，抗 VEGF 药物的早期、强化负荷治疗非常重要；而维持期采用定期给药、PRN 还是 T&E 方案，尚无统一意见。

2. 激素治疗

多种炎性因子参与 DME 的发生发展，病理过程包括白细胞在视网膜毛细血管表面产生活性氧以及炎性因子，增加血管通透性以及加快 BRB 的分解。皮质类固醇可通过多种机制产生抗炎作用，稳定细胞膜、增强 BRB 的功能并减少渗出。目前用于玻璃体内注射的激素类药物包括：曲安奈德（triamcinolone acetonide，TA）以及地塞米松 BRB 玻璃体内植入剂（Ozurdex）。

（1）TA：一种介于白色和米白色之间的结晶性粉末，不溶于水，极易溶于乙醇。玻璃体内注射 TA 在短期内对 DME 患者有明显的疗效，但再治远期疗效并不优于传统的激光治疗。同时，玻璃体内注射 TA 易导致药物性白内障和继发性青光眼的发生。

（2）Ozurdex：于 2021 年被我国批准用于成人 DME 的治疗。该药物是种地塞米松玻璃体腔植入剂，可生物降解，无须手术取出。Ozurdex 可装载 0.7 mg 地塞米松，并持续释放地塞米松长达 6 个月。使用时需以 22G 推注器经睫状体平坦部注入眼内，再次注射时重复上述操作即可，大大减少了因手术产生的并发症。有研究表明，Ozurdex 植入后可以使 DME 患者获得长期疗效，且安全性高、疗效确切。尽管接受地塞米松植入剂治疗后部分患者眼压会升高，但大多数患者的眼压可使用降眼压药物控制。与传统玻璃体内注射 TA 比较，拥有更长效、更稳定的抗炎效果，同时减少了眼内频繁注药的不良反应。

针对抗 VEGF 药物治疗应答不良或无应答的 DME 患者，相较于继续抗 VEGF 药物治疗，有条件推荐更换为眼内注射激素治疗。人工晶状体（IOL）眼或计划接受白内障手术眼、PPV 眼，以及近期有重大心脑血管事件的患者，激素可以考虑作为一线治疗方法。但激素药物本身也存在一定的风险，主要不良反应包括眼压升高和白内障。玻璃体腔应用激素治疗应注意监测。

3. 激光治疗

激光治疗能封闭无灌注区，减少 VEGF 表达，从而改善黄斑区微循环，抑制毛细血管的渗漏，减少水肿和渗出，最终达到治疗 DME 的目的。

（1）传统激光治疗：局灶性、传统格栅样和改良格栅样光凝被认为是 DME 的标准治疗方式。局灶性光凝，主要用于治疗合并硬性渗出的微血管瘤；传统格栅样光凝，主要用于治疗视网膜无灌注区、IRMA 和弥漫渗漏的毛细血管床，但晚期可能出现激光斑融合、增生导致视野缩小、视力下降等并发症；改良格栅样光凝，在传统格栅样光凝的基础上降低了激光强度，使光斑更弱、直径更小（50 μm），且治疗范围仅为水肿区内的无灌注区域以及渗漏的微血管囊，减少了传统格栅样光凝的并发症。美国 ETDRS 小组的研究显示，局灶性或格栅样光凝可使 DME 患者发生中等程度视力下降的风险降低 50%以上，并减少难治性 DME 的发生，提高患者的 BCVA。

（2）微脉冲激光治疗：微脉冲激光是种短促的高频率重复脉冲激光，具有曝光时间短、能量低、密度高、可多个微脉冲叠加等特点。其选择性作用于 RPE 细胞而不损伤感光细胞和其他邻近细胞，从而达到治疗效应并避免感光细胞的损伤及视野暗点的形成。已有多项研究证实了阈值下微脉冲激光治疗 DME 的安全性和有效性。与可形成激光斑、会对视网膜造成损伤的传统局灶性激光和格栅样激光不同，阈值下微脉冲激光在使微血管栓塞、收缩、硬化的同时可以改变视网膜内外屏障的通透性，从而在不造成激光瘢痕损伤的前提下，达到治疗黄斑水肿的目的。

4. 手术治疗

对于因玻璃体视网膜交界面异常引起的 DME，通过 PPV 解除玻璃体界面的牵拉，是有效缓解黄斑水肿的一种手术方法。PPV 后，黄斑旁毛细血管血流量明显增加，毛细血管血供的增加和血流状况的改善是视力提高的主要原因。PPV 能解除玻璃体机械性牵拉，并且能清除玻璃体腔中能促进视网膜微血管渗漏的相关因子，在短期内能有效地提高视网膜的氧含量，从而减轻黄斑水肿。由于手术具有一定的风险，PPV 一般不作为 DME 的首选治疗方法，只有经标准抗 VEGF 药物治疗或激素治疗后仍有水肿者方可考虑行 PPV，无牵拉的持续不吸收的黄斑水肿也可以考虑行 PPV，只是要考虑存在视力下降的风险。

5. 未来新型治疗

未来的研究方向主要包括以下几个方面：开发新型的药物治疗方法，如长效抗 VEGF 药物、新型类固醇类药物等；探索联合治疗的效果，如抗 VEGF 药物和类固醇类药物的联合应用；研究个体化治疗方案，根据患者的病情和基因特征等因素，制定个性化的治疗方案，以提高治疗效果和减少不良反应等；开发新型的治疗技术，如基因治疗、干细胞治疗等，以实现更加精准和有效的治疗。

参考文献

[1] Sun H, Saeedi P, Karuranga S, et al. IDF Diabetes Atlas: Global, regional and country-level diabetes prevalence estimates for 2021 and projections for 2045[J]. Diabetes Res Clin Pract, 2022, 183: 109119.

[2] 中国 2 型糖尿病防治指南(2020 年版)(上)[J]. 中国实用内科杂志, 2021, 41(8): 668-695.

[3] 钟学礼. 全国 14 省市 30 万人口中糖尿病调查报告[J]. 中华内科杂志, 1981(11): 678-683.

[4] Pan X R, Yang W Y, Li G W, et al. Prevalence of diabetes and its risk factors in China, 1994. National Diabetes Prevention and Control Cooperative Group. Diabetes Care, 1997, 20(11): 1664-1669.

[5] Li Y, Teng D, Shi X, et al. Prevalence of diabetes recorded in mainland China using 2018 diagnostic criteria from the American Diabetes Association: national cross sectional study[J]. BMJ, 2020, 369: m997.

[6] Magliano D J, Boyko E J D A. IDF DIABETES ATLAS [M]. Brussels: International Diabetes Federation, 2021.

[7] Tan G S, Cheung N, Simo R, et al. Diabetic macular oedema[J]. Lancet Diabetes Endocrinol, 2017, 5(2): 143-155.

[8] Teo Z L, Tham Y C, Yu M, et al. Global Prevalence of Diabetic Retinopathy and Projection of Burden through 2045: Systematic Review and Meta-analysis[J]. Ophthalmology, 2021, 128(11): 1580-1591.

[9] Yau J W, Rogers S L, Kawasaki R, et al. Global prevalence and major risk factors of diabetic retinopathy[J]. Diabetes Care, 2012, 35(3): 556-564.

[10] 万文萃, 龙洋. 糖尿病视网膜病变的流行病学、病因学与发病机制研究现状[J]. 眼科新进展, 2022, 42(9): 673-679.

[11] 中华医学会眼科学分会眼底病学组, 中国医师协会眼科医师分会眼底病学组. 我国糖尿病视网膜病变临床诊疗指南(2022 年)[J]. 中华眼底病杂志, 2023(2): 99-124.

[12] Deng Y X, Ye W Q, Sun Y T, et al. A meta-analysis of prevalence of diabetic retinopathy in China[J]. Zhonghua Yi Xue Za Zhi, 2020, 100(48): 3846-3852.

[13] 糖尿病视网膜病变分期标准[J]. 中华眼科杂志, 1985(2): 113.

[14] Wilkinson C P, Ferris F R, Klein R E, et al. Proposed international clinical diabetic retinopathy and diabetic macular edema disease severity scales[J]. Ophthalmology, 2003, 110(9): 1677-1682.

[15] 中华医学会眼科学会眼底病学组. 我国糖尿病视网膜病变临床诊疗指南(2014 年)[J]. 中华眼科杂志,

2014(11): 851-865.

[16] Gomulka K, Ruta M. The Role of Inflammation and Therapeutic Concepts in Diabetic Retinopathy-A Short Review[J]. Int J Mol Sci, 2023, 24(2).

[17] Xia M, Jiao L, Wang X H, et al. Single-cell RNA sequencing reveals a unique pericyte type associated with capillary dysfunction[J]. Theranostics, 2023, 13(8): 2515-2530.

[18] Kim K, Kim E S, Kim D G, et al. Progressive retinal neurodegeneration and microvascular change in diabetic retinopathy: longitudinal study using OCT angiography[J]. Acta Diabetol, 2019, 56(12): 1275-1282.

[19] Karadayi R, Mazzocco J, Leclere L, et al. Plasmalogens Regulate Retinal Connexin 43 Expression and Muller Glial Cells Gap Junction Intercellular Communication and Migration [J]. Front Cell Dev Biol, 2022, 10: 864599.

[20] Zahs K R, Ceelen P W. Gap junctional coupling and connexin immunoreactivity in rabbit retinal glia[J]. Vis Neurosci, 2006, 23(1): 1-10.

[21] 杜长虹，刘银萍. 糖尿病视网膜病变发病机制研究进展. 沈阳医学院学报，2023，25(1): 88-91.

[22] Wang Y, Yang X, Li Q, et al. Single-cell RNA sequencing reveals the Muller subtypes and inner blood-retinal barrier regulatory network in early diabetic retinopathy[J]. Front Mol Neurosci, 2022, 15: 1048634.

[23] Lai D W, Lin K H, Sheu W H, et al. TPL2 (Therapeutic Targeting Tumor Progression Locus-2)/ATF4 (Activating Transcription Factor-4)/SDF1alpha (Chemokine Stromal Cell-Derived Factor-alpha) Axis Suppresses Diabetic Retinopathy[J]. Circ Res, 2017, 121(6): e37-e52.

[24] Park D Y, Lee J, Kim J, et al. Plastic roles of pericytes in the blood-retinal barrier[J]. Nat Commun, 2017, 8: 15296.

[25] Kim D, Lewis C S, Sarthy V P, et al. High-Glucose-Induced Rab20 Upregulation Disrupts Gap Junction Intercellular Communication and Promotes Apoptosis in Retinal Endothelial and Muller Cells: Implications for Diabetic Retinopathy[J]. J Clin Med, 2020, 9(11).

[26] Klaassen I, van Geest R J, Kuiper E J, et al. The role of CTGF in diabetic retinopathy[J]. Exp Eye Res, 2015, 133: 37-48.

[27] Wu M Y, Yiang G T, Lai T T, et al. The Oxidative Stress and Mitochondrial Dysfunction during the Pathogenesis of Diabetic Retinopathy[J]. Oxid Med Cell Longev, 2018, 2018: 3420187.

[28] Whitehead M, Wickremasinghe S, Osborne A, et al. Diabetic retinopathy: a complex pathophysiology requiring novel therapeutic strategies[J]. Expert Opin Biol Ther, 2018, 18(12): 1257-1270.

[29] Semeraro F, Cancarini A, Dell'Omo R, et al. Diabetic Retinopathy: Vascular and Inflammatory Disease[J]. J Diabetes Res, 2015, 2015: 582060.

[30] Burgos R, Mateo C, Canton A, et al. Vitreous levels of IGF-I, IGF binding protein 1, and IGF binding protein 3 in proliferative diabetic retinopathy: a case-control study[J]. Diabetes Care, 2000, 23(1): 80-83.

[31] Zorena K, Raczynska D, Raczynska K. Biomarkers in diabetic retinopathy and the therapeutic implications [J]. Mediators Inflamm, 2013, 2013: 193604.

[32] Sadiq M A, Hanout M, Sarwar S, et al. Platelet derived growth factor inhibitors: A potential therapeutic approach for ocular neovascularization[J]. Saudi J Ophthalmol, 2015, 29(4): 287-291.

[33] Wong C G, Rich K A, Liaw L H, et al. Intravitreal VEGF and bFGF produce florid retinal neovascularization and hemorrhage in the rabbit[J]. Curr Eye Res, 2001, 22(2): 140-147.

[34] Kastelan S, Oreskovic I, Biscan F, et al. Inflammatory and angiogenic biomarkers in diabetic retinopathy[J]. Biochem Med (Zagreb), 2020, 30(3): 30502.

[35] Zhang Q, Liu J, Duan H, et al. Activation of Nrf2/HO-1 signaling: An important molecular mechanism of herbal medicine in the treatment of atherosclerosis via the protection of vascular endothelial cells from oxidative

stress[J]. J Adv Res, 2021, 34: 43-63.
[36] Fan J, Xu G, Jiang T, et al. Pharmacologic induction of heme oxygenase-1 plays a protective role in diabetic retinopathy in rats[J]. Invest Ophthalmol Vis Sci, 2012, 53(10): 6541-6556.
[37] Gverovic A A, Karaman K, Znaor L, et al. IL-12 concentrations in the aqueous humor and serum of diabetic retinopathy patients[J]. Graefes Arch Clin Exp Ophthalmol, 2012, 250(6): 815-821.
[38] Dong N, Xu B, Wang B, et al. Study of 27 aqueous humor cytokines in patients with type 2 diabetes with or without retinopathy[J]. Mol Vis, 2013, 19: 1734-1746.
[39] Zorena K, Mysliwska J, Mysliwiec M, et al. Interleukin-12, vascular endothelial growth factor and tumor necrosis factor-alpha in the process of neoangiogenesis of diabetic retinopathy in children[J]. Klin Oczna, 2007, 109(4-6): 155-159.
[40] Luc K, Schramm-Luc A, Guzik T J, et al. Oxidative stress and inflammatory markers in prediabetes and diabetes[J]. J Physiol Pharmacol, 2019, 70(6).
[41] Klaassen I, de Vries E W, Vogels I, et al. Identification of proteins associated with clinical and pathological features of proliferative diabetic retinopathy in vitreous and fibrovascular membranes[J]. PLoS One, 2017, 12(11): e187304.
[42] Dagher Z, Park Y S, Asnaghi V, et al. Studies of rat and human retinas predict a role for the polyol pathway in human diabetic retinopathy[J]. Diabetes, 2004, 53(9): 2404-2411.
[43] Aldosari D I, Malik A, Alhomida A S, et al. Implications of Diabetes-Induced Altered Metabolites on Retinal Neurodegeneration[J]. Front Neurosci, 2022, 16: 938029.
[44] Li C, Miao X, Li F, et al. Oxidative Stress-Related Mechanisms and Antioxidant Therapy in Diabetic Retinopathy[J]. Oxid Med Cell Longev, 2017, 2017: 9702820.
[45] Schmidt R E, Dorsey D A, Beaudet L N, et al. A potent sorbitol dehydrogenase inhibitor exacerbates sympathetic autonomic neuropathy in rats with streptozotocin-induced diabetes[J]. Exp Neurol, 2005, 192(2): 407-419.
[46] Ellis E A, Guberski D L, Hutson B, et al. Time course of NADH oxidase, inducible nitric oxide synthase and peroxynitrite in diabetic retinopathy in the BBZ/WOR rat[J]. Nitric Oxide, 2002, 6(3): 295-304.
[47] Nagy T, Fisi V, Frank D, et al. Hyperglycemia-Induced Aberrant Cell Proliferation; A Metabolic Challenge Mediated by Protein O-GlcNAc Modification[J]. Cells, 2019, 8(9).
[48] Buse M G. Hexosamines, insulin resistance, and the complications of diabetes: current status[J]. Am J Physiol Endocrinol Metab, 2006, 290(1): E1-E8.
[49] Lund J, Ouwens D M, Wettergreen M, et al. Increased Glycolysis and Higher Lactate Production in Hyperglycemic Myotubes[J]. Cells, 2019, 8(9).
[50] Kang Q, Yang C. Oxidative stress and diabetic retinopathy: Molecular mechanisms, pathogenetic role and therapeutic implications[J]. Redox Biol, 2020, 37: 101799.
[51] Idris I, Gray S, Donnelly R. Protein kinase C activation: isozyme-specific effects on metabolism and cardiovascular complications in diabetes[J]. Diabetologia, 2001, 44(6): 659-673.
[52] Julius A, Hopper W. A non-invasive, multi-target approach to treat diabetic retinopathy[J]. Biomed Pharmacother, 2019, 109: 708-715.
[53] Ott C, Jacobs K, Haucke E, et al. Role of advanced glycation end products in cellular signaling[J]. Redox Biol, 2014, 2: 411-429.
[54] Chaudhuri J, Bains Y, Guha S, et al. The Role of Advanced Glycation End Products in Aging and Metabolic Diseases: Bridging Association and Causality[J]. Cell Metab, 2018, 28(3): 337-352.
[55] Guimaraes E L, Empsen C, Geerts A, et al. Advanced glycation end products induce production of reactive

oxygen species via the activation of NADPH oxidase in murine hepatic stellate cells[J]. J Hepatol, 2010, 52(3): 389-397.

[56] Zhang Y, Yang X, Deng X, et al. Single-cell transcriptomics-based multidisease analysis revealing the molecular dynamics of retinal neurovascular units under inflammatory and hypoxic conditions[J]. Exp Neurol, 2023, 362: 114345.

[57] Antonetti D A, Klein R, Gardner T W. Diabetic retinopathy[J]. N Engl J Med, 2012, 366(13): 1227-1239.

[58] Barber A J, Lieth E, Khin S A, et al. Neural apoptosis in the retina during experimental and human diabetes. Early onset and effect of insulin. J Clin Invest, 1998, 102(4): 783-791.

[59] Jonsson K B, Frydkjaer-Olsen U, Grauslund J. Vascular Changes and Neurodegeneration in the Early Stages of Diabetic Retinopathy: Which Comes First? [J]. Ophthalmic Res, 2016, 56(1): 1-9.

[60] Sohn E H, van Dijk H W, Jiao C, et al. Retinal neurodegeneration may precede microvascular changes characteristic of diabetic retinopathy in diabetes mellitus[J]. Proc Natl Acad Sci U S A, 2016, 113(19): E2655-E2664.

[61] Oshitari T. The Pathogenesis and Therapeutic Approaches of Diabetic Neuropathy in the Retina[J]. Int J Mol Sci, 2021, 22(16).

[62] Wang J, Xu X, Elliott M H, et al. Muller cell-derived VEGF is essential for diabetes-induced retinal inflammation and vascular leakage[J]. Diabetes, 2010, 59(9): 2297-2305.

[63] Antonetti D A, Silva P S, Stitt A W. Current understanding of the molecular and cellular pathology of diabetic retinopathy[J]. Nat Rev Endocrinol, 2021, 17(4): 195-206.

[64] Kinuthia U M, Wolf A, Langmann T. Microglia and Inflammatory Responses in Diabetic Retinopathy[J]. Front Immunol, 2020, 11: 564077.

[65] Dong N, Chang L, Wang B, et al. Retinal neuronal MCP-1 induced by AGEs stimulates TNF-alpha expression in rat microglia via p38, ERK, and NF-kappaB pathways[J]. Mol Vis, 2014, 20: 616-628.

[66] Zhang T, Ouyang H, Mei X, et al. Erianin alleviates diabetic retinopathy by reducing retinal inflammation initiated by microglial cells via inhibiting hyperglycemia-mediated ERK1/2-NF-kappaB signaling pathway[J]. FASEB J, 2019, 33(11): 11776-11790.

[67] Chen C, Wu S, Hong Z, et al. Chronic hyperglycemia regulates microglia polarization through ERK5[J]. Aging (Albany NY), 2019, 11(2): 697-706.

[68] Li J, Yu S, Lu X, et al. The phase changes of M1/M2 phenotype of microglia/macrophage following oxygen-induced retinopathy in mice[J]. Inflamm Res, 2021, 70(2): 183-192.

[69] Wu H, Wang M, Li X, et al. The Metaflammatory and Immunometabolic Role of Macrophages and Microglia in Diabetic Retinopathy[J]. Hum Cell, 2021, 34(6): 1617-1628.

[70] Orihuela R, Mcpherson C A, Harry G J. Microglial M1/M2 polarization and metabolic states[J]. Br J Pharmacol, 2016, 173(4): 649-665.

[71] Solito E, Sastre M. Microglia function in Alzheimer's disease[J]. Front Pharmacol, 2012, 3: 14.

[72] Fu J, Zhu J. Relationship among Serum Homocysteine, Intercellular Adhesion Molecule-1, Monocyte Chemoattractant Protein-1, and Visual Impairment in Diabetic Macular Edema[J]. J Coll Physicians Surg Pak, 2022, 32(1): 57-60.

[73] Maines L W, Antonetti D A, Wolpert E B, et al. Evaluation of the role of P-glycoprotein in the uptake of paroxetine, clozapine, phenytoin and carbamazapine by bovine retinal endothelial cells [J]. Neuropharmacology, 2005, 49(5): 610-617.

[74] 赵洋，石岩. 糖尿病性黄斑水肿发病机制和治疗进展[J]. 医学综述，2019，25(17)：3463-3472.

[75] Kristinsson J K, Gottfredsdottir M S, Stefansson E. Retinal vessel dilatation and elongation precedes diabetic macular oedema[J]. Br J Ophthalmol, 1997, 81(4): 274-278.
[76] Haydinger C D, Ferreira L B, Williams K A, et al. Mechanisms of macular edema[J]. Front Med (Lausanne), 2023, 10: 1128811.
[77] Sander B, Larsen M, Moldow B, et al. Diabetic macular edema: passive and active transport of fluorescein through the blood-retina barrier[J]. Invest Ophthalmol Vis Sci, 2001, 42(2): 433-438.
[78] Chinese expert consensus on diagnosis and treatment of diabetic optic neuropathy (2022)[J]. Zhonghua Yan Ke Za Zhi, 2022, 58(6): 405-411.
[79] Tassetto M, Scialdone A, Solini A, et al. The P2X7 Receptor: A Promising Pharmacological Target in Diabetic Retinopathy[J]. Int J Mol Sci, 2021, 22(13).
[80] Wu S, Mo X. Optic Nerve Regeneration in Diabetic Retinopathy: Potentials and Challenges Ahead[J]. Int J Mol Sci, 2023, 24(2).
[81] Aiello L P, Odia I, Glassman A R, et al. Comparison of Early Treatment Diabetic Retinopathy Study Standard 7-Field Imaging With Ultrawide-Field Imaging for Determining Severity of Diabetic Retinopathy[J]. JAMA Ophthalmol, 2019, 137(1): 65-73.
[82] 李盈龙，彭小宁，王光鑫，等. 超广角眼底成像在糖尿病视网膜病变筛查中的应用[J]. 安徽医学，2023, 44(2): 166-169.
[83] Attiku Y, Nittala M G, Velaga S B, et al. Comparison of diabetic retinopathy severity grading on ETDRS 7-field versus ultrawide-field assessment[J]. Eye (Lond), 2023.
[84] Silva P S, Cavallerano J D, Haddad N M, et al. Peripheral Lesions Identified on Ultrawide Field Imaging Predict Increased Risk of Diabetic Retinopathy Progression over 4 Years[J]. Ophthalmology, 2015, 122(5): 949-956.
[85] 许迅，卢一. 重视对糖尿病性黄斑水肿的诊治[J]. 中华眼底病杂志，2018(4): 313-316.
[86] de Moura J, Samagaio G, Novo J, et al. Joint Diabetic Macular Edema Segmentation and Characterization in OCT Images[J]. J Digit Imaging, 2020, 33(5): 1335-1351.
[87] Vidal P, de Moura J, Novo J, et al. Multivendor fully automatic uncertainty management approaches for the intuitive representation of DME fluid accumulations in OCT images[J]. Med Biol Eng Comput, 2023, 61(5): 1209-1224.
[88] Prince J, Kumar D, Ghosh A, et al. Surgical Management of Diabetic Macular Edema[J]. Curr Diab Rep, 2023, 23(6): 119-125.
[89] Eandi C M, de Geronimo D, Giannini D, et al. Baseline SD-OCT characteristics of diabetic macular oedema patterns can predict morphological features and timing of recurrence in patients treated with dexamethasone intravitreal implants[J]. Acta Diabetol, 2020, 57(7): 867-874.
[90] Nanegrungsunk O, Patikulsila D, Sadda S R. Ophthalmic imaging in diabetic retinopathy: A review[J]. Clin Exp Ophthalmol, 2022, 50(9): 1082-1096.
[91] Vujosevic S, Bini S, Torresin T, et al. Hyperreflective Retinal Spots in Normal and Diabetic eyes: B-Scan and En Face Spectral Domain Optical Coherence Tomography Evaluation[J]. Retina, 2017, 37(6): 1092-1103.
[92] Mehta N, Tsui E, Lee G D, et al. Imaging Biomarkers in Diabetic Retinopathy and Diabetic Macular Edema[J]. Int Ophthalmol Clin, 2019, 59(1): 241-262.
[93] Moein H R, Novais E A, Rebhun C B, et al. Optical Coherence Tomography Angiography to Detect Macular Capillary Ischemia in Patients with Inner Retinal Changes after Resolved Diabetic Macular Edema[J]. Retina, 2018, 38(12): 2277-2284.

[94] Suciu C I, Suciu V I, Nicoara S D. Optical Coherence Tomography (Angiography) Biomarkers in the Assessment and Monitoring of Diabetic Macular Edema[J]. J Diabetes Res, 2020, 2020: 6655021.

[95] Kwan C C, Fawzi A A. Imaging and Biomarkers in Diabetic Macular Edema and Diabetic Retinopathy[J]. Curr Diab Rep, 2019, 19(10): 95.

[96] Vujosevic S, Torresin T, Berton M, et al. Diabetic Macular Edema With and Without Subfoveal Neuroretinal Detachment: Two Different Morphologic and Functional Entities[J]. Am J Ophthalmol, 2017, 181: 149-155.

[97] Zhou J, Song S, Zhang Y, et al. OCT-Based Biomarkers are Associated with Systemic Inflammation in Patients with Treatment-Naive Diabetic Macular Edema[J]. Ophthalmol Ther, 2022, 11(6): 2153-2167.

[98] Saxena S, Meyer C H, Akduman L. External limiting membrane and ellipsoid zone structural integrity in diabetic macular edema[J]. Eur J Ophthalmol, 2022, 32(1): 15-16.

[99] Wang S, Zuo Y, Wang N, et al. Fundus fluorescence Angiography in diagnosing diabetic retinopathy[J]. Pak J Med Sci, 2017, 33(6): 1328-1332.

[100] Wieclawek W, Danch-Wierzchowska M, Rudzki M, et al. Ultra-Widefield Fluorescein Angiography Image Brightness Compensation Based on Geometrical Features[J]. Sensors (Basel), 2021, 22(1).

[101] Ferrara M, Loda A, Coco G, et al. Diabetic Retinopathy: Soluble and Imaging Ocular Biomarkers[J]. J Clin Med, 2023, 12(3).

[102] Wessel M M, Aaker G D, Parlitsis G, et al. Ultra-wide-field angiography improves the detection and classification of diabetic retinopathy[J]. Retina, 2012, 32(4): 785-791.

[103] 高斐，闵寒毅. 糖尿病视网膜病变的诊断与治疗[J]. 中国临床医生杂志，2021，49(12)：1402-1404.

[104] Matsunaga D R, Yi J J, de Koo L O, et al. Optical Coherence Tomography Angiography of Diabetic Retinopathy in Human Subjects[J]. Ophthalmic Surg Lasers Imaging Retina, 2015, 46(8): 796-805.

[105] Ashraf M, Sampani K, Clermont A, et al. Vascular Density of Deep, Intermediate and Superficial Vascular Plexuses Are Differentially Affected by Diabetic Retinopathy Severity[J]. Invest Ophthalmol Vis Sci, 2020, 61(10): 53.

[106] Lee J, Moon B G, Cho A R, et al. Optical Coherence Tomography Angiography of DME and Its Association with Anti-VEGF Treatment Response[J]. Ophthalmology, 2016, 123(11): 2368-2375.

[107] Demir G, Arici M, Alkin Z. Preoperative Evaluation of Tractional Retinal Detachment with B-Mode Ultrasonography in Diabetic Vitreous Hemorrhage[J]. Beyoglu Eye J, 2021, 6(1): 49-53.

[108] Chen D, Yu Y, Zhou Y, et al. A Deep Learning Model for Screening Multiple Abnormal Findings in Ophthalmic Ultrasonography (With Video)[J]. Transl Vis Sci Technol, 2021, 10(4): 22.

[109] 许昕，赵薇，安美霞，等. 彩色多普勒超声对糖尿病视网膜病变预测价值的研究进展[J]. 临床医学进展，2022(8)：12.

[110] Mcanany J J, Persidina O S, Park J C. Clinical electroretinography in diabetic retinopathy: a review. Surv Ophthalmol, 2022, 67(3): 712-722.

[111] 左文，陈婷，艾明. 多焦视网膜电图在糖尿病视网膜病变中的应用进展[J]. 临床眼科杂志，2022，30(2)：171-174.

[112] Muchuchuti S, Viriri S. Retinal Disease Detection Using Deep Learning Techniques: A Comprehensive Review[J]. J Imaging, 2023, 9(4).

[113] Introduction: Standards of Medical Care in Diabetes-2018[J]. Diabetes Care, 2018, 41(Suppl 1): S1-S2.

[114] 中华医学会糖尿病学分会视网膜病变学组. 糖尿病相关眼病防治多学科中国专家共识(2021 年版)[J]. 中华糖尿病杂志，2021(11)：1026-1042.

[115] Merante D, Menchini F, Truitt K E, et al. Diabetic macular edema: correlations with available diabetes therapies-evidence across a qualitative review of published literature from MEDLINE and EMBASE[J]. Drug

Saf, 2010, 33(8): 643-652.

[116] Sjølie A K, Klein R, Porta M, et al. Effect of candesartan on progression and regression of retinopathy in type 2 diabetes (DIRECT-Protect 2): a randomised placebo-controlled trial[J]. Lancet, 2008, 372(9647): 1385-1393.

[117] Parving H H, Persson F. Effects of RAS inhibitors on diabetic retinopathy[J]. Lancet Diabetes Endocrinol, 2015, 3(5): 315-316.

[118] Kang E Y, Chen T H, Garg S J, et al. Association of Statin Therapy With Prevention of Vision-Threatening Diabetic Retinopathy[J]. JAMA Ophthalmol, 2019, 137(4): 363-371.

[119] Zhang X, Liu W, Wu S, et al. Calcium dobesilate for diabetic retinopathy: a systematic review and meta-analysis[J]. Sci China Life Sci, 2015, 58(1): 101-107.

[120] Wang M, Pan W, Xu Y, et al. Microglia-Mediated Neuroinflammation: A Potential Target for the Treatment of Cardiovascular Diseases[J]. J Inflamm Res, 2022, 15: 3083-3094.

[121] Hu Z, Xie C, Yang M, et al. Add-on effect of Qiming granule, a Chinese patent medicine, in treating diabetic macular edema: A systematic review and meta-analysis[J]. Phytother Res, 2021, 35(2): 587-602.

[122] Ferris F. Early photocoagulation in patients with either type I or type Ⅱ diabetes[J]. Trans Am Ophthalmol Soc, 1996, 94: 505-537.

[123] Photocoagulation treatment of proliferative diabetic retinopathy. Clinical application of Diabetic Retinopathy Study (DRS) findings, DRS Report Number 8. The Diabetic Retinopathy Study Research Group. Ophthalmology, 1981, 88(7): 583-600.

[124] He F, Yu W. Longitudinal neovascular changes on optical coherence tomography angiography in proliferative diabetic retinopathy treated with panretinal photocoagulation alone versus with intravitreal conbercept plus panretinal photocoagulation: a pilot study[J]. Eye (Lond), 2020, 34(8): 1413-1418.

[125] Zhang Q, Zhang T, Zhuang H, et al. Single-Dose Intravitreal Conbercept before Panretinal Photocoagulation as an Effective Adjunctive Treatment in Chinese Proliferative Diabetic Retinopathy[J]. Ophthalmologica, 2019, 242(2): 59-68.

[126] Wykoff C C, Nittala M G, Villanueva B C, et al. Final Outcomes from the Randomized RECOVERY Trial of Aflibercept for Retinal Nonperfusion in Proliferative Diabetic Retinopathy[J]. Ophthalmol Retina, 2022, 6(7): 557-566.

[127] Smith J M, Steel D H. Anti-vascular endothelial growth factor for prevention of postoperative vitreous cavity haemorrhage after vitrectomy for proliferative diabetic retinopathy[J]. Cochrane Database Syst Rev, 2015, 2015(8): CD8214.

[128] Liu K, Wang H, He W, et al. Intravitreal conbercept for diabetic macular oedema: 2-year results from a randomised controlled trial and open-label extension study[J]. Br J Ophthalmol, 2022, 106(10): 1436-1443.

[129] Ishibashi T, Li X, Koh A, et al. The REVEAL Study: Ranibizumab Monotherapy or Combined with Laser versus Laser Monotherapy in Asian Patients with Diabetic Macular Edema[J]. Ophthalmology, 2015, 122(7): 1402-1415.

[130] Brown D M, Schmidt-Erfurth U, Do D V, et al. Intravitreal Aflibercept for Diabetic Macular Edema: 100-Week Results From the VISTA and VIVID Studies[J]. Ophthalmology, 2015, 122(10): 2044-2052.

[131] 李艳春. 糖尿病性黄斑水肿的药物治疗现状[J]. 中国现代医生, 2021, 59(18): 184-187.

[132] 姜红, 李蕾, 邱红, 等. 贝伐单抗玻璃体腔内注射治疗糖尿病性黄斑水肿 38 例[J]. 中国药业, 2012, 21(7): 59.

[133] Fong D S, Luong T Q, Contreras R, et al. Treatment Patterns and 2 - YEAR Vision Outcomes with Bevacizumab in Diabetic Macular Edema: An Analysis From a Large U. S. Integrated Health Care System [J]. Retina, 2018, 38(9): 1830-1838.

[134] Gao L R, Wang X, Han W, et al. A multicenter prospective phase Ⅲ clinical randomized study of simultaneous integrated boost intensity-modulated radiotherapy with or without concurrent chemotherapy in patients with esophageal cancer: 3JECROG P-02 study protocol[J]. BMC Cancer, 2020, 20(1): 901.

[135] Boyer D S, Yoon Y H, Belfort R J, et al. Three-year, randomized, sham-controlled trial of dexamethasone intravitreal implant in patients with diabetic macular edema[J]. Ophthalmology, 2014, 121(10): 1904-1914.

[136] Zhang X, Zeng H, Bao S, et al. Diabetic macular edema: new concepts in patho-physiology and treatment [J]. Cell Biosci, 2014, 4: 27.

[137] Chang-Lin J E, Attar M, Acheampong A A, et al. Pharmacokinetics and pharmacodynamics of a sustained-release dexamethasone intravitreal implant[J]. Invest Ophthalmol Vis Sci, 2011, 52(1): 80-86.

[138] Kodjikian L, Bellocq D, Bandello F, et al. First-line treatment algorithm and guidelines in center-involving diabetic macular edema[J]. Eur J Ophthalmol, 2019, 29(6): 573-584.

[139] Schmidt-Erfurth U, Garcia-Arumi J, Bandello F, et al. Guidelines for the Management of Diabetic Macular Edema by the European Society of Retina Specialists (EURETINA)[J]. Ophthalmologica, 2017, 237(4): 185-222.

[140] Lavinsky D, Cardillo J A, Melo L J, et al. Randomized clinical trial evaluating mETDRS versus normal or high-density micropulse photocoagulation for diabetic macular edema[J]. Invest Ophthalmol Vis Sci, 2011, 52(7): 4314-4323.

[141] Bressler S B, Ayala A R, Bressler N M, et al. Persistent Macular Thickening After Ranibizumab Treatment for Diabetic Macular Edema With Vision Impairment[J]. JAMA Ophthalmol, 2016, 134(3): 278-285.

（符　敏　贾　傲）

第六篇 肿瘤

视网膜毛细血管瘤

概述

视网膜毛细血管瘤是全身性疾病 von Hippel-Lindau (VHL)病最常见和最早期表现之一。也有学者认为这种视网膜病变可孤立性存在，不会累及全身。VHL 病是一种常染色体显性遗传病，可表现为中枢神经系统的脑组织、脊髓、内耳、内脏器官如肾脏、胰腺、肾上腺、附睾等的多发性良性或恶性肿瘤和囊肿，是一种罕见疾病。

第一节 临床表现

视网膜毛细血管瘤通常是 VHL 病的首发表现，病变范围从非常小的毛细血管异常(小动脉和小静脉之间的毛细血管簇)到引起严重视力损害的大病变。

1. 症状

早期视网膜毛细血管瘤可无明显临床症状，病变累及黄斑区或视网膜脱离可出现视力下降，视物变形等症状。

2. 体征

根据眼底表现，可分为结节型和扁平型。典型结节型视网膜毛细血管瘤主要位于周边视网膜，也可出现在视乳头周边。最初表现是一个细微的红色或灰色的小点。随着毛细血管瘤纤维化增殖进展，继发性改变会产生不同临床表现。两条滋养血管特征性地扩张和增大，可导致血管瘤周围和黄斑区出现水肿和硬性渗出(图 6-1)。如果不进行治疗，视网膜毛细血管瘤会生长并取代视网膜的正常结构，并引起渗出性视网膜脱离(图 6-2)。毛细血管瘤的纤维化可导致牵拉性视网膜脱离、出血，最终形成新生血管性青光眼。血管瘤很少自发消退。扁平型视网膜毛细血管瘤没有突出的红色或彩色肿块，边界模糊，并且没有滋养血管，病变可位于视乳头周边、黄斑区、中周部视网膜及周边视网膜。

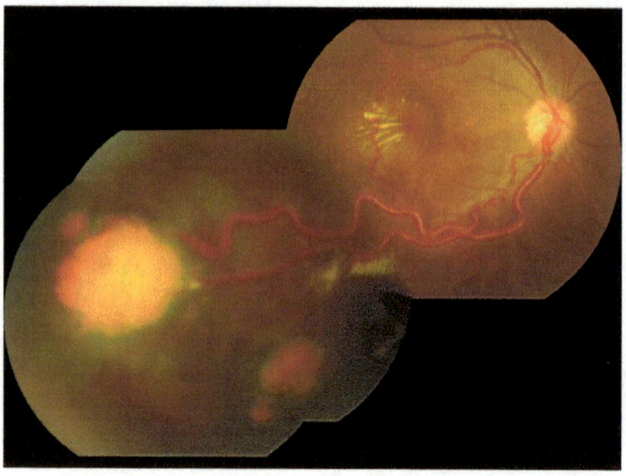

图 6-1　视网膜毛细血管瘤多个瘤体，较大的毛细血管瘤有明显粗大的滋养血管，累及黄斑区出现硬性渗出

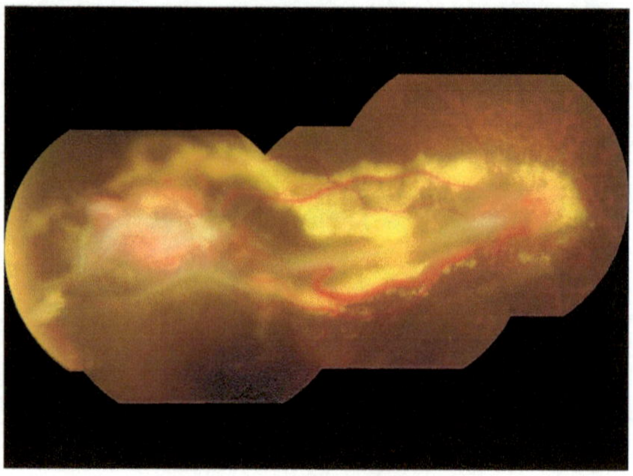

图 6-2　毛细血管瘤纤维化引起渗出性及牵拉性视网膜脱离

VHL 病患者早期通常无症状，病变往往进展缓慢。也有可能首发症状表现为视力下降。视网膜病变可以出现在任何年龄段，多见于年轻人。基因检测有助于 VHL 病的早期诊断和临床筛查。

第二节　诊断与鉴别诊断

一、诊断

视网膜毛细血管瘤的诊断主要依赖于临床表现，而其他检查可以辅助诊断。眼底广角照相可以显示周围病变的位置和大小，有助于跟踪病变的发展情况。FFA、OCT、OCTA 检查有利于早期发现病变。FFA 检查在早期可以出现荧光渗漏和明显的高荧光，与病灶连接处可见滋养血管轻微扩张，后期视网膜毛细血管瘤可有渗漏；早期微小病灶可通过 FFA 检查及早发现(图 6-3)。OCT 检查图像可见位于黄斑区的结节型视网膜毛细血管瘤在神经纤维层上，突向玻璃体腔；扁平型不突向玻璃体腔，病变位于神经纤维层和神经节细胞之间，偶尔出现在内核层。OCTA 检查显示病变主要发生在视网膜浅层血管，偶有深层血管，可显示毛细血管瘤与滋养血管之间的连接，后极部微小病灶比 FFA 检查更能明确病灶范围及大小。

对于有阳性家族史的患者，至少有一个典型的 VHL 肿瘤可诊断为 VHL 病。典型的 VHL 肿瘤包括视网膜、脊髓和小脑血管母细胞瘤，肾细胞癌，嗜铬细胞瘤。如果没有家族史，则确诊 VHL 病必须满足以下条件：有两个或两个以上中枢神经系统血管母细胞瘤，或一个中枢神经系统血管母细胞瘤和内脏肿瘤(附睾和肾囊肿除外)。必要时需要完善基因检测诊断。

二、鉴别诊断

(1)海绵状血管瘤：视网膜海绵状血管瘤是一种罕见的视网膜血管错构瘤，其特征外观

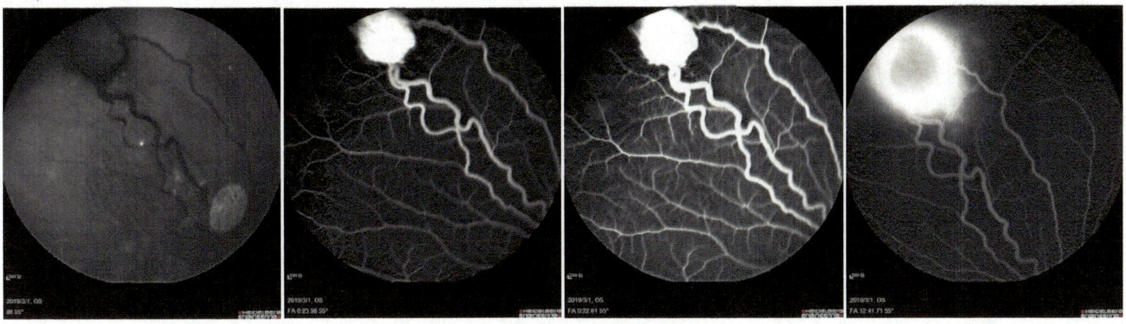

图 6-3　VHL 病患者的 FFA

类似一串葡萄，是正常毛细血管网局限性扩张形成的瘤样膨出，为先天性视网膜血管畸形，可偶发或为常染色体显性遗传，可合并皮肤及脑部血管瘤。可能有癫痫发作、神经功能缺损、颅内出血和皮肤病变的家族史。FFA 可以出现典型的帽状荧光。

(2)视网膜毛细血管扩张症：分为原因不明的特发性毛细血管扩张，及由其他影响微循环的全身疾病或视网膜病变所致的继发性毛细血管扩张。Coats 病是特发性视网膜毛细血管扩张伴进展性的视网膜渗出，通常单眼发病，诊断的三个典型特征是渗出性视网膜脱离、不规则扩张的毛细血管和外周无灌注。

(3)局限性脉络膜血管瘤：脉络膜血管瘤是良性血管错构瘤，孤立病灶，与全身疾病无明显关联。眼底表现为橙红色凸起肿块，位于赤道后方，病灶上可有脂褐素积聚。FFA 显示动脉前期和动脉期有轻度的早期带状高反射荧光，随后在动静脉期有中度高荧光，在晚期高荧光增加，并有不同程度的晚期渗漏。ICGA 显示荧光呈带状弥漫性快速充盈，首先填充周围，然后填充中央，在晚期，与周围的脉络膜相比，脉络膜血管瘤呈低荧光的外观。

(4)Sturge-Weber 综合征：脑-面部血管瘤，以先天性眼、皮肤和脑错构瘤为特征，主要发生在儿童时期，包括脉络膜血管瘤、面部红痣(葡萄酒色斑)和颅内钙化的脑血管瘤。Sturge-Weber 综合征相关的眼部表现包括眼睑有焰色痣、球外突出的血管、青光眼、视网膜血管迂曲和弥漫性脉络膜血管瘤。B 超典型表现为弥漫性高回声的脉络膜增厚。

(5)蔓状血管瘤(Wyburn-Mason 综合征)：是一种视网膜血管异常，可见较大的视网膜血管扩张伴直接动静脉吻合。

第三节　治疗

视网膜毛细血管瘤往往进展缓慢，数年甚至数十年不会进展，早期可定期观察，完善眼底检查，如发现瘤体增大或出现视网膜结构变化应给予相应治疗措施，

(1)视网膜激光光凝：氩激光光凝对于治疗大多数部位的小视网膜毛细血管瘤效果良好。

(2)冷冻治疗：大的毛细血管瘤或位于视网膜边缘的毛细血管瘤，可能需要冷冻治疗。周围毛细血管瘤的光凝和冷冻治疗会导致大量视网膜硬性渗出物积聚和黄斑水肿，可导致治疗后视力进一步下降。术前术后应用类固醇激素治疗可一定程度减少不良反应。

(3)手术治疗：视网膜毛细血管瘤的纤维血管病变收缩可导致牵拉性视网膜脱离。PPV

可用于牵拉性或渗出性视网膜脱离的患者。大毛细血管瘤引起的玻璃体出血也可以通过PPV来治疗。然而，只有根除或视网膜毛细血管瘤生长被中断时，PPV后的视力才能维持。

(4)眼内注药：病变累及黄斑引起黄斑囊样水肿或渗出性视网膜脱离，可通过眼内注射抗血管内皮生长因子(VEGF)药物缓解。有报道玻璃体内注射贝伐单抗联合光动力疗法，可以使渗出物持续减少、肿瘤消退和改善视力。

(5)全身治疗：有研究表明口服HIF-2α抑制剂Belzutifan，可使肿瘤体积变小。

第四节　总结

虽然视网膜毛细血管瘤可以作为一种孤立的疾病零星发生，但大多数与VHL病有关。视网膜毛细血管瘤往往是VHL病的首发表现，眼科医生在VHL病的诊断中起着关键作用。如果不及时适当治疗，这种疾病可能是致命的。

参考文献

[1] Stephen. J Ryan, RETINA, Fifth Elsevier Medicine, 2012-12.

[2] Otero-Marquez Oscar, Chui Toco Yp, Pinhas Alexander et al. 3-D OCT angiographic evidence of Anti-VEGF therapeutic effects on retinal capillary hemangioma. . Am J Ophthalmol Case Rep, 2022, 25: 101394.

[3] Aronow Mary E, Wiley Henry E, Gaudric Alain et al. VON HIPPEL-LINDAU DISEASE: Update on Pathogenesis and Systemic Aspects. . Retina, 2019, 39: 2243-2253.

[4] Sagar Pradeep, Rajesh R, Shanmugam Mahesh, et al. Comparison of optical coherence tomography angiography and fundus fluorescein angiography features of retinal capillary hemangioblastoma. . Indian J Ophthalmol, 2018, 66: 872-876.

[5] Takahashi Ayako, Muraoka Yuki, Koyasu Sho et al. Novel Manifestation of Retinal Hemangioblastomas Detected by OCT Angiography in von Hippel-Lindau Disease. . Ophthalmology, 2023, 130: 748-755.

[6] Sen Mrittika, Shields Carol L, Honavar Santosh G, et al. Coats disease: An overview of classification, management and outcomes. . Indian J Ophthalmol, 2019, 67: 763-771.

[7] Hamza H S, Elhusseiny A M. Submacular sclerosing capillary hemangioblastoma[J]. Am J Ophthalmol Case Rep, 2018, 11: 61-63.

[8] Fairbanks A M, Hoyek S, Patel N A. Systemic Treatment Reduces Von-Hippel-Lindau-Associated Retinal Capillary Hemangioblastoma, Ophthalmology, 2023, 130(5): 524.

[9] Hafidi Z, Handor H, Laghmari M, et al. Hémangioblastome rétinien responsable d'un syndrome de traction papillaire au cours d'une maladie de Von Hippel - Lindeau [Optic disc traction associated with an hemangioblastoma in Von Hippel-Lindau disease][J]. J Fr Ophtalmol, 2014, 37(5): 426-427.

[10] de Souza P J, Greven C M. Repair of Combined Traction - Rhegmatogenous Retinal Detachment after Cryoablation of a Retinal Capillary Hemangioblastoma[J]. Retin Cases Brief Rep, 2022, 16(2): 149-152.

[11] Jonasch E, Donskov F, Iliopoulos O, et al. Belzutifan for Renal Cell Carcinoma in von Hippel-Lindau Disease [J]. N Engl J Med, 2021, 385(22): 2036-2046.

[12] Gallenga C E, Zeppa L, de Pascale I, et al. Retinal phakomatosis and Von Hippel-Lindau peripheral capillary hemangioblastoma: proposal for staged surgery[J]. Retin Cases Brief Rep. Published online January 4, 2024.

[13] Raval V R, Agarwal A, Tyagi M. Surgical and visual outcomes after vitreoretinal surgery for complex retinal

capillary hemangioblastoma[J]. Indian J Ophthalmol, 2023, 71(11): 3544-3551.
[14] Mishra P, Pal S, Kanaujia V, et al. Retinal capillary hemangioblastoma associated with retinochoroidal coloboma in Von Hippel-Lindau disease[J]. Indian J Ophthalmol, 2019, 67(5): 688-690.

（彭 龄 姜文敏）

第七篇　药物毒性所致视网膜病变

第一章　药物性黄斑水肿

概述

许多全身疾病和眼部疾病需要长期口服药物治疗，其中有些药物及赋形剂可对视网膜造成损伤和产生毒性。有些药物会造成 RPE 的损伤；有些药物造成视网膜内层血管损伤；还有些药物造成视网膜水肿，尤其在黄斑区域；有些药物在黄斑区形成结晶样沉淀，通过其代谢物的衍生物在视网膜中产生晶体沉积物，甚至作为栓塞现象的直接沉积物。这些药物造成的视网膜病变及毒性是治疗过程中所需观察的不良反应，并且在使用前应告知患者其中的风险，以及密切观察的原因所在。

药物性黄斑水肿是临床上已经认识到的各种全身和局部药物的不良反应，需要眼科医生和其他临床医生认识相对应的药物。目前已知的与黄斑水肿不良反应有关的药物有抗癌药物他莫昔芬和紫杉醇，抗糖尿病噻唑烷二酮类药物，免疫调节剂干扰素、芬戈莫德，前列腺素类，以及烟酸。眼科药物制剂，如前列腺素类似物、肾上腺素、噻吗洛尔和眼科制剂防腐剂也被报道可能导致黄斑水肿的不良事件发生。

一、抗癌药物

1. 紫杉醇

紫杉醇是美国食品药品监督管理局批准的第一个天然植物化学药物，是一种高效低毒的广谱抗癌药。由于其水溶性差，需要添加溶剂来溶解(无水乙醇、聚氧乙烯蓖麻油)。目前临床上使用的紫杉醇改良制剂包括紫杉醇注射液、注射用紫杉醇脂质体、注射用紫杉醇(白蛋白结合型)、多西他赛注射液等。紫杉醇多用于乳腺癌、前列腺癌、非小细胞肺癌、胃癌的治疗。其说明书中所涉及的主要不良反应有：肝肾功能异常，血液学毒性(中性粒细胞减少)，胃肠道毒性，皮肤反应等。出现在眼部的并发症有黄斑水肿(图 7-1、图 7-2、图 7-3)、视神经病变、青光眼、视力下降，眼表及附属器损伤等也均有文献报道。

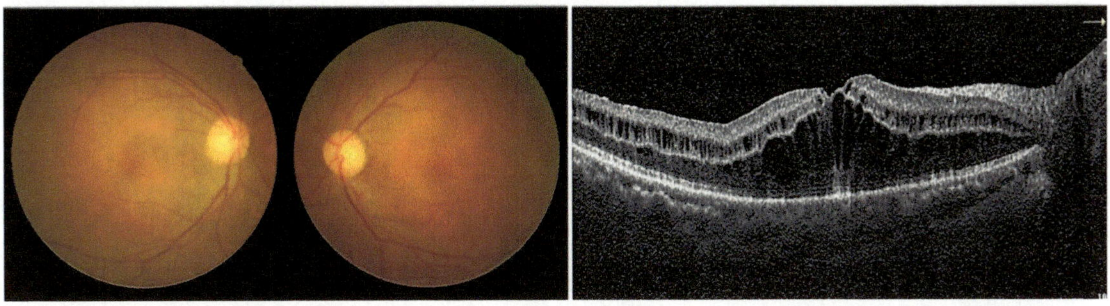

图 7-1　紫杉醇毒性表现为黄斑囊样水肿，OCT 示患者双眼外丛状层及 Henle 纤维层囊腔扩张

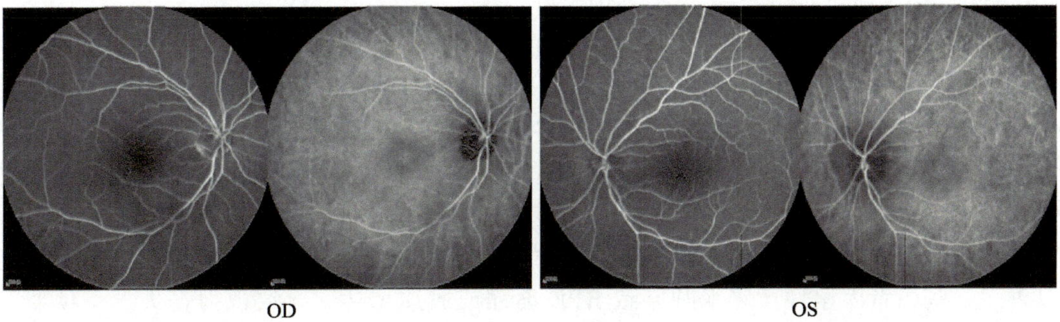

图 7-2　紫杉醇毒性患者的荧光造影检查未出现视网膜血管渗漏，黄斑区脉络膜显影见荧光积存

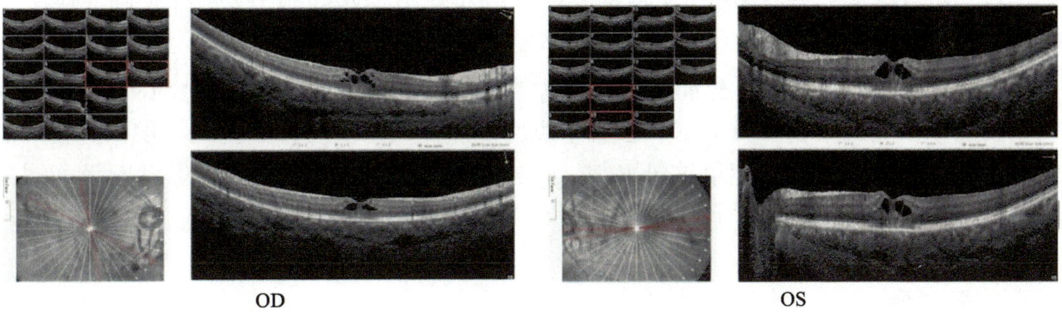

图 7-3　停药两月后患者 OCT 示黄斑囊样水肿明显减轻

2. 伊布替尼

伊布替尼是一种口服布鲁顿酪氨酸激酶(BTK)不可逆抑制剂，是慢性淋巴细胞白血病(CLL)和其他淋巴细胞增生性疾病患者的标准治疗方法。伊布替尼最常见的不良反应是腹泻(50%)、咳嗽和疲劳。其他不良反应包括：心房颤动、轻度出血和大出血、关节和肌肉疼痛、高血压、呼吸道和尿路感染风险增加、皮疹、外周血淋巴细胞增多症和细胞减少症。一项回顾性研究报道，16.1%接受伊布替尼治疗的患者出现眼部毒性；该研究中最常见的相关的不良反应是严重干眼、刺激和红眼。1 例患者在接受伊布替尼治疗 2 年后出现视网膜分支动脉阻塞(BRAO)。伊布替尼继发性黄斑囊样水肿是非剂量依赖性的。

目前伊布替尼诱发黄斑水肿的机制尚不明确，有研究报道伊布替尼可以跨越血脑屏障。因此，推测伊布替尼可能通过破坏血-视网膜屏障(BRB)而诱发黄斑水肿。

二、抗糖尿病药物

噻唑烷二酮(TZD)是降低2型糖尿病患者胰岛素抵抗的常用口服药物，可作为胰岛素增敏剂，增加肌肉、脂肪和肝脏对胰岛素的敏感性，包括罗格列酮和吡格列酮，其中吡格列酮成为主要的抗糖尿病药物之一。

据报道，TZD可引起或加重心力衰竭、肺水肿、液体潴留和外周水肿，尤其是在左心功能不全或慢性肾功能不全的患者中。单独使用吡格列酮的患者中有4.8%的患者出现外周水肿，如果与其他口服药物联合使用，则有6%~7.2%的患者出现外周水肿，而联合使用胰岛素的患者中，有高达15%的患者出现外周水肿。

TZD诱导的外周水肿的可能机制包括增加肾脏钠吸收和血浆容量，交感神经激活，肠道离子转运改变，以及VEGF的产生增加，导致血管通透性增加。这种液体潴留难以用利尿剂治疗。一些证据表明，格列酮相关的液体潴留与内皮细胞通透性增加有关。格列酮还会增加血浆中VEGF的浓度，这也可能导致血管通透性增加。视网膜中的液体积聚可能是由几种机制引起的，这些机制导致血浆体积增加和通透性增加。

有研究显示，虽然大多数患者的黄斑水肿随着时间的推移逐渐减轻，但视力并不一定随之改善。一些患者因慢性黄斑水肿导致RPE萎缩或胶质增生，导致视力丧失。一项研究显示，在格列酮停药后随访3个月的患者中，几乎所有病例的体重快速减轻和周围水肿快速消退。在11名患者中有3名(4只眼)，黄斑水肿在没有激光治疗情况下也得到迅速缓解。在其他病例中，黄斑水肿消退缓慢，需要激光治疗。在其中一些病例中，慢性水肿造成了黄斑瘢痕，故视力仍然很差。

综上所述，使用格列酮可能加重易感患者的液体潴留。目前建议充血性心力衰竭患者谨慎使用格列酮。这些药物在黄斑水肿患者中也应该谨慎使用。内科医生应该明白，使用格列酮后继发的液体潴留可能会加重黄斑水肿。眼科医生应该明白，黄斑水肿患者应该询问格列酮的使用情况，并检查是否有下肢水肿。

三、干扰素

干扰素是天然存在的能够诱导抗病毒活性的细胞因子，主要分为三种类型——干扰素-α、干扰素-β和干扰素-γ。干扰素-α用于治疗卡波西肉瘤、黑色素瘤、慢性粒细胞白血病、乙型肝炎和丙型肝炎，干扰素-β用于多发性硬化症，干扰素-γ用于恶性骨化症。

干扰素常用于治疗眼部并发症，其视网膜病变的典型特征是视网膜出血、棉绒斑，尤其是视盘周围，一些其他微血管变化，包括毛细血管脱落或黄斑水肿，通常位于后极部和乳头周围区域。干扰素诱发的黄斑水肿是一种罕见的并发症。

尽管目前已经提出了几种理论，但干扰素诱导的黄斑水肿的可能发病机制尚不清楚。低蛋白血症可能在黄斑水肿的诱发中起一定作用，因为它降低了血浆渗透压，从而降低了血浆和间质液体之间的渗透压差。因此，抑制水从间质间隙流入毛细血管可能会减少水的重吸收，导致黄斑水肿。此外，血小板减少可能导致某些血小板衍生因子功能障碍，增加内皮通透性。最后，研究表明，干扰素干扰视网膜微循环。所以有异常微循环疾病的患者，如糖尿病患者，可能有患干扰素相关眼部并发症的高风险。

综上所述，眼科医生和内科医生应该了解干扰素可能诱导黄斑水肿。OCT 和 FA 可以发现微血管改变的特征。在治疗期间应密切监测，如果发现明显改变，应考虑停药。黄斑水肿通常在停止使用干扰素后消退，但是部分患者视力仍较差。对于一些在干扰素治疗期间或治疗后出现视力下降的患者，需要高度怀疑这种情况。建议患者进行视网膜基线和随访检查，特别是对糖尿病这样的高危患者。

四、芬戈莫德

自 2010 年以来，芬戈莫德已被批准用于治疗多发性硬化症（MS）和复发缓解型多发性硬化症。据报道，芬戈莫德最常见的不良反应是鼻咽炎、心动过缓、流感和头痛。黄斑水肿是芬戈莫德的罕见并发症。与芬戈莫德相关的黄斑水肿似乎是剂量依赖性的（仅在两名服用 FDA 批准的 0.5 mg 剂量的患者中观察到），在大多数病例中，发生在开始治疗的 3~4 个月内，可能没有症状，通常在停用芬戈莫德后消失。

芬戈莫德是神经鞘氨醇-1-磷酸（S1P）的结构类似物，S1P 是一种天然存在的信号溶血磷脂，在免疫和血管生物学中具有重要作用。芬戈莫德的活性代谢产物芬戈莫德-P 诱导 S1P1 受体内化和降解，S1P1 受体在调节血管通透性方面发挥作用，为芬戈莫德相关黄斑水肿提供了可能的解释。1-磷酸鞘氨醇（S1P）是一种具有 5 种 G 蛋白偶联受体（S1PR1~S1PR5）的鞘磷脂代谢产物。这些受体几乎存在于人体内的每一种细胞中，包括淋巴细胞、内皮细胞、神经元和星形胶质细胞。S1PR1 信号负责维持细胞与细胞和细胞与基质的黏附。芬戈莫德下调 S1PR1 并拮抗 S1PR2/S1PR3，从而导致黏附复合体下调和视网膜血管通透性增加，导致黄斑水肿。

芬戈莫德相关性黄斑水肿病例可以是单侧的，也可以是双侧的，可能出现视力模糊、视力下降或没有症状，诊断基于 OCT 扫描和 FFA，芬戈莫德相关性黄斑水肿患者在 OCT 和 FFA 上可见黄斑中心凹增厚、黄斑中心凹囊肿、视网膜下积液或染料渗漏。更有可能发生在有糖尿病、葡萄膜炎或接受白内障手术的患者中。

目前对芬戈莫德相关性黄斑水肿的认识主要基于病例报告。然而，芬戈莫德相关性黄斑水肿的严重程度、视觉症状、视力、治疗和预后仍不清楚，尤其是对于希望继续使用芬戈莫德治疗的患者。多数患者停药后自愈。若重新使用芬戈莫德会导致黄斑水肿复发，停药后症状消失。对于需要继续治疗的患者，使用局部非甾体抗炎药（奈帕芬酸、溴芬酸和酮咯酸）、局部皮质类固醇（强的松龙和地塞米松）和碳酸酐酶抑制剂（乙酰唑胺）来加速黄斑水肿的分解。对于难治性黄斑水肿，可能需要更多的侵入性干预，如结膜下或玻璃体内注射类固醇（如曲安奈德）或抗 VEGF（如雷珠单抗和贝伐单抗）。一些患者可能对局部抗炎治疗没有反应。对于局部抗炎治疗无效的黄斑患者，玻璃体内注射皮质类固醇可能是一个合适的治疗选择。除了在开始使用芬戈莫德前进行基线眼科检查外，FDA 还建议患者在开始使用药物后 3~4 个月进行眼科检查。接受芬戈莫德治疗并同时接受眼科手术（如白内障手术）的患者可能会增加发生黄斑水肿的风险。有糖尿病、葡萄膜炎或与黄斑水肿相关的伴随用药的患者需要更密切的监测。

五、眼科药物

1. 前列腺素类似物

前列腺素类似物(如拉坦前列素)具有较强的降眼压作用和较少的全身不良反应，已广泛应用于原发性开角型青光眼(POAG)和高眼压症(OHT)的治疗，主要通过增加房水葡萄膜巩膜流出量来降低开角型青光眼患者的眼压。前列腺素类似物引起的局部不良反应一般较轻，例如结膜充血、虹膜色素沉着和睫毛生长。而黄斑水肿是假定的一种不良反应，目前拉坦前列素的Ⅲ期研究中，黄斑水肿的发生率为0.7%。即使在高危眼睛中，前列腺素类似物诱发的黄斑水肿也是罕见的，但无法建立任何因果关系。

虽然目前仍不清楚前列腺素类似物与黄斑水肿的发展之间的关系，但在白内障手术后的早期，特别是当眼睛发炎时，需要外用前列腺素类似物或使用前列腺素类似物和β受体阻滞剂的固定组合的患者，可能会增加发生黄斑水肿的风险。大多数研究都认为炎症可能在黄斑水肿的发展中起关键作用，特别是炎症可能破坏血-视网膜屏障和血-房水屏障。白内障手术后，许多促炎介质会促进炎症反应和血管通透性的增加。这些因素包括内源性前列腺素、补体成分、血小板激活因子、细胞因子、一氧化氮、生长因子，如VEGF和胰岛素样生长因子1等。白内障手术后，晶状体上皮细胞等前段组织受到手术应激释放炎症介质，术后炎症导致睫状突抑制房水中前列腺素的清除，导致内源性前列腺素在前房积聚。炎症介质的积聚可能导致血-房水屏障的破坏。炎症介质向视网膜的跨玻璃体扩散可能导致血-视网膜屏障的破坏和随后的黄斑水肿的发展。综合起来，这表明潜在的炎症、复杂的白内障手术或促炎药物的使用，如前列腺素类似物，可能增加发生黄斑水肿的风险。且有研究表明，使用前列腺素类似物的原发性开角型青光眼患者与未使用前列腺素类似物的患者相比，青光眼患者发生黄斑水肿的风险增高。

临床医生应该认识到，拉坦前列素的使用可能与囊样黄斑水肿的发展有关。治疗青光眼患者的临床医生应该了解处方药的潜在不良反应。对于有黄斑水肿、虹膜炎或单纯疱疹性角膜炎(HSK)的多重危险因素的眼睛，建议谨慎使用前列腺素类似物，综合考虑降眼压方案。在这些高风险的眼睛中使用前列腺素类似物之前，考虑用其他药物治疗青光眼时应是谨慎的。对于前列腺素类似物相关性黄斑水肿患者，停止前列腺素类似物治疗并在黄斑水肿治疗期间控制眼压是很重要的。非甾体抗炎药已被证明是治疗黄斑水肿的外用皮质类固醇药物的有效替代药物，而且与外用皮质类固醇不同，外用非甾体抗炎药不会影响眼压。因此，它们可能是易受皮质类固醇引起的眼压升高的患者的首选治疗方案。总体而言，在术后期间，对于有黄斑水肿危险因素的眼睛，在使用前列腺素类似物时应谨慎行事，并应考虑对个别患者进行风险-收益分析。应考虑在前列腺素类似物治疗的同时使用非类固醇抗炎药，或密切监测患者的黄斑水肿。由于术前使用前列腺素类似物已被确定为危险因素，因此有必要在临床实践中告知接受白内障手术的轻度青光眼患者停用前列腺素类似物治疗的可能性以及停用前列腺素类似物的适当时间，以将术后发生黄斑水肿的可能性降至最低。

2. 肾上腺素

肾上腺素主要兴奋α受体，对β受体作用甚弱，引起外周血管收缩，阻力增加，血压上升。眼内局部应用，使受肾上腺素能神经支配的巩膜辐射肌收缩，从而使瞳孔扩大。临床上常用作抗青光眼药物或扩瞳剂。常见的不良反应为过敏性结膜炎。据报道，接受肾上腺素治疗的青光眼无晶状体患者出现了黄斑水肿，其 FA 表现与 Irvine-Gass 综合征相同。后续也有报道无晶状体眼患者由肾上腺素和肾上腺素样药物引起可逆性黄斑水肿。

在肾上腺素诱导的黄斑囊样水肿(黄斑水肿)的发生中，有两个因素是必不可少的：①某些组织(可能是由肾上腺素引起的前葡萄膜)对前列腺素合成的刺激；②负责将前列腺素从眼内液中排出的主动转运功能障碍。在无晶状体眼中，内源性前列腺素很容易到达黄斑，导致血-视网膜屏障和黄斑水肿的破坏。此外，外用吲哚美辛能抑制肾上腺素给药后血-视网膜屏障的破坏，表明肾上腺素可诱导内源性促炎介质如前列腺素的产生。

3. 噻吗洛尔

噻吗洛尔是一种非选择性 β 受体阻断药物，用于局部治疗慢性开角型青光眼患者的眼内压升高。在比较研究中，它的降眼压效果高于交感神经药物肾上腺素，或较低至中等浓度(高达 4%)的毛果芸香碱，通常可使眼压降低 30%~35%(绝对眼压降低)。大多数接受治疗的患者对噻吗洛尔的耐受性良好。使用噻吗洛尔的患者(占 5%~10%)的不良反应如眼睛灼热、黄斑疼痛、眼睛干燥等的发生率通常与未治疗者的相似。有病例证实，噻吗洛尔及其防腐剂苯扎氯铵都可以导致术后早期人工晶状体眼血-房水屏障的破坏和血管造影所示黄斑水肿发生率的增加。由于大多数抗青光眼药物均含有防腐剂，因此，使用其他降眼压药物所产生的类似并发症，可能为防腐剂而非药物本身的活性物质所引起。在使用噻吗洛尔降眼压时，对于眼部存在黄斑水肿高危因素的患者，可酌情考虑是否需要联用非类固醇抗炎药以预防不良反应的发生。

4. 眼科制剂防腐剂

苯扎氯铵是一种季铵盐，作为洗涤剂中断细胞的脂膜，从而杀死微生物。它最初是在 20 世纪初十年代作为杀菌剂开发出来的，在 20 世纪 40 年代首次用于眼科工业，作为硬性角膜接触镜护理溶液的防腐剂。苯扎氯铵曾被用于几乎所有滴眼液，如人工泪液、抗青光眼药物等。苯扎氯铵的不良反应包括结膜炎症和纤维化、泪膜不稳定、角膜细胞毒性、前房炎、小梁细胞凋亡、白内障发展、黄斑水肿，甚至全身反应。这些影响会导致眼睛不适、眼压控制不良、青光眼手术失败以及患者依从性下降。

苯扎氯铵在伤口愈合过程中与晶状体上皮细胞接触，刺激前列腺素的合成，损害血-房水屏障及血-视网膜屏障，促进了黄斑水肿的发展。一项前瞻性、随机、单盲的研究显示，与不含防腐剂的人工泪液相比，含有苯扎氯铵的人工泪液提高了房水闪辉的发生率。然而在这项研究中没有黄斑水肿病例，因此，目前认为苯扎氯铵可能导致血-房水屏障破坏，但不会导致血-视网膜屏障破坏。

苯扎氯铵引起的不良反应可通过非甾体抗炎药来抑制。由于防腐剂不仅被添加到抗青光眼药物中，而且几乎所有局部使用的眼科药物中都添加了防腐剂，因此其他药物也可能因其防腐剂而出现术后黄斑水肿，故基线检查和定期复查非常必要。

(李　悦　姜文敏)

第二章　药物性视网膜结晶样改变

结晶性视网膜病变可与多种遗传、毒性、退行性、医源性或特发性疾病有关。结晶体可能位于视网膜前、视网膜内或视网膜下间隙、脉络膜，并可能散布在黄斑和后极部或整个视网膜外周。随着疾病的进展，可以注意到明显的中央视力障碍、夜视和视野缩小。诊断可以通过彻底的病史询问，仔细的眼睛和视网膜检查，以及多模式成像技术来做出。目前已知的与视网膜结晶相关的药物有类胡萝卜素如角黄素和叶黄素、麻醉药物、滑石粉和他莫昔芬等。

一、类胡萝卜素

1. 角黄素

角黄素是一种天然的类胡萝卜素，存在于水果、蔬菜和鱼中，呈红色到橙色，用于食品着色剂、染料和皮肤防晒剂。角黄素还用于治疗白癜风和光敏障碍等医疗疾病。有研究发现，角黄素可能导致视网膜结晶样改变。视网膜晶体的严重程度与摄入角黄素的总剂量有关。黄斑病变最常发生在 24 个月内摄入超过 19 g 角黄素。已有报告称，在摄入角黄素总剂量为 37 g 的患者中，有 50%的患者发生了视网膜病变，超过 60 g 的患者中，有 100%的患者发生了视网膜病变。导致明亮的金色颗粒积聚的诱因包括视网膜静脉阻塞、RPE 中断以及由内、外血眼屏障的破坏而导致的中心性浆液性脉络膜视网膜病变。据报道，与未受影响的眼睛相比，受累眼的晶体沉积更明显，与先前存在的 RPE 异常和与脉络膜痣相关的存在。

组织病理学分析显示，视网膜内层有红色、双折射、脂溶晶体，可能代表角黄素复合体的沉积。已经在与 Müller 细胞内部成分萎缩相关的海绵状变性区域发现了这些晶体。视网膜变薄，光感受器细胞外节减少。光感受器内段也有形态变化，有大量电子致密物质沉积。在睫状体中也发现了角黄素。这些晶体很可能代表角黄素-脂蛋白复合体，而不是纯粹的角黄素，并且被认为是角黄素-脂蛋白复合体沉积区域周围的血管受到破坏。这些复合体的聚集改变和破坏了血管膜，导致血管功能障碍。角黄素的毒性作用归因于角黄素-脂蛋白复合体导致 Müller 细胞内部继发性萎缩。

角黄素结晶性视网膜病变的诊断是基于角黄素摄取的临床病史和通过眼底镜评估视网膜内有特征性的黄金沉积。视网膜检查显示微小的、高反射率的晶体呈甜甜圈状分布在黄斑周围区域，倾向于靠近视盘的鼻侧。超高分辨率 OCT 分析显示角黄质晶体沉积在外丛状层。大多数角黄质视网膜病变患者在正常视力下没有症状，但已报告视力下降、视野缺陷、异常视网膜电信号测试和低静态亮度阈值。荧光血管造影通常是正常的；然而，可以观察到与晶体沉积堵塞相对应的孔周黄质晶体环。

服用角黄素的患者应每隔 6 个月监测一次。治疗角黄素视网膜病变需要立即停用类胡萝卜素，并有任何视网膜晶体沉积的证据。绝大多数角黄素视网膜病变患者完全康复。尽管视网膜中的结晶沉积可能需要长达 20 年的时间才能完全消失，但还没有关于角黄素视网膜病变的严重长期功能缺陷的报道。

2. 叶黄素

叶黄素、玉米黄质统称为黄斑色素，是视网膜中唯一发现的膳食类胡萝卜素，峰值分布集中在中心凹。黄斑色素在视网膜的外丛状层和内丛状层最密集。浓度最高的是中心凹的 Henle 纤维层，黄斑外检测不到。叶黄素和玉米黄质补充剂可用于治疗老年性黄斑变性患者，以促进黄斑色素的沉积。由于临床研究支持其潜在的保护作用，这些类胡萝卜素被广泛推荐作为饮食补充剂。叶黄素和玉米黄质补充剂可以防止中度干性年龄相关性黄斑变性（Age-related Macular Degeneration，AMD）患者由地图样萎缩或湿性 AMD（脉络膜新生血管形成）而导致的视力丧失。体内外研究表明，大剂量玉米黄质补充治疗具有全身安全性和无器官毒性。人体研究表明，补充玉米黄质具有良好的全身耐受性，没有毒性作用。然而有两个病例报告显示，一名患者每天服用 20 mg 叶黄素补充剂 8 年，另一名患者每天服用 20 mg 玉米黄质补充剂 6 个月。两名患者均未出现任何相关的视力丧失。眼底检查均可见黄斑黄色结晶。眼底自发荧光成像与黄斑类胡萝卜素色素的光学特征一致。SD-OCT 显示视网膜内有晶体。停用玉米黄质后，视网膜晶体溶解，血清玉米黄质水平下降，黄斑色素光密度提高。

与叶黄素和玉米黄质相关的结晶性黄斑病变与角黄素视网膜病变和西非结晶性黄斑病变相似。黄斑病变的病理生理机制（可能是 Müller 细胞功能障碍）也适用于叶黄素和玉米黄素相关的黄斑病变，因为它们都与摄入类胡萝卜素有关。晶体在视网膜内层的相似位置也支持了这一假设。

在检测到视网膜晶体后，建议停用叶黄素和/或玉米黄质补充剂。

二、麻醉药物

甲氧氟烷（1，1-二氟-2，2-二氯乙基甲醚）是一种不可燃的吸入麻醉剂，于 1960 年首次引入，但目前很少使用。甲氧氟烷被代谢成草酸和氟离子。中毒的第一个影响是继发于草酸钙沉积的肾功能衰竭。甲氧氟烷麻醉后可能出现的视网膜毒性包括晶体或屈光性视网膜沉积的斑点视网膜综合征。

甲氧氟烷，已被证明可引起整体膜蛋白细菌视紫红质的可逆光谱变化。牛外节的视紫红质也有这种作用。光诱导的视紫红质（后视紫红质 Ⅰ 到后视紫红质 Ⅱ）的构象变化以剂量依赖的方式受到影响。此外，甲氧氟烷和其他挥发性麻醉剂延缓了感光细胞的暗适应，这可能是由麻醉剂引起的膜改变的结果。这可能在与甲氧氟烷接触相关的毒性中起作用。

诊断是基于甲氧氟烷暴露史和肾功能下降。眼底镜检查显示全身性结晶性视网膜病变，伴有视网膜内和视网膜下屈光性沉积。眼底镜下可见多个明亮的视网膜血管晶体。FA 可显示与 RPE 水平沉积相对应的透射缺陷。

甲氧氟烷导致的黄斑病变是不可逆转的。甲氧氟烷视网膜病变的主要治疗是预防性的。这种麻醉剂很少用于需要长时间麻醉的手术环境。有潜在肾功能不全的患者也禁用。有甲氧氟烷暴露史的患者，特别是有相关肾脏病理的患者，应评估是否有视网膜病变。

三、矿物

滑石粉是一种主要由镁、硅和氧元素组成的矿物质。滑石是一种常见的矿物，由水合硅酸镁组成，加工成白色、细腻的结晶粉末。矿物滑石由31.7%的氧化镁，63.5%的二氧化硅和4.8%的水组成。作为一种粉末，它可以很好地吸收水分并有助于减少摩擦，保持皮肤干燥，帮助预防皮疹。它广泛用于化妆品、药品等。通常用作口服药物如盐酸哌醋甲酯(利他林)或美沙酮的惰性填充剂。一般严重不良反应报告较小。在滥用药物的情况下，当这些口服药物被静脉注射时，滑石粉颗粒会栓塞到肺部，随着时间的推移，最终可以进入体循环，导致视网膜血管阻塞。滑石粉视网膜病变可能是静止性的，但更常见的是继发于滑石粉栓子的外周缺血。

滑石粉视网膜病变的灵长类动物模型表明，视网膜和脉络膜血管的阻塞是由滑石粉微粒的二次细胞反应造成的。滑石粉颗粒滞留在毛细血管前小动脉和毛细血管中，使管腔变窄，但不一定阻塞管腔，并导致多个小灶区的缺血性异常。因此，不会发生大面积的视网膜梗死。视网膜毛细血管可显示各种形式的血管外渗漏。尽管脉络膜毛细血管局灶性闭塞，但RPE屏障仍然完好无损，没有渗入视网膜下空间，这可能与该血管层中存在的广泛侧支有关。因为滑石是相对惰性的，所以不会发生肉芽肿反应。

眼底检查显示多个小的黄色屈光血管内晶体散布在后极部。非增殖性微血管异常也可发生，包括微动脉瘤、视网膜出血、棉绒斑、扩大的小动脉段、静脉环、扩大的中心凹无血管区、视网膜和脉络膜缺血，以及少见的黄斑纤维化。增殖性异常包括动静脉吻合、视网膜周边新生血管和较少发生的视盘、玻璃体积血、牵拉性视网膜脱离和虹膜红斑症。对于后极部的发现没有治疗方法。极少见周围性视网膜无血管，即毛细血管无灌注性、棉绒斑、微动脉瘤，晚期可见视网膜新生血管及其后遗症。新生血管并发症采用激光光凝治疗，玻璃体切除术用于治疗未清除的玻璃体积血。SD-OCT可在神经纤维层、神经节细胞层、内丛和内核层显示大小不一的高反射点。血管阻塞可见视网膜内层变薄。OCT显示相对正常的浅层神经丛，深血管丛水平的低反射区缺乏信号。深毛细血管丛的分离表明滑石粉颗粒太大而不能停留在这些细小的血管中。荧光素血管成像可能显示由滑石粉栓塞、动静脉吻合和视网膜新生血管而导致的视网膜血管无灌注。

诊断需要确认动脉内视网膜晶体的存在和有静脉药物滥用史。可能需要进行实验室检测，以排除其他导致外周血管新生的原因，包括镰状细胞血红蛋白病、糖尿病、获得性免疫缺陷综合征、结节病、系统性红斑狼疮、白血病视网膜病变和高黏滞性视网膜病变。周边新生血管可采用靶向全视网膜光凝治疗。方法与增殖性镰状细胞视网膜病变相同。黄斑缺血可能因黄斑周围毛细血管受累而无法治疗。有吸毒史或检查发现有滑石粉视网膜病变的患者需要定期检查新生血管的发展。

四、抗雌激素

他莫昔芬是一种用于治疗乳腺癌的非类固醇抗雌激素。该药物相对没有严重的不良反应，但目前研究报道已有患者在大剂量治疗中出现眼部毒性。患者可能表现为无症状或视力和色觉下降。大多数病例涉及接受高剂量治疗(120~160 mg，每天两次)超过1年的患者。眼部症状通常与他莫昔芬累积剂量≥100 g有关。

他莫昔芬在结构上类似于其他具有众所周知的视黄醇毒性作用的药物，包括氯喹、氯丙嗪、硫代咪嗪和替罗酮(一种抗病毒干扰素诱导剂)。与这些制剂相关的晶体被认为扰乱了视网膜和/或 RPE 中的溶酶体功能。据推测，长期使用他莫昔芬可以破坏溶酶体膜，可能会导致药物-极性脂质复合体积聚在溶酶体中，或者可能通过复杂的分子相互作用导致视网膜损伤，最终导致氧化损伤，这是一种炎症介导的细胞死亡形式。他莫昔芬可导致 RPE 细胞坏死和凋亡，已有研究表明他莫昔芬可通过多种细胞死亡途径诱导 RPE 细胞及潜在的 Müller 细胞丢失。他莫昔芬导致的视网膜晶体可能会使糖胺聚糖染色呈阳性。细胞内和细胞外晶体由分支细丝和囊泡组成，可能代表神经元退化的产物。

诊断基于临床病史和视网膜检查的特征性表现。眼底镜检查示视网膜内有金黄色晶体沉积，可能与黄斑色素改变和严重情况下的黄斑水肿有关。视网膜内晶体通常聚集在黄斑中心凹周围区域，可能呈环状分布，密度可能有所不同。晶体似乎局限于神经纤维层和内丛状层，这已被视网膜的 OCT 证实。在某些情况下可见囊性中心凹空洞。空洞可以发生在任何一层甚至所有层，并使患者容易出现全层黄斑裂孔。当存在空穴时，FA 以非泄漏的方式显示出超荧光。FA 可显示黄斑囊样水肿。视网膜电信号可显示 a 波和 b 波的明视和暗视振幅降低。

建议每年进行眼科检查和视网膜检查，即使目前他莫昔芬的治疗剂量较低。具有正式视野和颜色分析的辅助测试尚未被确定为可靠的筛查工具。如果检查时发现视网膜沉积，应该做一次 FA。应考虑在出现视网膜沉积的第一个迹象时停用该药。如果存在大量沉积物或黄斑水肿，强烈建议停止治疗。OCT 分析特别有助于确定黄斑水肿的存在和严重程度，以及黄斑水肿的消退。停止治疗后，结晶体沉积可能持续存在，尽管较轻的病例是可逆的，如果黄斑病变不严重，视觉功能和黄斑水肿可以改善。相关的囊样黄斑水肿可以用口服乙酰唑胺、玻璃体内注射 VEGF 抑制剂或曲安奈德来治疗。黄斑水肿在停止治疗后有所改善，但晶体和囊性空洞可能仍然存在。有研究指出，在几年的抗 VEGF 治疗后，严重的黄斑水肿和花斑状黄斑晶体消失。

（李　悦　姜文敏）

第三章　药物性视网膜色素上皮病变

作为大脑个体发育的一部分，视网膜的功能在很大程度上受到神经递质和离子运动的调节，这些神经递质和离子运动直接或间接地受到精神药物的影响。此外，这种薄薄的神经组织很容易受到全身物质的影响，这些物质通过血管供应到达眼睛。视网膜的两个主要部分可以维持非炎症性异常（包括色素沉着和退化）：色素上皮和感觉性视网膜（视杆细胞和视锥细胞）。目前已知的与 RPE 病变相关的药物有抗生素如氯法齐明、抗虐药氯喹和羟氯喹、抗精神药物如硫代咪嗪和氯丙嗪、非甾体抗炎药吲哚美辛、镇痛剂多聚戊聚糖硫酸钠（PPS）和螯合剂去铁胺等。

一、抗生素

氯法齐明自 1962 年以来一直用于治疗麻风病，最近也被用于治疗一些皮肤病。它是吩噻嗪的衍生物，被认为可以刺激吞噬作用。曾认为无眼部不良反应。后发现眼部表现包括角膜基质和结膜中的晶体堆积，以及可能严重影响视力的牛眼色素性黄斑病变。在开始用氯法齐明治疗大约10个月后，患者逐渐出现双侧视网膜色素改变，呈“牛眼”样。几周后，黄斑病变变得更加明显，尽管患者的视力没有变化，但患者抱怨周围视力略有下降，对明暗的适应也有所改变。色觉测试显示一个蓝黄色的缺陷。

RPE细胞具有与巨噬细胞相似的吞噬特性，故氯法齐明可能会在这些细胞中高浓度积聚，并与氯喹一样，导致RPE和光感受器退化。

目前尚不清楚与氯法齐明相关的视网膜改变是否可逆；然而，及时停药可能会阻止进一步的视力丧失，并可能导致眼前段晶体清除。建议定期（每4个月）对所有接受这种治疗的患者进行眼底镜检查和色觉检查。

二、抗疟药

氯喹及其衍生物羟氯喹用于疟疾、阿米巴病、类风湿性关节炎（RA）和系统性红斑狼疮（SLE）。羟氯喹的使用适应证正在扩大：它越来越多地用于光敏性皮肤病，如迟发性皮肤卟啉病。其良好的安全性特征鼓励其用于儿科炎症性疾病，如幼年特发性关节炎、盘状狼疮。临床适应证越来越多，几乎没有需要停止治疗的系统性不良反应。眼部不良反应表现包括旋涡性角膜病变、金黄色角膜上皮沉积、睫状体调节能力进行性受损、晶状体后混浊和/或晚期的靶眼黄斑病变。

羟氯喹相关的视网膜毒性机制尚不清楚。最近的一项研究发现，氯喹和羟氯喹都强烈抑制人RPE细胞表达的有机阴离子转运多肽1A2（OATP1A2）的摄取活性，该多肽参与了全反式视黄醇的循环，提示羟氯喹可能对视觉周期产生影响。氯喹显著抑制人胚胎肾细胞（HEK293）和原代人RPE细胞对全反式视黄醇的摄取。体外实验也证实了氯喹对RPE通透性的影响。氯喹广泛结合在着色的眼组织中如RPE、虹膜、脉络膜和睫状体，并最终在视网膜积聚。药物在RPE内的积聚可能解释了某些患者停药后羟氯喹视网膜病变的进展。这可能会导致视网膜外层和感光细胞退化，继而导致RPE的继发性退化。目前尚不清楚为什么副中窝/外中窝中的光感受器最容易受到临床上所见的羟氯喹的毒性影响。氯喹和羟氯喹都与RPE和葡萄膜组织中的黑色素结合，并干扰新陈代谢功能。

毒性的最早表现是双侧中心旁暗点或SD-OCT（飞碟征）上椭圆体带（EZ）的消失。随后，可见细微的RPE斑点和中心凹反射消失，随后是典型的靶眼黄斑病变。终末期为全视网膜变性，如视网膜色素变性（RP）。FA结果可见RPE色素改变。OCT结果可见外核层（ONL）萎缩和EZ破坏。此外，内网状层（IPL）和神经节细胞层（GCL）周围凹变薄有时甚至先于光感受器损伤。目前，羟氯喹性视网膜病变没有饮食、药物治疗显示能有效阻止、治疗或减少发病风险。一旦确诊羟氯喹性视网膜病变，眼科医师及风湿免疫科医师应会诊讨论患者停用羟氯喹后所面临的风险和获益，以期获得最佳治疗效果。

目前，对于羟氯喹/氯喹视网膜病变患者的视力恢复尚无有效的治疗方法。治疗应在出现毒性的第一个迹象时停止；否则，尽管停止用药，毒性效应仍在继续发展。筛查指南建议进行基线眼底检查以评估先前存在的黄斑病变，5年后对服用低风险剂量且缺乏主要危险因素的患者进行年度检查，如较高剂量和较长疗程的治疗，合并的肾脏疾病，他莫昔芬的使用，以及黄斑疾病。这种黄斑病变没有治疗方法。建议停止用药，但RPE和光感受器功能障碍通常会继续进展。基线筛查和后续检查包括眼底检查/照片、SD-OCT 和自动阈值视野测试；还可使用 FAF 和 mfERG 进行评估。每年一次的筛查（特别是使用 5 年后）应使用 Humphrey 视野和 SD-OCT 进行。

因此，即使终止服用羟氯喹也无法防止视网膜病变进展。早期发现病情可减少病情进展。然而，一旦“牛眼”样黄斑病变存在，即使停止服药，在进入病情平稳期前数年，黄斑病变病情也将持续进展数年。患者可使用 Amsler 方格自行进行黄斑功能的检测（图 7-4）。

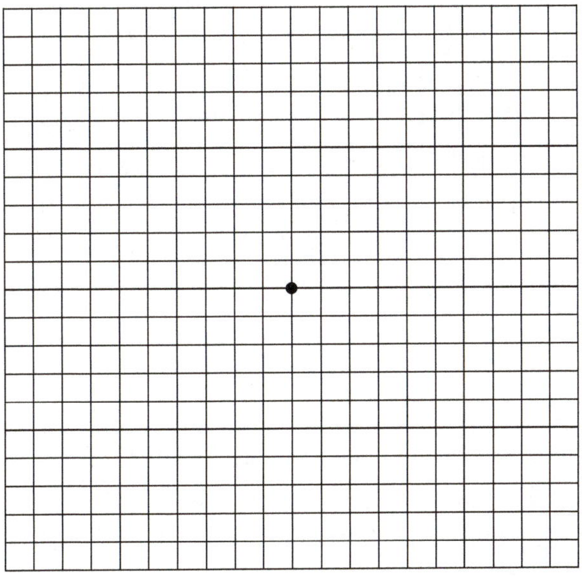

图 7-4　用 Amsler 方格自我检测黄斑区功能

三、抗精神病药

1. 硫代咪嗪

硫代咪嗪是一种抗精神病药物，属于吩噻嗪类化合物，安全性很高，总体上眼部不良反应发生率很低。然而，随着时间的推移，不良反应会逐渐增加。一些报告表明，使用 10 年后，眼部不良反应的发生率为 100%。相比其他吩噻嗪，硫代咪嗪的有害作用出现得更早；中毒事件在大剂量治疗后的几周内出现。可能会导致严重的视网膜病变，在开始服用超过 800 mg/d 的剂量后几周到几个月内发生。症状包括视力下降、色觉障碍和夜视。眼底表现为早期轻度颗粒状色素点状，中期眼底伴有 RPE 和脉络膜毛细血管局灶性丢失。晚期表现为视盘苍白，血管密度减弱，RPE 和脉络膜毛细血管弥漫性丢失，并伴有粗大的色素团块。视野检查显示旁中心或环状暗点，而 FAF 显示低自发荧光。据报道，在轻度病例中，停药后视力有所改善；然而，尽管停药，眼底改变也被记录为进展。服用吩噻嗪的患者应该由眼科医生监测，如果怀疑有视网膜病变，应立即停止药物治疗。

2. 氯丙嗪

氯丙嗪是一种结构类似于硫代咪嗪的吩噻嗪类化合物，但对视网膜的毒性较小。毒性最常见的是一次接受多年大剂量治疗的患者。眼部表现包括结膜、角膜上皮、后弹力膜和晶状体前表面的色素沉积。视网膜表现包括血管衰减、视盘苍白和色素改变。除了视力下降外，还可能出现缩影、调节瘫痪和眼肌危象。晚期病例视野检查显示旁中心暗点。应考虑对接受大剂量 FAF 和 OCT 的患者进行筛查。治疗包括减少剂量或停药。

四、非甾体抗炎药

吲哚美辛于 1963 年首次引入，是一种具有镇痛和解热作用的非甾体抗炎药。它已被用于治疗各种炎症和退行性关节疾病、急性肌肉骨骼疾病和急性痛风。尽管它被广泛、频繁地使用，而且经常被延长使用时间，但眼部不良反应似乎很少。尽管罕见，吲哚美辛黄斑病变可出现黄斑旁色素脱失，其严重程度从 RPE 斑驳到明显的色素萎缩。在更晚期的病例中，可能会注意到视力下降、视野收缩和 ERG 抑制。随着治疗的停止，视力可能部分恢复。

关于吲哚美辛视网膜毒性的程度有很大的不确定性。专家认为有足够的证据证明它是对视网膜有毒的，接受长期治疗的患者应该定期进行眼科检查。在临床实践中，需要通过进一步的工作来评估这一建议，涉及广泛使用的药物。

五、镇痛剂

多聚戊聚糖硫酸钠(pentosan polysulfate sodium，PPS)是一种类似肝素的半合成多糖酯，结构类似于糖胺多聚糖，最初被用于治疗静脉曲张，随后，研究发现其通过缓冲膀胱黏膜壁使其免受刺激而减轻炎症，这可为间质性膀胱炎中受损的膀胱提供保护层，主要用于治疗间质性膀胱炎(IC)引起的膀胱疼痛或不适。最近被认为其与一种形式的色素性黄斑病变有关。2018 年，Jain 等描述了一系列 6 名服用 PPS 治疗间质性膀胱炎的患者，他们被发现患有类似于黄斑变性、模式营养不良和其他形式的黄斑疾病的黄斑异常。一个比例报告观察到，许多出现症状的患者报告了慢性 PPS 暴露，平均 14. 5 年，其中大多数患者出现了多年的视觉症状，如暗点、阅读困难、视力模糊、近视力困难和/或暗适应问题，这表明发展成视网膜病变较容易。损伤主要影响 RPE、椭圆体带和视网膜小管的形成。临床特征包括 RPE 色素沉着和黄色斑点。近红外反射率显示高反射灶，并可发现临床检查和其他成像中微妙的早期特征。OCT 早期显示 RPE 水平的结节状病变，而随后可能会看到萎缩的斑块。FAF 显示高和低自发荧光的斑片状区域。视野检查表现为中心旁暗点，与外部光感受器和 RPE 损伤的严重程度相关。虽然还没有明确的筛查标准被评估，但目前的建议包括基线评估，然后在 5 年后进行年度筛查，包括近红外反射成像、OCT 和 FAF。治疗包括停药，尽管有必要进行进一步的研究来评估长期疗程，包括停药后。

临床医生应该意识到这种情况，因为多聚戊聚糖硫酸钠所致的视网膜病变可能被误认为其他众所周知的黄斑疾病，如模式营养不良和年龄相关性黄斑变性。这种视网膜病变进展为中央视网膜萎缩，导致永久性视力丧失。在使用多聚戊聚糖硫酸钠的早期，当停药可能通过减缓或停止视网膜病变的进展来预防视力丧失时，应考虑提高对多聚戊聚糖硫酸钠视网膜毒性的认识和筛查。有必要进一步调查以确认因果关系，探索病理生理特征，并指导给药和监测指南。

六、螯合剂

去铁胺是用于治疗重型地中海贫血和其他需要常规输血的血液系统疾病患者的慢性铁超负荷常用螯合剂。它还可以螯合铜，这对视网膜和 RPE 功能至关重要。据推测，眼毒性是受去铁胺、离子（铁、铜、铝）螯合对 RPE 的直接影响，导致功能障碍或血管调节缺陷。根据既往研究，去铁胺相关性眼毒性的发生率约为 1.2%，临床表现可能包括夜盲症、中央盲点、周边视野收缩、色素性视网膜病变和视神经病变。视网膜色素改变最常被报道。此外，还可能出现罕见的假性卵黄样病变。停药可导致轻度视网膜病变的逆转。然而，在长时间暴露的情况下，RPE 和视网膜外损伤可能会持续。眼部去铁胺中毒可能导致视力损害，这些患者需要定期进行眼科评估。有研究表明毒性主要涉及 RPE-Bruch 膜-感光复合物。患者耐受性良好的无创 SD-OCT 和近红外（NIR）成像可能有助于早期发现和长期监测。

参考文献

[1] O. E. Makri, I. Georgalas, C. D. Georgakopoulos. Drug-induced macular edema. DRUGS, 2013; 73: 789-802.

[2] M. J. Khan, T. Papakostas, K. Kovacs, et al. Drug-induced maculopathy. CURR OPIN OPHTHALMOL, 2020; 31: 563-571.

[3] M. Stumvoll, H. U. Häring. Glitazones: clinical effects and molecular mechanisms. ANN MED, 2002; 34: 217-224.

[4] D. S. Bell. Thiazolidinedione-associated congestive heart failure and pulmonary edema. MAYO CLIN PROC, 2004; 79: 572.

[5] S. Mudaliar, A. R. Chang, R. R. Henry. Thiazolidinediones, peripheral edema, and type 2 diabetes: incidence, pathophysiology, and clinical implications. ENDOCR PRACT, 2003; 9: 406-416.

[6] M. Emoto, T. Anno, Y. Sato, et al. Troglitazone treatment increases plasma vascular endothelial growth factor in diabetic patients and its mRNA in 3T3-L1 adipocytes. DIABETES, 2001; 50: 1166-1170.

[7] E. J. Ryan, D. P. Han, R. C. Ramsay, et al. Diabetic macular edema associated with glitazone use. Retina, 2006; 26: 562-570.

[8] S. Hayasaka, Y. Nagaki, M. Matsumoto, et al. Interferon associated retinopathy. Br J Ophthalmol, 1998; 82: 323-325.

[9] M. Shimura, T. Saito, K. Yasuda, et al. Clinical course of macular edema in two cases of interferon-associated retinopathy observed by optical coherence tomography. JPN J OPHTHALMOL, 2005; 49: 231-234.

[10] E. A. Yeh, B. Weinstock-Guttman. Fingolimod: an oral disease-modifying therapy for relapsing multiple sclerosis. ADV THER, 2011; 28: 270-278.

[11] M. J. Lee, S. Thangada, K. P. Claffey, et al. Vascular endothelial cell adherens junction assembly and morphogenesis induced by sphingosine-1-phosphate. CELL, 1999; 99: 301-312.

[12] J. F. Lee, S. Gordon, R. Estrada, et al. Balance of S1P1 and S1P2 signaling regulates peripheral microvascular permeability in rat cremaster muscle vasculature. Am J Physiol Heart Circ Physiol, 2009; 296: H33-42.

[13] N. Jain, M. T. Bhatti. Fingolimod-associated macular edema: incidence, detection, and management.

NEUROLOGY,2012; 78: 672-680.

[14] T. G. Olsen, J. Frederiksen. The association between multiple sclerosis and uveitis. SURV OPHTHALMOL, 2017; 62:89-95.

[15] C. Wang, Z. Deng, L. Song, et al. Diagnosis and Management of Fingolimod-Associated Macular Edema. FRONT NEUROL,2022; 13: 918086.

[16] A. Alm. Prostaglandin derivates as ocular hypotensive agents. PROG RETIN EYE RES, 1998; 17:291-312.

[17] A. Alm, J. W. Grunden, K. K. Kwok,. Five-year, multicenter safety study of fixed-combination latanoprost/timolol (Xalacom) for open-angle glaucoma and ocular hypertension. J GLAUCOMA, 2011; 20: 215-222.

[18] T. S. Arnljots, M. A. Economou. Reversible Cystoid Macular Edema Following Uneventful Microinvasive Kahook Dual Blade Goniotomy in a Pseudophakic Patient: A Case Report. J GLAUCOMA, 2018; 27: e128-e130.

[19] K. M. Lee, E. J. Lee, T. W. Kim, et al. Pseudophakic Macular Edema in Primary Open-Angle Glaucoma: A Prospective Study Using Spectral-Domain Optical Coherence Tomography. AM J OPHTHALMOL, 2017; 179: 97-109.

[20] K. A. Warren, J. E. Fox. Topical nepafenac as an alternate treatment for cystoid macular edema in steroid responsive patients,. Retina,2008; 28:1427-1434.

[21] R. A. Schumer, C. B. Camras, A. K. Mandahl. Putative side effects of prostaglandin analogs. SURV OPHTHALMOL, 2002; 47 Suppl 1: S219.

[22] G. Holló, T. Aung, L. B. Cantor, et al. Cystoid macular edema related to cataract surgery and topical prostaglandin analogs: Mechanism, diagnosis, and management. SURV OPHTHALMOL, 2020; 65: 496-512.

[23] A. E. Kolker, B. Becker. Epinephrine maculopathy. Arch Ophthalmol, 1968; 79: 552-562.

[24] K. Miyake, E. Shirasawa, M. Hikita. Active transport system of prostaglandins: clinical implications and considerations. J Cataract Refract Surg, 1992; 18: 100-105.

[25] K. Miyake, F. Kayazawa, R. Manabe, et al. Indomethacin and the epinephrine-induced breakdown of the blood-ocular barrier in rabbits. Invest Ophthalmol Vis Sci,1987; 28: 482-486.

[26] R. C. Heel, R. N. Brogden, T. M. Speight, et al. Timolol: a review of its therapeutic efficacy in the topical treatment of glaucoma. DRUGS,1979; 17: 38-55.

[27] K. Miyake, I. Ota, N. Ibaraki, et al. Enhanced disruption of the blood-aqueous barrier and the incidence of angiographic cystoid macular edema by topical timolol and its preservative in early postoperative pseudophakia. Arch Ophthalmol, 2001; 119:387-394.

[28] L. M. Rosin, N. P. Bell. Preservative toxicity in glaucoma medication: clinical evaluation of benzalkonium chloride-free 0.5% timolol eye drops. Clin Ophthalmol, 72013; 7: 2131-2135.

[29] A. O. Saatci, F. Ataş, G. O. Çetin, et al. Diagnostic and Management Strategies of Bietti Crystalline Dystrophy: Current Perspectives, Clin Ophthalmol, 2023; 17: 953-967.

[30] C. Harnois, P. Cortin, J. Samson, et al. Static perimetry in canthaxanthin maculopathy. Arch Ophthalmol, 1988; 106: 58-60.

[31] C. Harnois, J. Samson, M. Malenfant, et al. Canthaxanthin retinopathy. Anatomic and functional reversibility. Arch Ophthalmol,1989; 107:538-540.

[32] A. Sujak. Interactions between canthaxanthin and lipid membranes - - possible mechanisms of canthaxanthin toxicity. CELL MOL BIOL LETT, 2009; 14:395-410.

[33] J. L. Kovach, H. Isildak, D. Sarraf. Crystalline retinopathy: Unifying pathogenic pathways of disease. SURV OPHTHALMOL,2019; 64: 1-29.

[34] R. Y. Choi, A. Gorusupudi, K. Wegner, et al. Macular Pigment Distribution Responses to High-Dose Zeaxanthin Supplementation in Patients with Macular Telangiectasia Type 2. Retina, 2017; 37:2238-2247.

[35] J. A. Edwards. Zeaxanthin: Review of Toxicological Data and Acceptable Daily Intake. J OPHTHALMOL, 2016:3690140.

[36] R. Y. Choi, S. C. Chortkoff, A. Gorusupudi, et al. Crystalline Maculopathy Associated With High-Dose Lutein Supplementation. JAMA OPHTHALMOL, 2016; 134: 1445-1448.

[37] D. M. Albert, J. D. Bullock, M. Lahav, et al. Flecked retina secondary to oxalate crystals from methoxyflurane anesthesia: clinical and experimental studies. Trans Sect Ophthalmol Am Acad Ophthalmol Otolaryngol, 1975; 79:OP817-26.

[38] D. van Norren, P. Padmos. Influence of anesthetics, ethyl alcohol, and Freon on dark adaptation of monkey cone ERG. Invest Ophthalmol Vis Sci, 1977; 16: 80-83.

[39] K. Drenser, D. Sarraf, A. Jain, et al. Crystalline retinopathies. SURV OPHTHALMOL, 2006; 51: 535-549.

[40] P. Borm. Talc Inhalation in Rats and Humans: A Review and Appraisal of Available Evidence. J OCCUP ENVIRON MED, 2023; 65: 152-159.

[41] E. Marchiori, G. Zanetti, C. M. Mano, et al. Talc-induced pulmonary granulomatosis or septic pulmonary embolism? A diagnostic challenge. ANN THORAC SURG, 2010; 90: 362-3.

[42] L. M. Jampol, T. Setogawa, K. R. Rednam, et al. Talc retinopathy in primates. A model of ischemic retinopathy: I. Clinical studies. Arch Ophthalmol, 1981; 99:1273-1280.

[43] N. Bagheri, A. Shahlaee, J. Sridhar, et al. En face optical coherence tomography and angiography of talc retinopathy. ACTA OPHTHALMOL, 2016; 94: 103-104.

[44] N. Kaga, M. O. Tso, L. M. Jampol. Talc retinopathy in primates: a model of ischemic retinopathy. III. An electron microscopic study. Arch Ophthalmol, 1982; 100:1649-1657.

[45] J. Ruys, M. D. de Smet, W. Van de Sompel. Bilateral talc maculopathy and fibrovascular proliferation in a drug abuser. Retin Cases Brief Rep, 2010; 4: 123-124.

[46] S. M. Toler. Oxidative stress plays an important role in the pathogenesis of drug-induced retinopathy. Exp Biol Med (Maywood), 2004; 229: 607-615.

[47] M. I. Kaiser-Kupfer, C. Kupfer, M. M. Rodrigues. Tamoxifen retinopathy. A clinicopathologic report. OPHTHALMOLOGY, 1981; 88:89-93.

[48] K. S. Cho, Y. H. Yoon, J. A. Choi, et al. Induction of autophagy and cell death by tamoxifen in cultured retinal pigment epithelial and photoreceptor cells. Invest Ophthalmol Vis Sci, 2012; 53: 5344-5353.

[49] G. Querques, R. Bouzitou-Mfoumou, G. Soubrane, et al. Spectral-domain optical coherence tomography visualisation of retinal oxalosis in primary hyperoxaluria. Eye (Lond), 2010; 24:941-3.

[50] J. Li, R. C. Tripathi, B. J. Tripathi. Drug-induced ocular disorders. Drug Saf, 2008; 31: 127-141.

[51] L. Ohman, I. Wahlberg. Letter: Ocular side-effects of clofazimine. LANCET, 21975; 2: 933-934.

[52] D. J. Forster, D. M. Causey, N. A. Rao. Bull's eye retinopathy and clofazimine. ANN INTERN MED, 1992; 116: 876-877.

[53] S. Braun, M. Ferner, K. Kronfeld, et al. Hydroxychloroquine in children with interstitial (diffuse parenchymal) lung diseases. Pediatr Pulmonol, 2015; 50:410-419.

[54] S. H. Tsang, T. Sharma. Drug-Induced Retinal Toxicity. ADV EXP MED BIOL, 2018; 1085:227-232.

[55] I. H. Yusuf, S. Sharma, R. Luqmani, et al. Hydroxychloroquine retinopathy. Eye (Lond), 2017; 31:828-845.

[56] G. Corradetti, S. Violanti, A. Au, et al. Wide field retinal imaging and the detection of drug associated

retinal toxicity. Int J Retina Vitreous, 2019; 5: 26.

[57] N. Lamba, S. Anderson-Nelson. Medication induced retinal side effects. Dis Mon, :2014; 60: 263-267.

[58] J. Lemos, E. Eggenberger. Supranuclear eye movement disorders. CURR OPIN OPHTHALMOL, 2014; 25: 471-479.

[59] R. E. Carr, I. M. Siegel. Retinal function in patients treated with indomethacin. AM J OPHTHALMOL, 1973; 75:302-306.

[60] C. M. Graham, R. K. Blach. Indomethacin retinopathy: case report and review. Br J Ophthalmol, 1988; 72: 434-438.

[61] G. J. McGwin, P. MacLennan, C. Owsley. Association Between Pentosan Polysulfate Sodium and Retinal Disorders. JAMA OPHTHALMOL, 2022; 140:37-42.

[62] A. M. Hanif, S. T. Armenti, S. C. Taylor, et al. Phenotypic Spectrum of Pentosan Polysulfate Sodium-Associated Maculopathy: A Multicenter Study. JAMA OPHTHALMOL, 2019; 137: 1275-1282.

[63] W. A. Pearce, R. Chen, N. Jain. Pigmentary Maculopathy Associated with Chronic Exposure to Pentosan Polysulfate Sodium. OPHTHALMOLOGY, 2018; 125: 1793-1802.

[64] A. H. Rahi, J. L. Hungerford, A. I. Ahmed. Ocular toxicity of desferrioxamine: light microscopic histochemical and ultrastructural findings. Br J Ophthalmol, 1986; 70: 373-381.

[65] R. Haimovici, D. J. D'Amico, E. S. Gragoudas, et al. The expanded clinical spectrum of deferoxamine retinopathy. OPHTHALMOLOGY, 2002; 109: 164-71.

[66] F. Viola, G. Barteselli, L. Dell'Arti, et al. Ratiglia, Multimodal imaging in deferoxamine retinopathy. Retina, 2014; 34:1428-1438.

（王孟然　姜文敏）

第八篇　罕见病与视网膜病变

第一章　罕见病与遗传

概述

罕见病(rare disease)又被称为孤儿病(orphan disease)，是人群中发病率极低的一类疾病。WHO 将其定义为患病人数占总人口的 0.65‰~1‰的疾病。不同国家和地区根据自己的具体情况，对罕见病的认定标准存在一定差异。根据中国 2021 年的罕见病定义，罕见病指新生儿发病率小于 1/10000，患病率小于 1/10000，或者患病人数小于 14 万的疾病。

第一节　罕见病概述

一、罕见病定义

国际确认的罕见病有 7000 余种，约占人类疾病的 10%。由于人群差异，有部分疾病在某一人群因发病率高而被视为常见病，如囊肿纤维化病(cystic fibrosis)在白种人中的发病率高，在黄种人中的发病率极低，因此，此病在欧美不属于罕见病，而在我国属于罕见病。有些罕见病在中国并不陌生，比如中心性浆液性视网膜脱离，但在韩国也被认为是罕见病。

美国国立卫生研究院列出的罕见病包括肿瘤、感染性疾病和遗传病。罕见病中约 80%是遗传缺陷导致的。此外，约有 50%的罕见病在出生时或者儿童期即可发病。罕见病常进展迅速，死亡率很高，仅有约 1%的罕见病有有效治疗药物。它们被称为孤儿药，由于研发费用昂贵，需求量小，因此价格昂贵，多数患者家庭无力支付。

我国有 2000 多万罕见病患者，每年新增患病者超过 20 万人。但绝大部分医务人员对罕见病缺乏治疗经验和研究，对患者束手无策；多数罕见病患者对自己的疾病了解甚少，不知如何正确治疗；病患长期在家，未能接受正常的学校教育，缺乏就业技能和独立生活的能力；

部分罕见病患者家庭因病致贫，生活艰难。早期发现罕见病可以在诊治上少走弯路，且部分疾病及时预防治疗并发症，可以有效防止疾病发生和发展，降低致残率以及死亡率，提高后期的生活质量。

随着社会的不断进步，罕见病现在得到国家越来越多的重视。2008 年开始每年 2 月的最后一天被定为国际罕见病日。2018 年出台我国《第一批罕见病目录》，包含 121 种疾病。2019 年中国发布了《罕见病诊疗指南(2019 年)》，对 121 种罕见病以流程图的模式呈现诊断流程。同时越来越多罕见病的药物(孤儿药)被纳入医保。

二、罕见病特征

虽然每种疾病患病率低，患者人数所占比例小，但疾病种类多，故整体患病群体人数多。

病情通常较为严重，约 90%为严重疾病，呈慢性进展，常伴有衰退性病变，致死致残率高，严重影响患者生命及生活质量。30%患者寿命不到 5 年。

以遗传为主，约 80%由遗传缺陷引起，60%在儿童期发病。

诊断困难，确诊周期可为 5~30 年。误诊率高可达 44%，规范治疗仅有 25%。

可治性低，仅 5%的罕见病有确实有效的治疗方法。

第二节 罕见病与遗传病

一、二者联系

罕见病与遗传病息息相关。

首先前面提到了罕见病中的 80%由遗传缺陷引起。此外还有部分未找到相关基因的罕见病表现为遗传倾向。随着基因检测技术不断升级，越来越多的罕见病会随着相关基因的发现而被明确为遗传病。

其次遗传诊断技术的不断提高改变了我们对罕见病的认识和治疗思路。先进的诊断测序技术和大规模的基因组计划帮助发现了更多罕见病相关基因，再从基因推测蛋白质，通过蛋白质功能学的学习，更加有利于我们对疾病病理生理进行相关理解。随着 *CRISPR/Cas9* 基因编辑技术的出现及广泛应用，越来越多的基因治疗得到开展并进入了临床试验阶段，甚至少量已经被批准使用。

最后通过遗传病的角度还可以实现罕见病的初级预防。精准的基因诊断可以为患者提供更有效的遗传咨询，从而为预防下一代的发病起着重要作用。

总之，遗传因素在罕见病的治疗中起着关键作用。

二、常见的遗传方式

(一)染色体病

染色体数目或者结构异常引起的疾病，主要是染色体上基因或基因群的增减、变位破坏了基因的平衡，影响了众多基因的表达和作用，从而妨碍了人体相关器官的发育，造成机体形态和功能的异常。严重者在胚胎早期夭折并引发自发流产。少数存活到出生，但往往有生长、智力或性发育异常。如猫叫综合征是由第5号染色体短臂缺失（5p缺失）所引起的染色体缺失综合征。主要表现为出生时的猫叫样哭声，头面部典型的畸形特征，小头圆脸、宽眼距、小下颌、斜视、宽平鼻梁及低位小耳等，且生长落后、严重智力低下。

（二）单基因遗传病

单基因遗传病是指受一对等位基因控制的遗传病，传递方式遵循孟德尔遗传定律。

1. 主要分类

（1）常染色体显性遗传（AD）：①致病基因的遗传与性别无关，男女患病机会均等。②患者双亲必有一个为患者；此时患者同胞有1/2的发病可能。③患者的子代有1/2的发病可能。④存在连续传递的现象。⑤双亲无病时，子女一般不会患病（除非发生新的基因突变）。

例如：成骨不全（如蓝巩膜）、多发性家族性结肠息肉、α珠蛋白生成障碍性贫血、马方综合征、神经纤维瘤、视网膜母细胞瘤、先天性无虹膜、结节性硬化等。

（2）常染色体隐性遗传（AR）：①致病基因的遗传与性别无关，男女患病机会均等。②患者双亲表型往往正常，但都是致病基因的携带者。③患者的同胞有1/4的发病风险；患者表型正常的同胞中有2/3的可能为携带者；患者的子女不一定发病，但肯定都是携带者。④系谱中患者的分布往往是散发的，通常不存在连续传递的现象。若近亲婚配，子女中隐性遗传病发病率将增高。

例如：白化病、苯丙酮尿症、黏多糖病Ⅰ型、半乳糖血症、肝豆状核变性（K-F环）。

（3）X连锁显性遗传：①人群中女性患者多于男性患者，比例约为2∶1，但男性患者病情较重。②患者双亲中必有一方患病；如果双亲无病，则来源于新生突变。③无父传子现象，有父传女现象，呈现交叉遗传现象。男性患者的女儿全部都为患者，儿子全部正常；女性杂合子患者的子女各有50%的概率发病。④系谱中可见到传递类似常染色体显性遗传，有连续传递的现象。

例如：Alport综合征、色素失调症、家族性遗传性肾炎等。

（4）X连锁隐性遗传：①男性患者多于女性患者，系谱中往往只有男性患者。②双亲无病时，儿子有1/2的可能发病，女儿则不会发病；如果母亲不是携带者，则来源于新生突变。儿子如果发病，母亲一定是携带者，女儿有1/2的可能成为携带者。③（世代呈现交叉遗传，有隔代遗传）由于交叉遗传，男性患者的兄弟、舅父、姨表兄弟、外甥、外孙等也有可能是患者；患者的外祖父也可能是患者，这种情况下，患者的舅父一般不患病。④系谱中常见几代经过女性携带者传递，男性发病的现象；如果存在女性患者，其父亲一定是患者，母亲一定是携带者。

例如：血友病A、血友病B、色盲、眼白化病、Fabry病（糖鞘脂贮积症）。

（5）Y连锁遗传病：全男性遗传。

例如：外耳道多毛病等。

2. 系谱和系谱分析法

系谱和系谱分析法指从先证者入手追溯调查所有家庭成员（直系亲属和旁系亲属）的数目、亲属关系以及某种遗传病（或性状）的分布资料，并按一定格式将这些资料绘制而成的图解(图 8-1)。

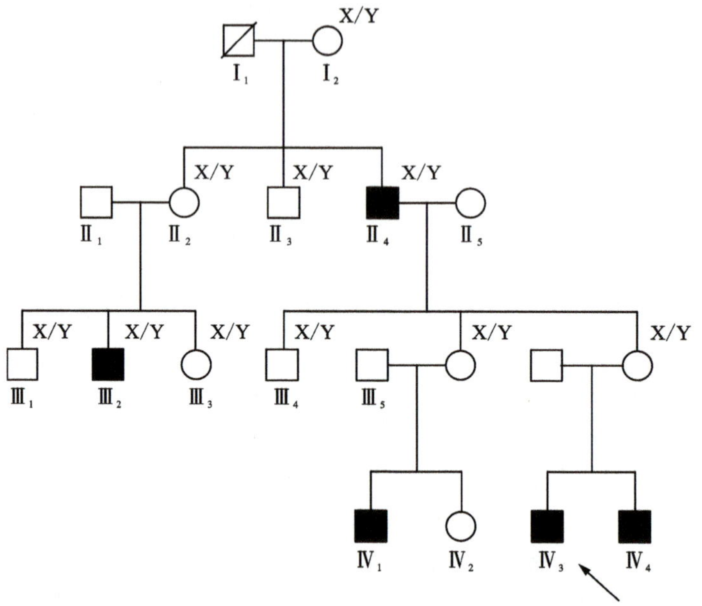

图 8-1　X 隐性遗传系谱图，可以观察到此家族均为男性发病

3. 其他遗传特征

一个基因可以决定或者影响多个性状，一个性状也可以由多个不同基因控制。同一个基因的不同突变可以导致不一样的遗传方式。如 β 珠蛋白基因突变导致的地中海贫血，当 127 位的谷氨酰胺变成脯氨酸时为 AD，当 26 位的谷氨酸突变为赖氨酸时为 AR。表现度是基因在个体中的表现程度，或者同一基因型在不同个体或同一个个体不同部位的表现程度。遗传背景不同，表现程度不一样，如多指致病基因导致的双手指数的不一样。指一个个体来自双亲的某些同源染色体或等位基因存在着功能上的差异，因此当它们发生改变时所形成的表型也不同，这种现象为遗传印记。如 Huntington 病由父亲传递时呈现早发现象，母亲传递时没有，即不同性别的亲代传给子代的同一染色体或等位基因发生改变时，可以引起不同的表型形成，这种现象也称为基因组印记或亲代印记。

(1)线粒体遗传病。

线粒体基因组：线粒体内还含有 DNA 分子，被称为人类第 25 号染色体，是细胞核以外含有遗传信息和表达系统的细胞器，其遗传特点表现为核外遗传。而由于线粒体在细胞内起关键的作用，这些疾病又往往是致命的。在神经肌肉疾病中，这类症状通常被称为线粒体肌病。其特点包括以下几点。①母系遗传：线粒体遗传病的传递方式不符合孟德尔式遗传，而是表现为母系遗传，即母亲将 mtDNA 传递给她的儿子和女儿，但只有女儿能将其 mtDNA 传递给下一代。②多质性：绝大多数细胞中有多种 mtDNA 拷贝，其拷贝数存在器官组织的差异性。③异质性：一些个体同时存在两种或两种以上类型的 mtDNA，这是 mtDNA 发生突变，导致一个细胞内同时存在野生型 mtDNA 和突变型 mtDNA，称为异质性。④阈值效应：异质性细胞的表现型依赖于细胞内突变型和野生型 mtDNA 的相对比例，能引起特定组织器官功能障碍的突变 mtDNA 的最少数量称阈值。在特定组织中，突变型 mtDNA 积累到一定程度，超过阈值时，能量的产生就会急剧地降到正常的细胞、组织和器官的功能最低需求量以下，引起某些器官或组织功能异常，其能量缺损程度与突变型 mtDNA 所占的比例大致相当。因此它表现为晚发，并呈现进行性加重。

例如：慢性进行性眼外肌瘫痪、Kearns-Sayre 综合征(表现之一有视网膜色素变性)、线粒体脑肌病伴高乳酸血症和卒中样发作(表现为偏盲或皮质盲)、Leber 遗传性视神经病。

(2)多基因遗传病

1)多基因遗传病介绍。

人类的一些遗传性状或某些遗传病的遗传基础不是一对主基因，而是几对基因，每一对基因对遗传性状或遗传病形成的作用是微小的，被称为微效基因。多基因遗传病是遗传信息通过两对以上微效基因的累积效应所致的遗传病，其遗传效应较多地受环境因素的影响。

与单基因遗传病相比，多基因遗传病不是只由遗传因素决定的，而是遗传因素与环境因素共同起作用。因此存在遗传度的说法，指遗传因素与环境因素相比所起的作用大小，用百分数表示。在多对基因的累加之后，可以形成一个明显的表型效应，这种现象称为累加效应。

多基因遗传病一般有家族性倾向，如精神分裂症在近亲中的发病率比普通人群高出数倍，与患者血缘关系越近，患病率越高。多基因遗传病的易患性属于数量性状，它们之间的变异是连续的，同个体间的差异只是量的变异，临近的两个个体间的差异很小。孟德尔式遗传即单基因遗传性状属于质量性状，它们之间的变异是不连续的，可明显地将变异个体区分为 2~3 个群体。

多基因遗传病包括一些常见病和常见的畸形，发病率一般在 0.1%-1%。比如：出生缺陷或先天畸形，高血压，哮喘，精神分裂症，糖尿病，动脉粥样硬化，冠心病，原发性高血压。

2)多基因病的其他遗传特征。

易感性：由遗传基础决定一个个体患病的风险。

易患性：遗传因素和环境因素共同作用决定了个体患某种遗传病的风险。

发病阈值：由易患性所导致的多基因遗传病发病的最低限度，阈值代表患病所必需的、最低的易患基因数量。一种多基因病的易患性的平均值与阈值越接近，表明易患性越高，阈值低，群体患病率高；反之，易患性的平均值与阈值相差越大，表明易患性越低，阈值高，群体患病率低。

3)多基因遗传病的特点。

①遗传基础是多个微效基因变异。

②一般仅表现为中等程度的家族聚集性。

③随着亲属级别降低，发病风险迅速下降。

④近亲婚配，子女发病风险增高，但不如常染色体隐性遗传显著。

⑤发病率有种族(或民族)差异。

第三节　罕见病的诊断

早期诊断遗传病有利于更早对该疾病进行干预。目前部分罕见病可以用药物治疗和替代疗法进行治疗，因此在发生不可逆的并发症之前的早期诊断就很重要。由于罕见病涉及众多专科，多学科会诊在罕见病的诊断中占有重要作用。(基因诊断和遗传咨询)有效的诊断必须包括：详尽的病史、详细家族史、眼科检查以及视功能(电生理)、多模式影像、基因诊断。

详细询问家族史在罕见病诊断中起着重要作用，不仅可以发现罕见病的遗产特征，还能为基因测序尤其是二代测序数据的生物信息分析提供指导。比如通过详尽家族史询问找到可能的遗传方式，有时候所有家属不一定是同一个表型，比如同样是 *KIF1* 基因突变，可能表现为家族性渗出性视网膜病变(FEVE)，视锥视杆细胞营养不良或者遗传性脉络膜视网膜萎缩等。甚至他们不一定是同一个系统的疾病，如亲哥哥发生糖尿病，妹妹发生听力损害，就有可能是线粒体疾病。

因为 80%罕见病为遗传病，虽然生物化学检测如血和尿中酶和代谢物检测有提示作用，但基因检测更为重要。其不仅可为优生提出策略，同时只有通过基因型和表型相关性研究进一步理解疾病机制，才能给患者提供有效的预后判断及治疗选择。

多模式影像在眼科疾病诊断中起着关键的辅助作用。因为眼科的独特之处在于，医生可以直接观察到眼内各层结构和各种疾病的体征。

最后就是基因诊断，基因诊断不仅可以最终明确诊断，还可以为后基因组时代的基因治疗提供依据。因此遗传病精准的分子和基因诊断非常重要。常规检测如染色体核型分析、荧光原位杂交技术、PCR 和一代测序仍然是主要的实验室检测方法。随着高通量全基因重组分析技术的不断发展，近十年二代测序技术和染色体基因芯片在基因检测中开始迅速推广和应用。

第四节　罕见病的预防

90%罕见病为严重疾病，30%的患者寿命不到 5 年。致残率高，患者身心承受巨大痛苦，为个人和家庭带来巨大负担。而且诊断困难，欧洲一项针对 8 种主要罕见病的调查发现其误诊率高达 44%，有近 1/4 的患者在发病 5~30 年后才得以确诊。因此预防需从源头开始，完善三级预防体系，同时加强罕见病的研究以及医疗人才的培养。

目前国家卫生健康委员会的防治措施主要是通过基础调查建立我国罕见病目录；制定罕见病的诊疗规范和指南；做好新生儿筛查；开展补助和救助项目；加强罕见病相关科技研发。

避免近亲结婚，避免高龄生育。孕前进行家庭成员遗传咨询，确定相关基因及其遗传方式，进行遗传病再发风险评估，从而选择合适的受孕方式和产前诊断方法。

针对高危人群，如夫妻一方是患者，或曾生育过遗传病的患儿的父母，或者是某种遗传病的携带者，则需要在孕 11~14 周时取胎盘绒毛细胞或取孕 16~22 周时的羊水细胞进行致病基因突变分析，以判断胎儿出生后是否患病。或者通过第三代试管婴儿实施生育阻断，从而生育健康后代。

胎儿出生后进行早期诊断和干预，采取及时有效的有针对性的治疗措施。

(肖阳艳　欧阳平波)

第二章　罕见病相关视网膜病变

概述

目前有7000多种罕见病，大部分为多系统受累，不少罕见病在眼部有症状或者继发性改变。眼部原发性罕见病又可分为遗传性和非遗传性。遗传性罕见病我们按致病蛋白异常分为：细胞周期蛋白异常、细胞增殖分化蛋白异常、转运蛋白异常、结构蛋白异常、酶异常。而黄斑作为视力最关键的部位，因此我们把黄斑相关改变单独成节。本章就按以上分类介绍。因为本书仅仅描述视网膜疾病，涉及全眼的无眼、小眼，涉及眼前节的虹膜缺损、Axenfeld-Rieger综合征，仅涉及视神经的视神经脊髓炎（已被我国《第一批罕见病目录》收录），Leber遗传性视神经病、以幻觉为主的Charles Bonnet综合征本章节均未涉及。

第一节　涉及有黄斑病变者

一、黄斑外层病变

通常涉及视椎细胞和视杆细胞的基因受损都可以观察到视网膜外层的改变，会有“牛眼”样黄斑病变比如Stargardt病（STGD）、Hallervorden-Spatz病，或者黄斑区卵黄样黄斑病变包括BEST1、PRPH2、IMPG1和IMPG2基因病变。

Stargardt病是儿童遗传性失明的最普遍原因之一，是青少年常见的以中心视力进行性下降为主要表现的黄斑营养不良和遗传性视网膜疾病，其患病率约为1/10000。多为常染色体隐性遗传病，常见于近亲结婚的后代，同胞中有多人发病。少数为显性遗传，亦有散发病例。中心视力在疾病的早期就有明显下降，色觉障碍出现较早，并逐渐加重。典型的专科阳性体征表现为眼底黄斑区圆形或椭圆形萎缩灶及其周围视网膜的黄白色斑点。其特征性检查为荧光素钠血管造影表现为特征性的脉络膜湮没：该病早期就可以观察到中央区色素上皮早期萎缩的斑点状透见荧光，在脉络膜荧光减弱的黑暗背景下，视网膜的毛细血管则显得比平常更加清晰（图8-2）。随着病变发展，黄斑逐渐出现的明显黄色斑点，此时眼电图（EOG）开始出现异常，光峰下降，Arden比降低。当病变局限黄斑部时，视网膜电图（ERG）可正常。当病变弥散累及中央和周边部视网膜，则闪光视网膜电图（FERG）异常，其中央视锥细胞功能的丧失主要表现为图形视网膜电图（PERG）异常，PERG基本趋于熄灭。图形视觉诱发电位（PVEP）的改变与视力和病变程度高度正相关。通过高分辨率OCT研究发现，STGD黄斑区中心凹部椭圆体带缺失。研究发现黄斑区椭圆体带缺失宽度可以作为评价病变严重程度的重要标志。

Stargardt病的诊断包括不同的表型和基因型，其中STGD1最常见。这是一种常染色体隐性遗传病，由*ABCA4*基因突变引起。在极少数情况下，会出现Stargardt样疾病，通常属于

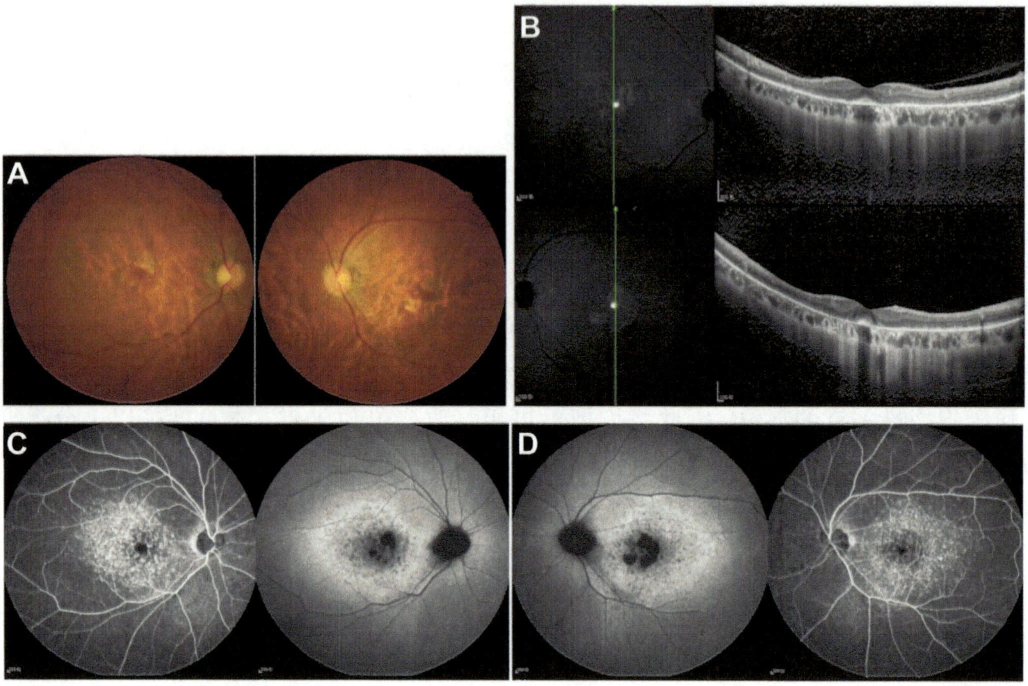

A：表现为眼底黄斑区圆形或椭圆形萎缩灶及其周围视网膜的黄白色斑点。B：左眼 OCT 显示黄斑下可见高反射隆起。C(OD)&D(OS)：FFA 特征性的脉络膜湮没：早期中央区色素上皮早期萎缩的斑点状透见荧光，在脉络膜荧光减弱的黑暗背景下，视网膜的毛细血管更加清晰。

图 8-2 STGD 患者的眼底照相、OCT 及 FFA 结果

Stargardt 病的总称。Stargardt 样疾病是由 ELOVL4（STGD3）或 PROM1（STGD4）的常染色体显性突变引起的，它们分别编码超长链脂肪酸的伸长和突起蛋白 1。需要注意的是，STGD2 这一病症术语于 2005 年被停用，当时它被发现与 STGD3 有相同的基因。STGD4 是一种常染色体显性遗传病，主要是 PROM1 突变导致。

Hallervorden-Spatz 病又名苍白球黑质红核色素变性，为常染色体隐性遗传病，主要特征包括锥体外系运动体征、构音障碍、僵硬、舞蹈徐动症、癫痫和早发的痴呆。其迅速进展导致患者在成年早期死亡。临床上该病分为三类：典型性、非典型性和中间性。典型性，病变在 10 岁以前发作且进展迅速；非典型性则在 10~20 岁发作，进展缓慢且 15 年后仍维持独立行走；中间性患者包括发病较早但进展缓慢，或是发病较晚但进展迅速。患者智力低下，一些患者发生视网膜营养不良，一般在成年早期死亡。所有综合征患者磁共振下苍白球均出现特征性改变，表现为苍白球在 T2-加权图像上的低信号，与铁沉积物相容，并在内部存在一小片高密度区域(“牛眼”信号)。大约 25% 的患者发生视网膜变性，表现为最初呈斑驳的 RPE 细胞和视网膜斑点，随后发展为骨刺样和“牛眼”环状黄斑病变，最终视网膜血管变细，视神经萎缩。患者 2 岁前 ERG 即可熄灭。伴视网膜病变的患者预示着预后更差，发病趋于早期(典型性)且病情进展迅速，可能导致患者在儿童期晚期死亡。

“牛眼”样黄斑病变还可以发生在橄榄体脑桥小脑萎缩合并视网膜营养不良。它为一组常染色体显性遗传病，其Ⅲ型与视网膜营养不良有关。本病的全身表现主要为共济失调、辨距障碍合并锥体、脑干以及锥体外系体征。眼部症状为视力进行性下降。发病较早者有弥漫性视网膜营养不良，晚发病例则表现为黄斑部视网膜营养不良。患者可有眼球震颤、核间性和核上性眼肌麻痹、上睑下垂、眼球突出。成人视网膜营养不良始于黄斑，表现为细颗粒样色素沉着，黄斑受损可发展至 RPE 萎缩，表现为“牛眼”样外观，随病程进展，发生视神经萎缩和视网膜血管变细。ERG、EOG、视觉诱发电位（VEP）均为异常，一些患者表现为色觉障碍和中心暗点。

二、黄斑劈裂

X 连锁视网膜劈裂症（XLRS）为 X 染色体的 *RS*1 基因突变引起的，因而又称为先天性视网膜劈裂症。其以不同程度的视力下降、视野缺损、黄斑中心凹劈裂以及 ERG 上 b 波下降为主要特征（图 8-3）。该病发病率极低，据统计一般为 1∶25000~1∶5000，多见于男性，过往易因视力低下而误诊为弱视而耽误治疗。表现为典型的黄斑区以及周边视网膜囊样病变。

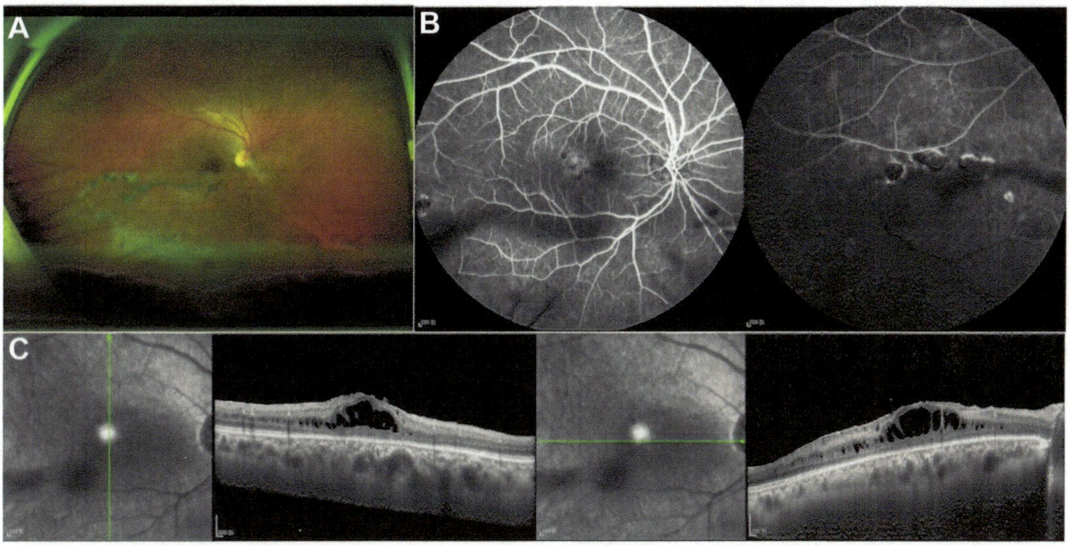

A：周边视网膜劈裂呈纱幕样改变，劈裂的内层呈纱膜状向玻璃体内隆起。B：黄斑部不规则的点状强荧光，部分密集呈点状或块状。C：黄斑区或周边部视网膜呈现囊样扩张改变，无炎症渗出性改变，视网膜神经上皮层劈裂为内外两层。视网膜内核层增厚，视网膜层次结构紊乱。

图 8-3　先天性黄斑劈裂患者广角照相、FFA、OCT

XLRS 为完全外显，但是临床表现具有高度多样性，轻者眼底基本正常，仅表现为黄斑区轻度色素异常以及 ERG 异常。此出生即存在的先天性疾病，多是因学龄时期视力矫正不提高而被发现。大多数病例病情稳定。30 岁左右可能开始发生萎缩，黄斑从辐轮样改变逐渐变成不典型色素异常，最终可能发展到色素变性。目前主张观察治疗，可以考虑使用碳酸酐酶抑制剂以及营养制剂。但是当劈裂继发裂孔时可发生玻璃体积血、视网膜脱离，需要手术干预。多个关于它的基因治疗的研究正在进行，但是进展最快的研究目前也仍在临床试验阶段。

三、黄斑层次结构消失

黄斑层次结构消失又分为黄斑中心凹发育不良(foveal hypoplasia)或者黄斑缺损(macular coloboma)。

黄斑中心凹发育不良最常见于白化病(67.5%)或者 *PAX6*(21.8%),*SLC38A8*(6.8%)和 *FRMD7*(3.5%)基因突变。主要在 OCT 上表现为结构层次消失,OCTA 上 FAZ 变小或消失。黄斑缺损可以发生于单眼或者双眼,可发生于如 CHARGE 和 COACH 综合征。这两个综合征还有很多系统性改变,比如 CHARGE 综合征为 *CHD7* 基因突变表现出生长发育迟缓、智力障碍、面部特点、小头畸形、多动、注意力降低、性格孤僻、四肢较短、小脑发育不良、肺动脉狭窄、呼吸困难、嗅觉障碍、睡眠呼吸暂停等症状。COACH 综合征又称眼-脑-肝-肾综合征(oculo-encephalo-hepato-renal syndrome),Hunter-Thompson 综合征。主要病变是小脑蚓部发育不良导致小脑性共济失调,还有脑膨出、眼球内组织缺损、肝纤维化、肾囊肿等症状。

四、黄斑外层结构丢失

视网膜色素变性(retinitis pigmentosa, RP)是最常见的一组具有高度遗传异质性的严重致盲性眼病。典型的眼底表现为骨细胞样色素改变、视网膜血管变细、视盘颜色蜡黄或变淡。OCT 上外层视网膜改变为嵌合体带、椭圆体带、外界膜的缺失。Fischer 等发现椭圆体区的长度与 RP 患者的视野面积及视力高度相关,椭圆体带的缩短被认为是评价 RP 进展的可靠指标。自发荧光也可以整体全面地评估 RP 患者椭圆体带破坏的程度。除了单纯的视网膜色素变性以外,还有更多的表现为视网膜色素变性的其他综合征。

(1)Usher 综合征,一种以耳聋和进展性视力丧失为特征的常染色体隐性遗传病,是最常见的引起耳聋伴眼盲的疾病,人群患病率是 1/16000~1/5000。

Usher 综合征按照发病年龄、是否影响听力、是否影响前庭功能分为 3 型:Usher 综合征 Ⅰ型、Ⅱ型 和 Ⅲ型。简单来说,USH Ⅰ型在幼年时即出现近乎全聋和前庭功能障碍,通常在成年前出现 RP 症状;Ⅱ型患者听力损害呈中到重度,没有前庭功能障碍,成年后出现 RP 症状;Ⅲ型患者出生时听力正常,逐渐出现 RP 和听力丧失。

USH2A 基因第 13 号外显子的突变是 Usher 综合征 2A 型发生的主要原因,目前已经有关于 Usher 的基因治疗。ProQR Therapeutics 公司的 QR-421a 治疗管线:QR-421a 是一种基于 RNA 的寡核苷酸药物,旨在治疗 *USH2A* 基因 13 号外显子突变引起的 Usher 综合征和非综合征性 RP,QR-421a 正在进行一项代号为“ STELLAR”的 Phase1/2 期临床试验。

Iveric Bio 公司的 MiniUSH2A 治疗管线:MiniUSH2A 治疗管线的研究目标是针对 *USH2A* 基因突变相关的遗传性视网膜疾病,包括 Usher2A 和 USH2A 相关的非综合征常染色体隐性遗传 RP。

Editas Medicine 公司的 EDIT-102 治疗管线:EDIT-102 治疗管线是用 CRISPR 基因编辑技术对 *USH2A* 基因第 13 号外显子的突变进行基因编辑以恢复正常的 USH2A 蛋白表达,从而恢复光感受器的功能,达到治疗的效果。

(2)Leber 先天性黑矇症:呈常染色体隐性遗传,是发生最早、最严重的遗传性视网膜病变，出生时或出生后一年内双眼锥杆细胞功能完全丧失，导致婴幼儿先天性盲。临床上以眼球震颤、固视障碍、畏光、指压眼球为特征。眼底检查早期多为正常，随着病变进行性进展，数年后可见眼底椒盐样色素沉着、骨细胞样色素、视网膜血管狭窄、广泛 RPE 和脉络膜萎缩。ERG 表现为 a、b 波平坦，甚至消失。可伴有圆锥角膜、远视、发育迟缓和神经系统异常等。最早在 1968 年报道，目前发现了 300 多个相关基因突变，且被分成了 29 个不同的基因型（*GUCY2D*，*RPE65*，*SPATA7*，*AIPL1*，*LCA5*，*RPGRIP1*，*CRX*，*CRB1*，*NMNAT1*，*CEP290*，*IMPDH1*，*RD3*，*RDH12*，*LRAT*，*TULP1*，*KCNJ13*，*GDF6*，*CABP4*，*CNGA3*，*ALMS1*，*IQCB1*，*MYO7A*），还有部分未知突变。最常见的基因型包括 *CEP290*（15%），*GUCY2D*（12%），*CRB1*（10%）和 *RPE65*（8%）等。这些基因主要在视网膜和色素上皮中起重要作用。

ALMS1 导致的先天性黑矇症被称为 Alstrom 综合征，除了早发 RP 外还有感觉性耳聋、肥胖、胰岛素抵抗、2 型糖尿病等慢性症状。*ALMS1* 编码位于中心体基底部 0.5 道尔顿的蛋白，具体功能尚不清楚，ALMS1 蛋白位于初级纤毛细胞中心体，被认为可以调节和维持纤毛的发育和功能。

针对 *LCA2*（*RPE65*，维甲酸异构体）有 Spark Therapeutics 公司在 2017 年被 FDA 批准的 Luxturna。该药物为全球首个获批的使用腺病毒为载体的视网膜疾病的基因治疗方法。该方法通过在视网膜下注射递送功能性 RPE65 蛋白，使患者视功能恢复，需要定期注射。另一进入临床实验的药物是针对基因 *LCA10*（*CEP290*，中心体蛋白）的产品。

（3）Bardet-Biedl 综合征（BBS）：和 Alstrom 综合征一样为非运动性纤毛功能障碍疾病。常以视网膜色素变性、肥胖、智力障碍、多指或趾、肾脏异常、性腺发育不良为主要临床表现，为罕见的常染色体隐性遗传病。不同基因突变引起的 BBS 患者临床表现多样，轻重程度不一，且病程呈进行性，致残、致死率较高。它和 Alstrom 综合征的区别在于 Alstrom 综合征患者中度肥胖，但是胰岛素抵抗非常严重；而 BBS 患者肥胖程度较重，但是相对代谢健康。

纤毛分为运动型及非运动型（初级）纤毛，非运动型纤毛是调节信号转导通路的感觉细胞器。BBS 蛋白参与纤毛形成或某些蛋白（如 G 蛋白偶联受体、生长抑素受体）的跨纤毛运输，其中 BBS1、BBS2、BBS4、BBS5、BBS7、BBS9、TTC8（BBS8）和 BBIP1（BBS18）蛋白形成 BBSome 八聚体复合体，为纤毛过渡区域的逆向-顺向转运载体；而由 MKKS（BBS6）、BBS10、BBS12 组成的 BBS 伴侣蛋白复合物通过与 BBS7 结合辅助 BBSome 的形成。其他 BBS 蛋白则在纤毛基部或中心体参与 BBSome 募集。BBSome 功能缺陷与 BBS 息息相关，但其致病机制尚未完全明了。因此 BBS 和 LCA 有部分基因重叠，比如 CEP290。因此这些疾病需要结合临床表型、影像学及遗传学检查对患儿进行诊断。

（4）其它。

Laurence-Moon 综合征，又称性幼稚-色素性视网膜炎-多指畸形综合征，为 PNPLA6 突变导致的常染色体隐性遗传疾病。需要和 BBS 相鉴别，均有肥胖、视网膜病变、性腺发育不良，但无多指和趾。

动脉肝发育不良综合征又名 Alagille 综合征，为罕见的常染色体显性遗传病，表现为胆汁淤积，肝脾肿大，特殊面容，先天性心脏病，外周动脉狭窄，骨骼异常，性腺功能减退，患者通常由于心脏病和肝脏并发症在 5 岁之前死亡。眼部表现为虹膜前基质发育不全，Schwalbe 线前向移位，瞳孔异位，白内障，角膜带状病变，角膜后胚胎环，近视，圆锥角膜，斜视以及视网膜轻度营养不良。周边视网膜色素沉着、脱色素以及脉络膜视网膜萎缩。还可表现为脉络膜皱褶，黄斑部色素聚集，视网膜血管迂曲，视盘隆起、苍白。ERG、EOG 均可异常，暗适应正常，可有色觉异常，FFA 显示 RPE 和脉络膜毛细血管萎缩。

结晶样视网膜变性(bietti crystalline corneoretinal dystrophy，BCD)以常染色体隐性遗传为主。目前已知，80%～90%的 BCD 患者是由 *CYP4V2* 基因突变所致。*CYP4V2* 基因定位于 4q35.1。表现为双眼、缓慢进行性视功能损害，部分患者有夜盲表现。最常于患者的 20～30 岁开始出现症状。眼底检查可见全视网膜灰暗，甚至显现出灰绿色外观；后极部包括黄斑区在内可见大量、散在的结晶样颗粒，有时 BCD 可伴有部分或全部视网膜色素变性。FFA 显示结晶样颗粒所处的位置呈低脉络膜背景荧光。我国自主研发的 VGR-R01 注射剂的新药临床试验(IND)已经于 2022 年申请获得国家药品监督管理局药品审评中心(CDE)受理。

第二节　其他原发性视网膜病变

一、遗传性视网膜罕见病

(一)细胞周期蛋白异常

1. 视网膜母细胞瘤

视网膜母细胞瘤(retinoblastoma，RB)为不成熟的视网膜细胞形成的原发性视网膜肿瘤，为儿童最常见的眼内肿瘤，相关基因为 *RB*1 基因。2018 年 5 月 11 日，该疾病被列入国家卫生健康委员会等 5 部门联合制定的《第一批罕见病目录》。

按照是否遗传，分为遗传型和非遗传型，对此常见分析如下。

(1)遗传型视网膜母细胞瘤：也称为家族性的视网膜母细胞瘤，遗传方式是常染色体显性遗传，即遗传型视网膜母细胞瘤的患者，会有 50%的概率，将异常的 *RB*1 基因遗传给下一代。遗传型视网膜母细胞瘤患者中，大概只有 10%的患者有视网膜母细胞瘤的家族史，而大部分患者的突变是在母亲受孕时新产生的。遗传型视网膜母细胞瘤患者，通常在 1 岁左右发病，大部分是双眼发病，少部分患者单眼发病，可以表现为一个或多个瘤体。遗传型视网膜母细胞瘤的患者中，有 3%～10%的概率会在 5 岁以内，在颅内的松果体、蝶鞍等位置，发生神经母细胞瘤，称为三侧性视网膜母细胞瘤。

(2)非遗传型视网膜母细胞瘤：只是在眼球发育时，患者视网膜细胞的 *RB*1 基因发生突变，生殖细胞以及其他组织器官的细胞中 *RB*1 基因正常，因此不会遗传给下一代，通常发病年龄相对较晚，在 2 岁左右。非遗传型视网膜母细胞瘤的患者，通常是单眼发病，刚开始时一般只有一个瘤体。

根据病情发展肿瘤分为眼内生长期、青光眼期、眼外期和全身转移期。肿瘤最先仅在眼内，较小时很难发现。当肿瘤增殖突入到玻璃体接近晶体时，瞳孔区将出现黄光反射，故称黑朦性猫眼或白瞳症(leukoria)。此时患儿常因视力障碍而瞳孔散大、白瞳症或斜视而被家长发现就医。眼底表现为圆形或椭圆形，边界清楚，单发或多发，白色或黄色结节状隆起，表面不平，大小不一，可有新生血管或出血点。肿瘤起源于内核层者，向玻璃体内生者叫内生型，玻璃体内可见大小不等的白色团块状混浊；起源于外核层者，易向脉络膜生长者叫外生型，常使视网膜发生无裂孔性实性扁平脱离。后期前房内可能有瘤细胞集落，形成假性前房积脓、角膜后沉着物，虹膜表面形成灰白色肿瘤结节，可为其诊断提供一些临床依据。肿瘤的局部转移最早发生的是沿视神经向颅内，瘤组织的侵蚀使视神经变粗，如破坏了视神经孔骨质则视神经孔扩大，但在X线片上即使视神经孔大小正常，也不能除外球后及颅内转移的可能性。肿瘤也可以穿破巩膜进入眶内，导致眼球突出；也可向前引起角膜葡萄肿或穿破角膜在球外生长，甚至可突出于睑裂之外，生长成巨大肿瘤。最后就是经血淋巴的全身转移。

因为放疗后继发性肿瘤的发生率较全身化疗患者高，20世纪90年代视网膜母细胞瘤治疗方式从放疗转向化疗。根据这一个改变新的国际眼内视网膜母细胞分级建立，Shields等根据这个分级进行优化得到ICRB分级系统，主要分为五期：A期远离黄斑和视乳头的视网膜内小肿块（<3 mm）；B期肿块>3 mm，黄斑或者视乳头受累，或有网膜下液体；C期肿块（<3 mm）但是有网膜下液体或玻璃体腔种植；D期肿块>3 mm有弥漫性网膜下液体或玻璃体腔种植；E期肿瘤占据超过50%玻璃体腔容积，伴或不伴新生血管性青光眼、出血、前房或者视神经转移。

病理上HE染色可见瘤细胞为小蓝染的细胞。分化型：又称神经上皮型，由方形或低柱状瘤细胞构成，细胞围绕中央腔环形排列，称菊花型（flexner-wintersteiner rosettes）。其中央腔内的“膜”为酸性黏多糖物质。瘤细胞胞核较小，位于远离中央腔一端，并含有一个核仁。此型有光感受期分化，因此恶性度较低，但对放射线不敏感。另一种类型为未分化型，瘤细胞胞核大，有圆形、卵圆形或不规则形的，染色深，有1~2个以上核样结构体。核内常见1~2个不规则核仁。胞质少，有丰富的细胞器，主要为游离的核糖体及线粒体。瘤细胞围绕着一个血管形成的细胞柱，其中可见部分瘤细胞坏死及钙质沉着，此称为假菊花型（homer wright pseudorosettes）。该型分化程度低，恶性度较高，但对放射线敏感。还有一些病例瘤细胞分化程度更高，已有类似光感受器的结构，恶性程度最低。瘤细胞簇集似莲花型（fleurette），又称感光器分化型，最近称此型为视网膜细胞瘤（retinocytoma），以此区分一般的视网膜母细胞瘤。

根据病史，年龄和临床症状诊断。眼科B超可观察到实质性和囊性两种图形，前者可能为早期肿瘤，后者代表晚期肿瘤，B超不仅看到肿瘤大小同时可以看到钙化。钙化虽然用CT观察更好，但是因为有辐射，对于儿童更建议行MRI，来观察视神经是否受累。荧光眼底血管造影：早期即动脉期，肿瘤即显荧光，静脉期增强，且可渗入瘤组织内，因荧光消退迟，在诊断上颇有价值。当怀疑为颅内或者全身转移时，有必要行骨穿和腰穿。

早期的视网膜母细胞瘤诊断起来比较困难，这个时期表现为白瞳症，事实上出现白瞳症的疾病很多，在鉴别诊断中应该注意：持续性胚胎血管症（PFV）；转移性眼内炎；渗出性视网膜炎（Coats病），发生于7岁以上男性青少年，多为单眼，病程进展缓慢。眼部检查，玻璃体很少有混浊，视网膜呈白色渗出性脱离，有广泛的毛细血管扩张及出血点和胆固醇结晶。而视网膜母细胞瘤多发生于5岁以下婴幼儿，玻璃体混浊较多见，视网膜脱离为实性，血管怒张及新血管多限于肿瘤区。此外，在X线片、CT及超声诊断中均有明显不同，可排除Coats病。

视网膜母细胞瘤也有自发消退的报道，但很少见。治疗目的分三个级别分别是保命，保眼，保视力。眼球摘除术仍是目前较好的治疗方法，尤其是单眼，肿瘤尚局限于眼球内时，要早期行眼球摘除术。手术时切断的视神经不能短于1 cm。术后病理检查，如发现肿瘤已侵及视神经残端者，应进行放疗，如眶内容亦受累还应进行眶内容摘除术，术后放疗加化疗。对双眼更多是对较小肿瘤进行全身化疗，但因为其并发症不断有介入化疗，或者全身联合局部巩固的报道。化疗无效可合并放疗。近年来利用电子加速器产生的高能X线比60钴高，而且还可产生高能电子束，用它照射肿瘤，尚可通过电子计算机，计算出达到眼球及眼眶的放射剂量分布情况，及时核对治疗参数，使肿瘤接受一致的高剂量。亦可在小的肿瘤处植入氡子(radon seeds)。还可用106钌或106锗施用器局部贴敷，亦可收到较好疗效。随着科技发展，不断有早期肿瘤进行局部肿瘤切除达到保眼甚至保视力的报道。对于C期以前的肿瘤，有报道全麻低压下行PPV，肿瘤行局部切除，或者对位于赤道部以前的视网膜周边部孤立的较小的肿瘤，可行冷凝术。靠后的小肿块行光凝疗法时先在肿瘤周围光凝两排，形成两道堤坝，再凝固走向肿瘤的血管，使之完全阻塞，截断肿瘤的血源(勿伤及大血管免致出血)，使肿瘤坏死、萎缩。此方法的优点为可反复进行。亦可与放疗或化疗并用，效果较好。近年来免疫治疗和靶向疗法不断新出：目前认为本病与免疫改变有关，故设想采用免疫抑制剂治疗，以控制肿瘤的增殖。也可用特异性Rb转移因子、基因工程Rb单克隆抗体及其生物导弹，MDMX-p53通路拮抗剂、组蛋白去乙酰化酶抑制剂，CDK4/6抑制剂等联合治疗可获较好效果。当然还需要更多临床研究来证实它们的可靠性。

因为视网膜母细胞瘤很容易有继发性肿瘤如骨肉瘤、中枢神经系统的神经外胚层肿瘤、纤维瘤和黑色素瘤。因此患者治疗也需要很密切的随访，尤其对于3岁以下的建议6~8周复查一次。

2. VHL病：*VHL*是抑癌基因，功能正常的VHL蛋白参与多种细胞功能，比如细胞周期调节、凋亡和细胞外基质形成。此外它还是E3泛素蛋白连接酶复合物的一部分，促进缺血诱导因子(HIF-α)和其他细胞生长和血管生成所需的蛋白靶点的降解，并在基因组稳定性中发挥作用。VHL病是*VHL*基因突变导致的，为常染色体显性遗传、家族性、多器官性疾病，发病率1/45500~1/36000。它表现为肾囊肿、肾细胞癌、胰腺囊肿、胰腺癌、大脑脊髓血管瘤、视网膜毛细血管母细胞瘤等。

pVHL还通过缺氧诱导因子(HIF)复合物调节细胞缺氧信号传导。在含氧量正常的条件下，HIF-α亚基会发生羟基化，产生高亲和力pVHL结合位点。作为多亚基泛素连接酶复合物的一部分，pVHL可促进HIF-α聚泛素化和降解。相反，在缺氧条件下，HIF复合物可避免羟基化和泛素相关降解。稳定复合物作为转录因子，上调多种生长因子的转录以促进细胞存活。

主要眼部表现为视网膜毛细血管瘤，发生于视盘为视盘毛细血管瘤，少见表现为双眼视网膜血管增生或者纤维血管增生。

84%视网膜毛细血管瘤为VHL病，同时50%~70%VHL病表现为视网膜毛细血管瘤。超广角造影可以发现更多的周边病变。详细见第六篇

2021年8月13日，美国食品和药品监督管理局(FDA)批准了一种HIF-2α抑制剂belzutifan(Welireg，默克公司)上市，用于治疗VHL病相关癌症成人患者，这些患者包括需要治疗的VHL相关性肾细胞癌(RCC)、CNS血管母细胞瘤或胰腺神经内分泌肿瘤，且这些患者无须立即手术。通过抑制HIF-2α，Welireg可降低与细胞增殖、血管生成和肿瘤生长相关的HIF-2α靶基因的转录和表达。

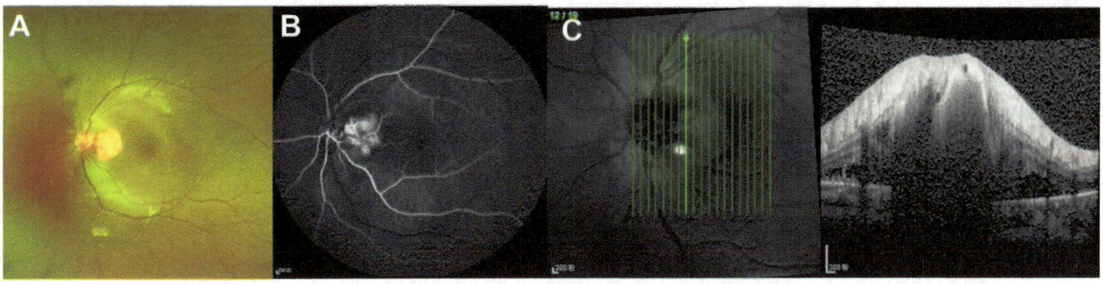

图 8-4　男，13 岁，视力矫正 0.5。A 为彩照，B 为 FFA 动脉期，C 为瘤体 OCT 结果

（二）细胞增殖分化蛋白异常

结节性硬化复合症（tuberous sclerosis complex，TSC）又称 Bourneville 病，是一种常染色体显性遗传的神经皮肤综合征，多由外胚叶组织的器官发育异常所致，可出现脑、皮肤、眼、口、肺、肾、肝脏和骨骼等多器官受累，临床特征是癫痫发作、智能减退、口鼻三角区皮脂腺瘤、皮肤纤维瘤和咖啡牛奶斑等，发病率约为 1/6000 活婴，男女之比为 2∶1。已经录入我国《第一批罕见病目录》。

结节性硬化属于神经皮肤综合征亚型，为常染色体显性遗传，*TSC*1、*TSC*2、*TSC*3、*TSC*4 分别定位于不同的染色体上，*TSC*1 和 *TSC*2 疾病基因已被克隆，基因产物分别为错构瘤蛋白和结节蛋白。结节蛋白与鸟苷三磷酸腺苷激酶活蛋白高度同源，且与错构瘤蛋白形成复合物相互作用，通过 GTP 酶激活蛋白来抑制蛋白复合物 mTOR 通路，以调节细胞的分化和增殖。而 *TSC*1 和 *TSC*2 突变基因则会过度激活 mTOR 通路，破坏正常细胞周期，从而导致外胚层、中胚层和内胚层细胞异常分化和增殖而形成错构瘤。现在认为 *TSC* 基因是一种肿瘤抑制基因。

家族性病例约占 1/3，即由父母一方遗传而来突变的 *TSC*1 或 *TSC*2 基因；散发病例约占 2/3，即出生时患者携带新突变的 *TSC*1 或 *TSC*2 基因，并无家族成员患病。

约 85%的结节性硬化症患者可检测出致病突变基因，包括 *TSC*1 和 *TSC*2。其中，31%患者有编码错构瘤蛋白的 *TSC*1，69%有编码薯球蛋白的 *TSC*2，而剩余的患者被认为存在体细胞嵌合体或者用传统方式无法检测出的 *TSC*1 或 *TSC*2 突变基因。

本病好发于儿童，男多于女，因为该病为常染色体显性遗传，父母一方遗传而来突变的基因在男幼儿的概率略大于女幼儿。

眼部主要表现为视网膜星形细胞错构瘤（retinal astrocytic hamartoma，RAH）（约 50%患者）。眼底检查在眼球后极视乳头或附近可见多个虫卵样或桑椹样钙化结节，或在视网膜周边有黄白色环状损害。此外尚可出现小眼球、突眼、青光眼、晶体混浊、白内障、玻璃体积血、色素性视网膜炎、视网膜出血和原发性视神经萎缩。但是 RAH 还可以出现在 Usher 综合征、Stargardt 和 RP 患者中。

诊断上采用 2012 年国际共识会议的更新版本，分为基因诊断和临床诊断，基因诊断是检测出一个 *TSC*1 或者 *TSC*2 的病理突变。当发现病理性基因突变即可确诊，因为 TSC 的临床症状会随着年龄而变化。当然有 10%到 15%的患者临床诊断为 *TSC* 但是没有找到突变的基因，因此没有找到也不能排除诊断。但是 10%到 25%的结节性硬化症通过传统基因检测未能发现突变基因，仍需依靠临床表现进行诊断及分型（表 8-1、8-2）。

表 8-1　结节性硬化诊断标准 2021 年更新版本

<table>
<tr><th>主要特征</th><th>次要特征</th></tr>
<tr><td>色素脱失斑（≥3 个）至少 5 mm</td><td>“斑斓”皮损</td></tr>
<tr><td>血管纤维瘤或前额斑块（≥2 个）</td><td>牙釉质点状凹陷（>3 处）</td></tr>
<tr><td>指（趾）甲纤维瘤（≥2 个）</td><td>口内纤维瘤（≥2 处）</td></tr>
<tr><td>鲨鱼皮斑</td><td>视网膜脱色斑</td></tr>
<tr><td>多发性视网膜错构瘤结节</td><td>多发性肾囊肿</td></tr>
<tr><td>多发脑皮质层结节和/或放射状移行线</td><td>非肾性错构瘤</td></tr>
<tr><td>室管膜下结节（≥2 个）</td><td>骨骼硬化性病变</td></tr>
<tr><td>室管膜下巨细胞星形细胞瘤</td><td rowspan="5">确诊诊断：2 个主要特征或者
1 个主要特征+2 个次要特征
可能诊断：
1 个主要特征+1 个次要特征</td></tr>
<tr><td>心脏横纹肌瘤</td></tr>
<tr><td>淋巴管肌瘤病</td></tr>
<tr><td>血管平滑肌脂肪瘤（≥2 个）</td></tr>
<tr><td>色素脱失斑（≥3 个）至少 5 mm</td></tr>
</table>

表 8-2　结节性硬化分型

分型	特征
Ⅰ型	灰白色、半透明、光滑、无钙化的相对平坦病灶
Ⅱ型	黄白色、不透明、多结节、有钙化的桑葚状病灶
Ⅲ型	同时具有前两种类型特征的病灶，基底部半透明，顶部因钙化而呈黄白色

治疗上主要包括特异性治疗和综合治疗，特异性治疗对控制 TSC 的病情进展至关重要，主要是特异性靶向治疗药物 mTOR 抑制剂，因为 TSC1 和 TSC2 蛋白参与调节哺乳动物西罗莫司靶蛋白（mTOR）激酶活性，它可以有效治疗室管膜下巨细胞星形细胞瘤、内脏肌瘤、皮肤纤维瘤、TSC 相关的癫痫和精神障碍等。当然如为癫痫还可以辅以癫痫相关治疗药物，甚至可以考虑手术如局灶性癫痫灶切除术、迷走神经刺激术等。对于皮肤纤维瘤，出于美容的目的可以考虑切除。

预后上，目前缺乏有效手段治愈患者，也无法预测疾病的发展程度。但是经过严密的检测和适当的治疗，患者的寿命可不受影响。

（三）转运蛋白异常

1. 转甲状腺素蛋白家族性淀粉样变性（ATTR）

转甲状腺素蛋白家族性淀粉样变性是一种罕见的眼部淀粉样变性疾病，属于常染色体显性遗传性疾病，可同时累及多个器官或组织；主要由转甲状腺素蛋白（transthyretin，TTR）基因突变导致。TTR 是一种具有转运甲状腺素和视黄醇结合蛋白功能的载体蛋白，主要由肝脏产生，在眼部则可由脉络膜及色素上皮层分泌，正常情况下为血清可溶性蛋白。当 TTR 基因突变时，四聚体稳定性下降，解体为单体(可溶解蛋白)后异常折叠形成不可溶蛋白从而在不同组织中沉积并导致其生理功能障碍，累及全身时称为家族性淀粉样多发性神经病(familial amyloid polyneuropathy，FAP)，而仅累及玻璃体时则称为玻璃体淀粉样变性。

玻璃体淀粉样变性一般青中年时发病，从出现症状到确诊通常可能间隔 2~6 年。主要症状是眼前黑影或羽毛状飘动，视力依玻璃体混浊程度而不同，重者可降至光感。眼部典型体征表现为玻璃体混浊，其间杂有灰色颗粒状物，颗粒状物附着于晶状体后囊形成“足盘样”混浊，有助于诊断。也可伴有视网膜血管异常，如微血管渗漏、血管白鞘、片状出血及周边视网膜血管增生和渗漏等。除了影响玻璃体，淀粉样变性还可能导致青光眼和神经营养性角膜炎，也可以引起周围神经病变和自主神经系统功能障碍。周围神经病及自主神经功能障碍是该病最初的改变：直立性低血压、便秘与腹泻交替、发作性恶心呕吐、胃排空延迟、阳痿、无汗症、尿潴留或尿失禁。中枢神经系统症状包括淀粉样痴呆、精神障碍、视物不清、头痛、癫痫发作、肌肉麻痹、肢体瘫痪、共济失调、脊髓病变、脑积水或颅内出血。原发性系统性淀粉样变可累及肾、肝、心肌、消化系统、皮肤等，因此，确诊玻璃体淀粉样变的患者需做全身体检，排查其他器官的淀粉样变，眼部手术后需长期随访观察眼与全身其他器官的变化。眼部改变主要为玻璃体浑浊，OCT 上可以观察到视网膜前改变，以及 FFA 上可以见到血管渗漏(图 8-5、图 8-6)。

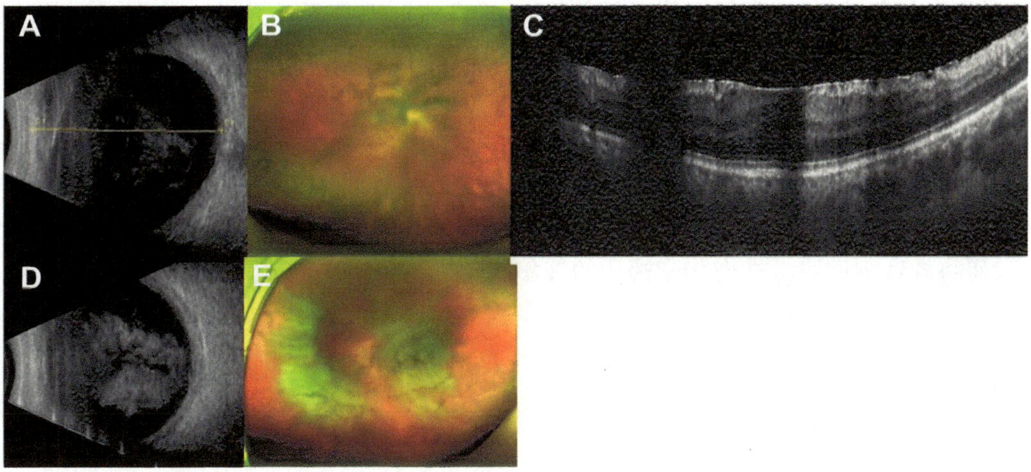

图 8-5　男，43 岁，A 到 C 为患者右眼，D 和 E 为左眼，可发现双眼病变程度不一样

诊断要点：晶状体后囊膜“足盘”样黏附的白色混浊玻璃体；玻璃体混浊形态特征为灰白色棉丝绒般混浊，与晶状体后囊及周边视网膜粘连紧密，病变后期可并发黄斑前膜以及血管渗漏(图 8-6)；临床诊断金标准是术中切除玻璃体行病理学检查。由于淀粉样物质的 p-折叠构象，玻璃体切除物刚果红染色呈阳性反应，偏振光显微镜下显示出苹果绿双折光。当然基因诊断是最权威的。

治疗上可以采取：①通过基因治疗等方式将突变 *TTR* 基因转换为正常 *TTR* 基因。②抑制异常蛋白合成：突变 *TTR* 基因的 mRNA 的产生(小干扰 RNA：Patisiran 和 Revusira)，促进突变 *TTR* 基因的 mRNA 的降解(反义寡核苷酸)。③降低血浆中突变 TTR 蛋白水平：稳定

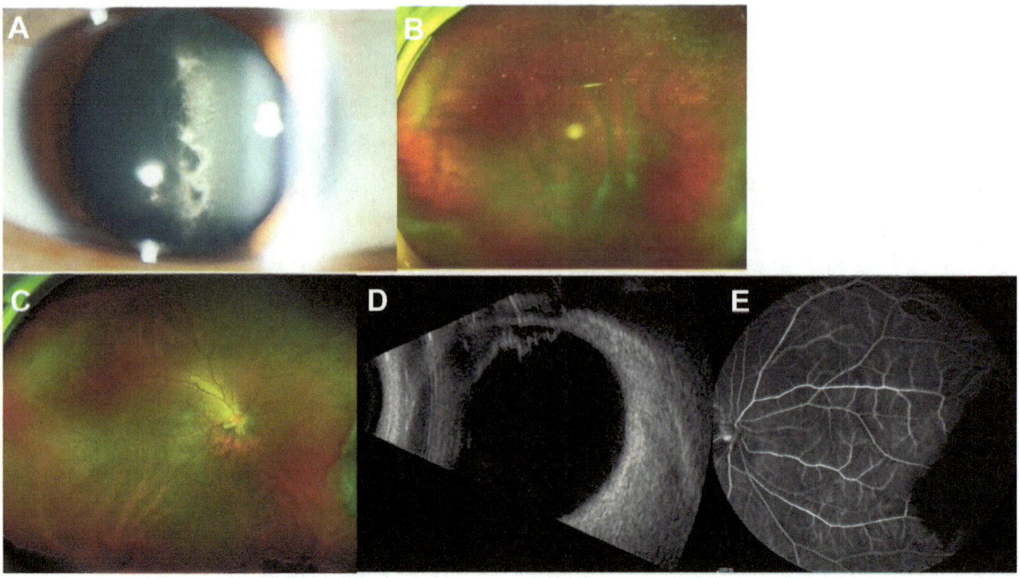

图 8-6　患者男，28 岁，A、B、E 为左眼手术治疗后，再次出现的鼻侧晶体后及玻璃体白色浑浊，FFA 上可见渗漏(E)；C、D 为患者右眼。

TTR 蛋白四聚体的结构(氯苯唑酸，白藜芦醇)。④抑制或清除淀粉样物质的药物(多西环素/牛磺熊去氧胆酸)，抑制淀粉样物质沉积。⑤目前肝移植是治疗 ATTR 最有效的治疗方式，但肝移植术后并不能阻止眼部玻璃体淀粉样物质的沉积。

2. *ABCA*4 基因相关黄斑病变

*ABCA*4 基因位于 1p22 存在于视网膜视杆细胞外段的视盘膜中。*ABCA*4 基因编码视网膜视杆细胞外段的视盘膜中的特异性 ATP 结合转运蛋白，它对清除视网膜光化学循环中全反式视黄醛和磷脂酰乙醇胺的反应产物即脂褐质起到关键性作用。其突变可以导致“清除剂”功能障碍将导致视网膜毒性产物脂褐质的聚集，从而发生 RPE 细胞和感光细胞的凋亡，进而导致视网膜变性类疾病的发生发展。*ABCA*4 基因突变可致常染色体隐性遗传性 RP、Stargardt 病(STGD)和锥杆细胞营养不良(cone-rod dystrophy，CRD)等。其中 STGD 患者的就诊年龄和发病年龄显著低于 CRD 患者。三种临床诊断组患者的 BCVA 无显著性差异。

STGD 已经在前面描述过。CRD：一类主要损害视锥细胞的遗传性黄斑变性疾病，主要临床表现为黄斑中心凹光反射消失，黄斑区呈青灰色伴有金箔样反光，RPE 萎缩。

3. 胱胺酸症

它是因为编码溶酶体胱氨酸转运蛋白 cystinosin 的 *CTNS* 基因(17p13)发生突变，导致将胱胺酸(胱氨酸)携出溶小体的运输酶(转运)功能异常，使得胱胺酸堆积在细胞的溶小体上，进而造成组织及器官的病变。患者的结膜、角膜、肝脾、淋巴结、肾脏、甲状腺、肠道、肌肉、脑、巨噬细胞和骨髓等细胞中均可见到胱氨酸晶体，胱氨酸在这些组织器官大量积聚从而影响细胞的正常功能而致病。临床上根据患者的发病年龄、病情的严重程度及主要受累器官不同分为三种类型：婴儿型、青少年型和眼病或非肾病型，其中婴儿型病情最重也最常见。估计世界范围内新生儿发病率为 1：(100000~200000)，儿童肾衰竭患者中胱氨酸贮积症占 5%。

眼部主要表现为角膜和视网膜上胱氨酸沉积，可见散在结晶。

研究发现使用药物半胱胺酸（半胱胺酒石酸，药品名为 Cystagon）是治疗胱胺酸病的首选方式，它是一种游离态的硫醇类物质，能自胱胺酸结构物中溶解出 90%以上的胱胺酸细胞，将能有效控制肾病变型患者的病程进展。

长期的积极治疗，可避免或延缓肾衰竭及甲状腺功能低下的发生，并能溶解出肌肉组织中堆积的胱胺酸，以减轻症状，促进患者生长发育。但需注意的是，口服半胱胺酸药物治疗，并无益于改善角膜胱胺酸结晶体，因此建议患者可使用半胱胺氢溴化物（半胱胺盐酸盐）眼药水，能于数月内减轻角膜胱胺酸结晶体，数周内减轻眼睛的畏光，同时佩戴深色或太阳眼镜，也可减少日光照射所带来的畏光情形。

（四）结构蛋白异常

1. 胶原蛋白

（1）Alport 综合征又名眼-耳-肾综合征，与Ⅳ胶原蛋白异常有关。主要表现为肾炎和神经性耳聋。全身表现主要为血尿、肾功能不全和感觉神经性耳聋，耳聋以双侧高频率消失明显。前锥状晶状体为本病的独特表现，具有诊断意义，可引起高度近视，但视力可以矫正。此外，患者可发生后囊下白内障。眼底可见黄斑区和周边部视网膜色素颗粒和玻璃膜疣状沉着物，但视神经、血管正常。ERG、EOG 可异常。视野与色觉正常，FFA 可表现为外周的窗样缺损。

X 连锁显性遗传为主要遗传特征。85%的致病基因为 *COL4A5*，定位在 X 染色体上，负责编码Ⅳa 胶原蛋白亚单位 α5。同时还可以表现为常染色显性遗传。致病基因有 *COL4A3* 和 *COL4A2*，均位于 2 号染色体。还有常染色体隐性遗传，同样是位于 2 号染色体上的 *COL4A3* 和 *COL4A4*，这两个基因突变占隐性遗传的 75%。

因此患者母亲建议每年行尿检，若基因已知建议行基因检测。

（2）Stickler 综合征又称遗传性进行性关节-眼病，由 Stickler 等于 1965 年首次报道，是累及骨、关节、口、眼、耳多器官的遗传性结缔组织发育不良综合征。包括眼部疾病（高度近视和视网膜脱离）、听力损害（听觉丧失和频繁的耳内感染）、颅面异常（小鼻、小颌、腭裂）、骨骼肌异常（关节炎和关节松弛）。发病率约为 1∶10000。主要基因为相关基因 *COL2A1* 基因。

根据致病基因将 Stickler 综合征分为六型，它们有不一样的遗传异质性、临床异质性、外显程度。其中Ⅰ、Ⅱ、Ⅲ型为常染色体显性遗传，Ⅳ型、Ⅴ型、Ⅵ型为常染色体隐性遗传。

Ⅰ型 Stickler 综合征，为最常见类型，占 80%~90%，突变位于 *COL2A1* 基因上，表现为玻璃体异常（膜型）和轻度听力损失。Ⅰ型又分为ⅠA 型和ⅠB 型，ⅠA 型突变发生于 *COL2A1* 基因的 2 号外显子，只有 Stickler 综合征的眼部表现，而无全身表现。ⅠB 型为 *COL2A1* 基因的 2 号外显子以外的突变，出现 Stickler 综合征的眼部表现和全身特征。

Ⅱ型 Stickler 综合征玻璃体表型为念珠型，显著听力损失，由 *COL11A1* 基因突变所致，占 10%~20%的患者；Ⅲ型 Stickler 综合征只有全身表现（如颅面部和关节的临床表现以及听力损失）而无眼部异常，由 *COL11A2* 基因突变所致，比较罕见；Ⅳ型、Ⅴ型、Ⅵ型 Stickler 综合征分别由 *COL9A1*、*COL9A2*、*COL9A3* 基因突变引起。

2. 蛋白聚糖蛋白

Wagner 综合征：特点为 RPE 病变、暗适应减退、视野缺损，其病变基础是 *VCAN* 基因突变。而 Stickler 综合征一般有玻璃体特征性改变（膜型或念珠型）。

3. 黏附力蛋白

XLRS 是一种遗传性致盲眼科疾病，发病率最高可达五千分之一，其基因为 *RS*1。目前国内外都有大量基因治疗相关研究，但是它为一种需要持续起作用蛋白，目前结果仍然不理想。

4. 结缔组织原纤维蛋白

马方综合征致病原因其中约 90% 由定位于 15 号染色体长臂(15q21.1)负责编码结缔组织原纤蛋白(fifibrillin-1；一种对结缔组织非常重要的蛋白)的 *FBNN*1 基因突变(15q15 ~ q21.3)所致，已被我国《第一批罕见病目录》收录。该病染色体异常主要导致机体内硫酸软骨素 A 或 C 等黏多糖堆积，致弹力纤维和其他结缔组织纤维的结构和功能异常，发生先天性中胚层发育不良，主要累及骨骼、眼和心血管等相应器官发育不良及功能异常。该病患者常因急性心血管因素猝死。眼部主要表现为晶状体脱位或半脱位，其眼底为高度近视眼底改变，易发生视网膜脱离。

(五)酶异常相关代谢障碍

溶酶体是一个有 60 多种酸性水解酶的细胞器，能消化核酸、蛋白质、脂质及糖原等多种特定生物大分子，它有回收受损蛋白和细胞器、维持能量和代谢稳态以及转导细胞信号的作用。溶酶体贮积症(LSD)是一组遗传性代谢疾病，是由基因突变致溶酶体中有关酸性水解酶缺陷，导致机体中相应的生物大分子不能正常降解而在溶酶体中贮积，引起细胞组织器官功能的障碍。

溶酶体贮积症既可导致多种系统的病变，也可仅限于神经系统，自出生至成年期均可发病。临床表现变异大，病情呈进行性加重。绝大多数溶酶体贮积症以常染色体隐性方式遗传，其中的每一种病发病率虽低，但作为一组病来说就是常见的人类遗传病之一。

我国常见的溶酶体贮积症(表 8-2)包括黏多糖贮积症、黏脂贮积症、神经鞘脂贮积症、糖蛋白贮积症、糖原贮积症Ⅱ型、神经元蜡样脂褐质贮积症等。当这些物质储积在视网膜神经纤维层就可以表现出眼底樱桃红点。

表 8-2 我国常见的溶酶体贮积症

分类	疾病名称	缺陷的水解酶	樱桃红点
神经鞘磷脂沉积病	异染性脑白质营养不良	芳基硫酸酯酶 A(ASA)	
	球形细胞脑白质营养不良	半乳糖脑苷脂酶	
	GM1 神经节苷脂贮积症	β-半乳糖苷酶	
	Tay-Sachs 病	β-氨基己糖苷酶 A	有
	Sandhoff 病	β-氨基己糖苷酶 A+B	有
	Gaucher 病	β-葡萄糖苷酶	
	Niemann-Pick 病	鞘磷脂酶	有
	Fabry 病	α-半乳糖苷酶	
	Farber 病	神经酰胺酶	有
糖原贮积病	糖原贮积病Ⅱ型	α-葡萄糖苷酶	

续表8-2

分类	疾病名称	缺陷的水解酶	樱桃红点
糖蛋白贮积症	岩藻糖苷贮积症	α-岩藻糖苷酶	
	苷露糖苷贮积症	α-苷露糖苷酶	
	唾液酸贮积症	唾液酸酶	有
	天冬氨酰葡萄糖胺尿症	天冬氨酰氨基葡萄糖苷酶	
黏多糖贮积症	MPS Ⅰ	α-L-艾杜糖苷酸酶	
	MPS Ⅱ	艾杜糖醛酸硫酸酯酶	
	MPS Ⅲ A	类肝素-N-硫酸酯酶	
	MPS Ⅲ B	α-N-乙酰氨基葡萄糖苷酶	
	MPS Ⅲ C	乙酰-CoA：α-氨基葡糖乙酰转移酶	
	MPS Ⅲ D	N-乙酰氨基葡糖-6-硫酸酯酶	
	MPS Ⅳ A	半乳糖-6-硫酸酯酶	
	PMS Ⅳ B	β-半乳糖苷酶	有
	MPS Ⅵ	芳基硫酸酯酶 B(ARSB)	
	MPS Ⅶ	β-葡萄糖苷酸酶	
黏脂质贮积症	ML Ⅱ 及 ML Ⅲ	磷酸转移酶缺陷导致血清中多种溶酶体酶升高	
胆固醇酯贮积症	Wolman 病	酸性酯酶	

1. 神经鞘磷脂沉积病(sphingomyelin lipidososes)

此病又称 Niemann-Pick 病，由神经鞘磷脂酶缺乏所引起的一种遗传代谢性疾病，为常染色体隐性遗传基因定位于 11p15v。神经鞘磷脂来源于各种细胞基底膜和红细胞基质等，在细胞衰老时被巨噬细胞吞噬。该病由于神经鞘磷脂酶缺乏，神经鞘磷脂在单核巨噬细胞和神经系统大量沉积而成泡沫细胞。出现肝脾肿大以及神经系统退行性病变。它为常染色体隐性遗传。目前有五型，最常见的三种类型被命名为 A、B、C 型。

A 型在婴儿期发病，多见于犹太人后裔。特点为肝脾大、黄疸、神经退行改变，多在 3 岁前死亡。50%的患者可有角膜基质层混浊、晶状体前表面可见棕色颗粒沉着，眼底可见樱桃红点。临床表现类似于 Tay-Sachs 病，但是视力下降较缓慢。

B 型没有神经病变，患者视力大多正常，黄斑中心凹外围可见白色晕轮，可以存活至成年。

C 型特点是儿童期出现的进展性神经退行病变，累及中枢神经系统，视力正常。黄斑晕轮类似于 B 型，可有视神经萎缩。多在 20 岁时死亡。

2. 神经节苷脂沉积病

神经节苷脂不同于前面的磷脂，是含糖而不含磷酸的脂类，普遍存在于原核和真核细胞的质膜上，其含量占膜脂总量的 5%以下，在神经细胞膜上糖脂含量较高，占 5%～10%。糖脂也是两性分子。最简单的糖脂是半乳糖脑苷脂。

当其代谢水解酶失去活性就可以使物质在神经组织中沉积而致病。单唾液酸四己糖神经节苷脂(GM1)在 β-半乳糖苷酶的作用下分解为双唾液酸神经节苷脂(GM2)，GM2 再在氨基己糖苷酶 A 的作用下分解为单唾液酸神经节苷脂(GM3)、唾液酸(sialic acid)等。

酸性 β-半乳糖苷酶的原发性缺乏引起上述分解过程的第一步不能进行，导致单唾液酸四己糖神经节苷脂在神经元中的沉积，产生婴儿性家族性黑矇性痴呆，称为 GM1 沉积病。此型患者小脑损害较重，视网膜变性脊髓和周围神经均有不同程度的髓鞘脱失。

(1) Ⅰ型又称全身性神经节苷脂贮积症，亦称婴儿型，其特点为：①严重的脑变性，多于 2 岁内死亡；②神经元、肝、脾和其他组织细胞及肾小球上皮细胞中神经节糖苷贮积；③表现有 Hurler 综合征的骨骼畸形。

该病起病早，通常在出生时就可出现精神和运动障碍症状。患儿外貌严重异常，呈 Hurler 综合征样粗笨面容，包括前额突出、鼻梁扁平、眼间距增宽、齿龈肥厚、伸舌、短颈和多毛症。所有患者均有腰椎改变和眼底黄斑部有樱桃红点，还有肝脾肿大及多发性骨发育不良畸形，皮肤增厚。有时可出现毛细血管扩张。新生儿期呈蛙形体态，智力发育低下，至 6~7 个月时，反应迟钝，不能随物注视，甚至对外界无任何反应，肌张力减低，自主运动少，腱反射活跃。惊厥发作是其突出症状，而且出现较早。惊厥、反复呼吸道感染和阵发性心动过速，是患儿于 2 岁前死亡的主要原因。

(2) Ⅱ型亦称少年型：起病较晚，新生儿期大致正常，在 1 岁时即出现精神、运动障碍和神经系统症状，如共济失调、步态不稳、运动不协调、惊厥、语言障碍、表情淡漠、眼神呆滞及腱反射亢进等。Ⅱ型除起病较晚外，尚有病程较长，存活年龄较大，视力和听觉通常不受损害，多在 3~5 岁夭折，常死于反复惊厥及呼吸道感染。

(3) Ⅲ型亦称成人型：Reuser 等将Ⅳ型也归类于成人型。本型发病较晚，年幼时部分患者可有较轻的全身性神经节苷脂贮积症症状，20 岁后出现进行性智力低下，口齿不清，小脑功能失调及视力减退，轻微的脊柱改变。部分患者可有弥漫性血管角质瘤，全身肌张力减低，当患者躺下来或坐着松弛时，肌张力异常姿势和肌张力异常运动并未消失。

氨基己糖酶的缺乏引起上述第 2 步分解不能进行，双唾液酸神经节苷脂(GM2)在神经组织的沉积产生 GM2 沉积病。其中Ⅰ型为婴儿型，称为 Tay-Sachs 病，是一种常染色体隐性遗传、进展性神经退行病变，在婴儿期发病由氨基己糖苷酶 A(HEXA)基因突变导致氨基己糖脂酶导致皮质和小脑的神经细胞及神经轴索内神经节苷脂 GM2 积聚、沉淀。神经节苷脂 GM2 储积于神经组织，导致细胞破坏。眼部可见黄斑中心凹周围脂质蓄积导致的樱桃红点，也可见进展性视神经萎缩。婴儿期前 6 个月大多正常，之后出现视力下降至黑矇，同时伴有神经退行性变，2~3 岁时死亡。多见于犹太后裔。

Ⅱ型为急性早期婴儿型称为 Sandhoff 病。临床表现与 Tay-Sachs 病相似，但发病不限于德裔犹太人，只有通过生化检测才可以区分这两种疾病。Sandhoff 病是一种常染色体隐性遗传疾病，编码氨基己糖苷酶 A 和 B 的 β 亚基的 HEXB 基因的突变导致这些溶酶体酶缺乏而发病。主要病理改变为大脑皮质中神经细胞内有大量类脂沉积，细胞变性、消失晚期有髓鞘脱失和胶质细胞增生，电镜检查可见沉积物为圆形分层结构，称为膜状胞质小体，除大脑受累外小脑和脑干均有普遍萎缩脑室扩大。患者的黄斑出现“樱桃红点”，其他器官，包括肝脏、胰腺、肾脏出现类似 Tay-Sachs 病的表现。

人工底质测定血清和皮肤成纤维细胞中相关的 β-半乳糖苷酶及氨基己糖酶的酶活力是诊断神经节苷脂沉积病和进一步分型的唯一方法。注意与其他婴儿常见遗传性神经系统疾病如神经鞘磷脂沉积病、婴儿型 Gaucher 病、半乳糖脑苷类脂沉积病 Farber 病相鉴别。

3. 脑苷脂沉积病

脑苷脂沉积病是最常见的溶酶体贮积病。它是一种常染色体隐性遗传疾病，由葡糖脑苷脂酶缺乏导致葡糖脑苷脂积聚在脾、肝、肺、骨髓和中枢神经系统。组织病理学可见巨噬细胞含有“皱纸”状细胞质，这些巨噬细胞被称为 Gaucher 细胞。主要有三种亚型。Ⅰ型为无神经病变型，最常见，病变最轻，可见肝脾肿大和再生障碍性贫血，通常在童年发病，大脑不受累。Ⅱ型为急性神经病变型，多见于 3~6 个月的婴儿，表现为严重的进行性大脑损伤，多在 2 岁前死亡。Ⅲ型为慢性神经病变型，童年或成年时发病，表现为肝脾肿大和各种神经系统病变。Gaucher 病的眼部表现包括角膜上皮、前房角、睫状体和瞳孔缘的白色沉积物，眼底后极部散在分布的大小不一的白色斑点沉积于视网膜表面及浅层，特别是下血管弓沿线。黄斑周围可以发灰。

4. 神经元蜡样脂褐质沉积症(neuronal ceroid lipofuscinosis，NCL)

神经元蜡样脂褐质沉积症是最常见的儿童神经退行性疾病，其特点是复杂的自发荧光物质在溶酶体积聚。患儿神经活动受到严重影响，导致癫痫发作、视力减退、植物人甚至过早死亡。根据遗传缺陷分为 4 类。

1 型(CLN1，Santavuori-Haltia 病，Hagberg - Santavuori 病)：在婴幼儿发病，表现为共济失调、肌张力降低以及精神运动障碍，最终发展为植物人。通常在 8~24 个月时出现严重的心理运动能力退化、小头畸形和失明。血管鞘、视网膜变性和视神经萎缩是本病的突出特点。晚期可见晶状体后极部混浊。病程早期有 ERG 波幅降低，进行性发展，终至熄灭。

2 型(CLN2，Bielschowsky-Jansky 病)：在婴幼儿晚期发病，2~4 岁开始出现严重的神经症状，如共济失调、语言能力丧失、癫痫发作，并在几年内出现迅速的视力丧失、昏迷直至死亡。眼部表现为视网膜色素改变，黄斑中心凹周围呈颗粒样或“牛眼”样病损，视神经萎缩。ERG 波幅下降，VEP 异常。FFA 可见后极部 RPE 缺损。

3 型(CLN3，Batten 病，Vogt- Spielmeyer 病，Spielmeyer-Sjogren 病)：在少年时起病，4~8 岁时出现视觉症状，并在 1~2 年内导致视力丧失，随后逐渐出现痴呆、视力减退、共济失调、癫痫，并在 20 岁之前死亡。眼底表现为青少年型黄斑变性，黄斑区薄金属样外观或表现为“牛眼”样。视网膜的变化类似视网膜色素变性表现，有骨细胞样色素形成和血管细窄，最终全视网膜萎缩。ERG 早期异常，终至熄灭。EOG 严重异常。FFA 可表现为 RPE 紊乱和血管渗漏。

4 型(Kufs 病)：该型患者在 30~40 岁间发生精神运动功能障碍。癫痫发作不常见，死亡发生较晚。本型患者无视网膜变性，但在正常眼底的视网膜组织病理中发现有节细胞丧失和萎缩，以及存留的神经元内蜡样质、脂褐质颗粒的蓄积膨胀。

5. 多种硫酸酯酶缺乏症(multiple sulfatase deficiency)

多种硫酸酯酶缺乏症是一种罕见的遗传性溶酶体贮积症，因硫酸酯酶 A、B、C 缺乏而发病。临床表现兼有异染性脑白质营养不良和黏多糖贮积症的特点，表现为面部异常、耳聋、肝脾大、骨骼异常及多个组织中酸性黏多糖增加。神经系统的快速恶化表现为周围神经的髓磷脂异染性变性，以及进行性发展的痴呆、高肌张力、共济失调、痉挛性四肢瘫痪和过早死亡。眼部表现为角膜混浊，视网膜色素变性，视神经萎缩，中央视网膜呈灰色，可有眼底樱桃红点。ERG 可熄灭。

二、非遗传性视网膜罕见病

IgG4-RD，是一种病因尚未明确，可能与遗传易感性、微生物感染、异常自身免疫反应等因素有关，已被我国《第一批罕见病目录》收录。它表现为慢性、进行性炎症伴纤维化的疾病，可累及多个脏器。既往本病累及不同组织或器官时有不同名称，如唾液腺受累的 Mikulicz 病；胰腺受累的自身免疫性胰腺炎；胆道受累的硬化性胆管炎；腹膜后受累的腹主动脉周围炎或腹膜后纤维化；等等。后来发现这些疾病具有相似的免疫病理改变，病变部位有大量淋巴细胞和浆细胞浸润，炎症反应局部有分泌 IgG4 的浆细胞生成，因此这类疾病被统称为 IgG4 相关疾病。患者血清 IgG4 水平常升高，受累组织或器官中有 IgG4 阳性浆细胞浸润，病变部位出现硬化或纤维化及阻塞性静脉炎。本病好发于中老年男性。由于易于形成肿块性病变，常被误诊为恶性肿瘤。

它在眼部最常见症状为泪腺占位，当然也可以表现为结膜下占位，导致视神经压迫症状，眼底见视乳头水肿。诊断标准：①一个或多个器官出现弥漫性或局限性肿胀或肿块；②血清 IgG4>135 mg/dL；③受累组织中浸润的 $IgG4^+/IgG^+$ 浆细胞比例>40%，且每高倍镜视野下 $IgG4^+$ 浆细胞多于 10 个。

糖皮质激素是治疗本病的一线药物，一般使用中等剂量，症状严重者可以加大剂量，病情控制后逐渐减量，以小剂量长期维持。传统免疫抑制剂联合治疗有助于糖皮质激素减量及维持疾病的稳定。对糖皮质激素禁忌或无效的患者可给予利妥昔单抗。患者长期预后良好。患者对激素治疗反应良好，但在糖皮质激素停用或者减量后可能复发，因此需要定期监测。

第三节　继发性视网膜病变

一、贫血相关视网膜病变

各种病因导致的贫血可以导致相关的视网膜病变包括非增殖性改变静脉迂曲、黑旭日斑（视网膜赤道部出现 0.5～2PD 大小的边界清楚的黑色斑点）、闪光点状沉着物（在视网膜病变附近有闪亮的颗粒状小点沉着，类似胆固醇结晶）、鲑斑出血（出血进入内界膜下或视网膜内，偶可进入 RPE 和光感受器之间，呈卵圆形，0.75～1PD 的红色斑，颜色由粉红色变成橙红色，最后变成白色），以及增殖性视网膜改变动静脉短路、新生血管增殖、玻璃体积血、视网膜脱离等。

镰刀蛋白血症、地中海贫血等贫血、先天性纯红细胞再生障碍性贫血等导致严重贫血时都可以发生。治疗主要是治疗原发病和其并发症。详见第四篇。

二、视网膜血管阻塞性疾病

遗传性高同型半胱氨酸血症已被我国《第一批罕见病目录》收录，是可治疗的遗传代谢病。它分为酶缺陷和辅酶缺陷两类，酶缺陷以胱硫醚 β-合成酶缺乏、亚甲基四氢叶酸还原酶、蛋氨酸腺苷转移酶缺陷最常见；辅酶缺陷以钴胺素和叶酸代谢障碍最常见。亚甲基四氢叶酸还原酶缺乏症，为常染色体隐性遗传病。胱硫醚β-合成酶缺乏症，为常染色体隐性遗传病，可表现为晶状体脱位。遗传性叶酸吸收不良与5，10-亚甲基四氢叶酸脱氢酶（MTHFD）缺乏症是导致高同型半胱氨酸的病因，是一种罕见的常染色体隐性遗传病。

健康生活方式干预，如戒烟、限酒、合理膳食、增加运动量等均有助于降低血同型半胱氨酸水平。对维生素缺乏所致的高同型半胱氨酸血症患者，目前临床中多联合使用维生素B_6、维生素B_{12}和叶酸进行治疗。

易栓症还有包括抗凝血酶Ⅲ，因子VLeiden突变，凝血酶原20210A突变和凝血因子Ⅶ、Ⅷ、Ⅸ、Ⅺ的评估。

红细胞增多症可以出现视网膜的血管普遍的扩张、迂曲，再就是造成血管壁发生改变，或血液黏稠度增高，而出现了循环障碍，甚至可以引起视网膜中央静脉主干及分支的阻塞，它可以使眼部出现一过性的黑矇、畏光、视疲劳，还可以伴有眼底的病变。

三、色素异常

白化病（albinism）是不同基因突变导致体内黑色素或者黑色素体生物合成缺陷导致的一组单基因遗传病，从而导致无法维持人体正常颜色，因而患者主要表现为眼、毛发与皮肤改变。它已被我国《第一批罕见病目录》收录。

患者伴有不同程度眼球震颤、畏光、视力低下等，部分白化病患者可因严重并发症而死亡。

它包括眼皮肤白化病（oculocutaneous albinism，OCA）和眼白化病（ouclar albinism，OA）。OCA呈常染色体隐性遗传，包括7种类型（OCA-1～OCA-7），是最常见的白化病类型，症状表现为全身皮肤、头发、眼缺乏黑色素，皮肤皙白，头发呈淡黄色，眼则呈浅蓝色。由于眼底视网膜缺乏黑色素（图8-7），故有畏光、眼球震颤、视物模糊。日晒后皮肤易烧伤，久后易发生皮肤癌。OA仅眼部色素缺乏而皮肤和毛发色素正常，包括X连锁隐性遗传的眼白化病1型（OA1）和常染色体隐性遗传的眼白化病类型（AROA）。

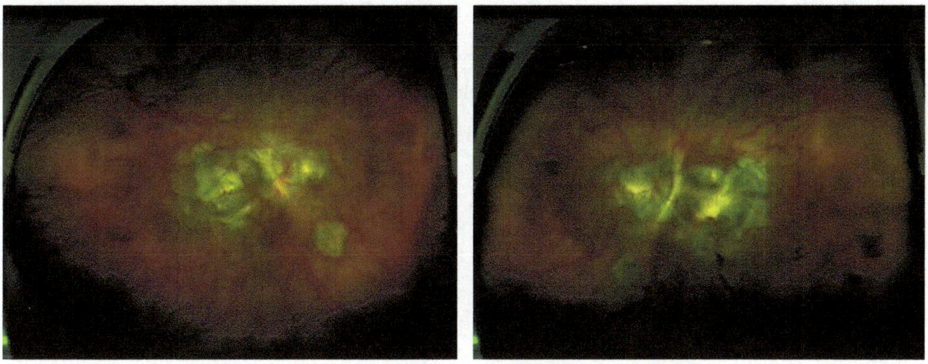

图8-7　女，54岁，皮肤型白化病患者双眼眼底图

此外还有伴有其他器官或系统并发症的综合征型白化病，Hermansky-Pudlak综合征——临床表现包括白化病的皮肤及眼症状，此外有出血倾向、间质纤维化、肉芽肿性结肠炎、肾衰竭及心肌病等系统受累症状；Chediak-Higashi 综合征—— 临床表现包括 OCA、眼部及皮肤症状，系统受累症状包括血小板功能下降导致的出血倾向，神经系统功能障碍，免疫缺陷。

白化病治疗的目的是缓解疾病症状，提高生活质量，防止并发症的发生。白化病患者皮肤不会被晒黑，但很容易被晒伤，需要应用衣物遮蔽及外涂防晒霜，防止因为日光照射而产生病变。避免强烈日光照射，出门时应撑伞或戴黑色墨镜，以保护眼睛，减轻畏光。皮肤涂防晒霜，以防止皮肤过早光老化。视力及视野改变可以通过佩戴眼镜纠正。眼球震颤可以通过接触镜或通过外科手术矫正，头部一些特殊的体位可以减轻眼震颤。斜视可以通过遮盖健侧眼睛进行纠正。同时需定期进行全身皮肤检查，警惕皮肤肿瘤的发生。

参考文献

[1] Chung C C Y, Hong Kong Genome Project, Chu A T W, et al. Rare disease emerging as a global public health priority[J]. Front Public Health, 2022, 10: 1028545.

[2] Northrup H, Aronow M E, Bebin E M, et al. Updated International Tuberous Sclerosis Complex Diagnostic Criteria and Surveillance and Management Recommendations[J]. Pediatr Neurol, 2021, 123: 50-66.

[3] Nguengang Wakap S, Lambert D M, Olry A, et al. Estimating cumulative point prevalence of rare diseases: analysis of the Orphanet database[J]. Eur J Hum Genet, 2020, 28(2): 165-173.

[4] Kuht H J, Maconachie G D E, Han J, et al. Genotypic and Phenotypic Spectrum of Foveal Hypoplasia: A Multicenter Study. Ophthalmology, 2022, 129(6): 708-718.

[5] George A, Cogliati T, Brooks B P. Genetics of syndromic ocular coloboma: CHARGE and COACH syndromes [J]. Exp Eye Res, 2020, 193: 107940.

[6] Kumaran N, Moore A T, Weleber R G, et al. Leber congenital amaurosis/early-onset severe retinal dystrophy: clinical features, molecular genetics and therapeutic interventions[J]. Br J Ophthalmol, 2017, 101(9): 1147-1154.

[7] Robinson C M, Ohh M. The multifaceted von Hippel-Lindau tumour suppressor protein[J]. FEBS Lett, 2014, 588(16): 2704-2711.

[8] Shmueli M D, Levy-Kanfo L, Haj E, et al. Arginine refolds, stabilizes, and restores function of mutant pVHL proteins in animal model of the VHL cancer syndrome[J]. Oncogene, 2019, 38(7): 1038-1049.

[9] Tyburczy M E, Dies K A, Glass J, et al. Mosaic and Intronic Mutations in TSC1/TSC2 Explain the Majority of TSC Patients with No Mutation Identified by Conventional Testing[J]. PLoS Genet, 2015, 11(11): e1005637.

[10] Neveu M M, Padhy S K, Ramamurthy S, et al. Ophthalmological Manifestations of Oculocutaneous and Ocular Albinism: Current Perspectives[J]. Clin Ophthalmol, 2022, 16: 1569-1587.

[11] Thomas M G, Zippin J, Brooks B P. Oculocutaneous Albinism and Ocular Albinism Overview. In: Adam MP, Feldman J, Mirzaa GM, et al., eds. *GeneReviews* ©. Seattle (WA): University of Washington, Seattle; April 13, 2023.

[12] Cambieri C, Marenco M, Colasanti T, et al. Does Patisiran Reduce Ocular Transthyretin Synthesis? A Pilot Study of Two Cases[J]. Curr Neuropharmacol, 2023, 21(12): 2543-2549.

（肖阳艳　欧阳平波）

第九篇　早产儿视网膜病变

概　述

早产儿视网膜病变最早于1942年由Terry TL在因白瞳及视力不良而受检婴幼儿中发现，当时推测这种位于晶状体后的纤维膜为先天性晶状体血管膜遗留，将其称为晶状体后纤维膜增生症。1949年Owens经临床观察证实，本病在纤维膜形成之前，尚有一个活动期，并不是先天性异常。1950年Heath命名此病为早产儿视网膜病变(retinopathy of prematurity，ROP)，认为其与不足月产、出生时低体重、温箱吸氧有关，后经世界眼科学会确认。

随着医疗技术的进步，早产儿存活率提高，ROP的发病率亦随之上升，根据国内外流行病学调查结果，总体情况是：出生时体重越低、胎龄(即孕龄，以周计)越小，ROP发病率越高。

ROP绝大多数见于胎龄少于32周、体重不足1500 g的早产儿，也偶见于超过上述体重的足月产儿(所谓早产儿含有产期提前、婴儿未成熟两个意义)。病变活动期的发病率为早产儿的10%~20%，最后纤维膜有残留者为早产儿的3%左右。患儿性别无明显差异，双眼受害，但轻重程度可以不等。

第一节　病因及高危因素

1. 早产低出生体重

ROP发病因素很多，但目前公认早产低体重是发生ROP的根本原因。胎龄越小，体重越低，视网膜发育越不成熟，ROP发生率越高，病情越严重。CRYO-ROP小组研究显示，BW<750 g、750~999 g、1000~1250 g早产儿ROP发生率分别为90%、78.2%、46.9%；胎龄≤27周、28~31周、≥32周早产儿ROP发生率分别为83.4%、55.3%、29.5%；且Ⅱ期以上ROP发生率随出生体重和胎龄的增加而下降。说明出生体重越轻、胎龄越小，ROP发生率越高、病情越重。

2. 基因及种族

研究显示，有些早产儿即使不吸氧也发生ROP，而有些早产儿即使吸氧时间超过1个月甚至更长也没有发生ROP，提示ROP发生有明显个体差异，可能与相关基因有关。

3. 氧疗

早产低体重儿由于呼吸系统发育不成熟，通气和换气功能障碍，需要氧疗才能维持生命。氧疗与 ROP 存在一定关系，但有些早产儿不吸氧也可发生 ROP，因此，氧疗与 ROP 关系非常复杂。氧疗是否会导致 ROP 取决于多个因素，如吸氧浓度、氧疗时间、氧疗方式、动脉氧分压的波动及对氧的敏感性等。

(1)吸氧浓度：早产儿各系统器官发育不成熟，在宫内环境相对缺氧，出生后环境中氧浓度升高，尤其在各种严重疾病时为维持生命而采用不同方式的高浓度氧治疗。未发育成熟的视网膜血管对氧极为敏感，高浓度氧气可使视网膜血管收缩，引起视网膜缺氧，诱导产生血管生长因子，导致新生血管形成。但目前很难确定吸入氧浓度超过多少易发生 ROP。

(2)吸氧时间：研究显示，吸氧时间越长，ROP 发生率越高。Mittal 等对 253 例 ELBW 儿进行回顾性研究，发现发生 ROP 早产儿平均吸氧时间为(69±44)天，没有 ROP 者为(39±30)天($P<0.0001$)。

(3)吸氧方式：有些早产儿不吸氧也可发生 ROP，有些早产儿吸入较高浓度氧也不发生 ROP，提示 ROP 发生可能与不同吸氧方式有关。Callo 等研究证实，曾用过 CPAP 或机械通气，尤其氧疗>15 天、CPAP>7 天、FiO_2>60%者 ROP 发生率更高，程度更重，而且动脉氧分压波动对 ROP 的进展起重要作用。York 等的随机对照研究发现，动脉血氧分压波动越大(尤其是生后 2 周内)，ROP 发生率越高，程度越重。

4. 贫血和输血

早产儿贫血发生率较高，目前输血仍是治疗重度贫血的重要手段。研究认为贫血及输血与 ROP 发生有关，Englert 等的回顾性资料分析表明，贫血不会影响 ROP 的严重性，而输血次数与 ROP 的发生有关($P=0.04$)。Cooke 等研究发现<1500 g 早产儿中未发生 ROP 者与发生 ROP 者的输血次数明显不同(1 vs 7)，发生 ROP Ⅰ～Ⅲ期与 ROP 阈值病变的早产儿输血次数不同(6 vs 16)。Bossi 等报道，发生 ROP 早产儿输血次数与没有 ROP 者明显不同(3.8 vs 2.5，$P<0.01$)。

5. 代谢性酸中毒

研究显示，代谢性酸中毒是 ROP 发病因素之一。Chen 等将 38 窝大鼠随机分组，用 NH_4CL 喂养造成酸中毒模型，发现酸中毒可引起新生鼠视网膜新生血管形成，酸中毒持续时间越长，新生血管形成发生率越高，酸中毒持续 1 天、3 天、6 天，新生血管形成发生率分别为 34%、38%、55%，在酸中毒后 2～5 天发生率最高。

6. 呼吸暂停

研究显示，反复呼吸暂停早产儿 ROP 发生率较高，OR＝4.739。

7. 感染

念珠菌败血症可能与 ROP 发生有关。Mittal 等对 253 例 BW≤1000 g 早产儿进行前瞻性对照研究，结果念珠菌败血症加重了 ROP 严重程度。真菌败血症早产儿 ROP 发生率明显高于未患败血症早产儿(95% vs 69%)，Ⅲ期 ROP 发生率亦明显高(50% vs 15.3%，$P<0.001$)。显示念珠菌败血症是重度 ROP 危险因素之一，但机制不清。

8. 动脉血 $PaCO_2$ 过低

Gellen 和 Liao 等发现出生后第 2 周 ROP 患儿 $PaCO_2$ 为(4.49±1.05)kPa，无 ROP 早产儿 $PaCO_2$ 为(5.18±1.03)kPa，差异有统计学意义，提示动脉血 $PaCO_2$ 过低与 ROP 有关。研究

证实，$PaCO_2$ 过低可致脑血管收缩，同样也可致视网膜血管收缩，导致视网膜缺血。

第二节　发病机制

早产儿视网膜血管发育未成熟，在血管进一步成熟过程中，由于代谢需求增加导致局部视网膜缺氧，在各种高危因素作用下，使发育未成熟的视网膜血管收缩、阻塞，视网膜血管发育停止，导致视网膜缺氧。视网膜缺氧导致继发性血管生长因子大量产生，从而刺激新生血管形成，最终导致 ROP。因此，ROP 的发生可分为两个阶段：第一阶段，视网膜血管阻塞或发育受阻、停止；第二阶段，视网膜缺氧继发新生血管形成。新生血管均伴有纤维组织增殖，纤维血管膜沿玻璃体前面生长，在晶状体后方形成晶状体后纤维膜，膜收缩将周边部视网膜拉向眼球中心，引起牵拉性视网膜脱离，使视网膜结构遭到破坏，最后导致眼球萎缩、失明。

1. 视网膜新生血管形成

研究显示，视网膜新生血管形成在 ROP 发病机制中起主导作用。视网膜缺氧是导致新生血管形成的关键因素。由于早产儿视网膜存在无血管区而发生缺氧，缺氧可诱导视网膜产生血管生长因子，进而刺激新生血管形成。新生血管形成是众多血管因子之间相互作用、相互调节的结果。体外研究表明，新生血管形成主要包括如下步骤：血管基底膜酶降解，内皮细胞趋化、迁移、有丝分裂，内皮细胞和周细胞相互作用，形成血管管腔和新的基膜。其中，内皮细胞起主导作用。能影响上述步骤特别是影响内皮细胞的物质，可影响新生血管的形成。

2. 参与视网膜新生血管生成的因子

已发现多种因子参与新生血管生成，其中促进血管增生因子有血管内皮生长因子(VEGF)、胰岛素样生长因子 1(IGF-1)、碱性成纤维细胞生长因子(basic fibroblast growth factor，bFGF)、肝细胞生长因子(HGF)、表皮生长因子、血小板衍生血管内皮生长因子(PDGF)、β-转化生长因子、血管促白细胞生长素等。抑制血管增生因子有色素上皮衍生因子(PEDF)、一氧化氮(NO)等。当血管生成物质与抗血管生成物质达到平衡时，血管生成的“开关”关闭；若这一平衡被打破，血管生成物质占优势，“开关”打开，则新生血管形成。

第三节　临床表现

该病常见于出生后 3～6 周，临床上分成三个阶段，即急性活动阶段、退行阶段及瘢痕阶段。

1. 急性活动阶段

ROP 国际分类法(ICROP)将发病部位分成三个区，用时钟钟点记录病变范围(图 9-1)，又根据疾病进展轻重分成Ⅰ至Ⅴ期。

(1)分区：如图 9-1 所示，将眼底划分三个区。

Ⅰ区：以视乳头为中心画一圆，圆的半径约两倍于视乳头至黄斑中心的距离。

Ⅱ区：为Ⅰ区以外的环形区，以视乳头为中心画圆，半径为视乳头至鼻侧锯齿缘的距离。

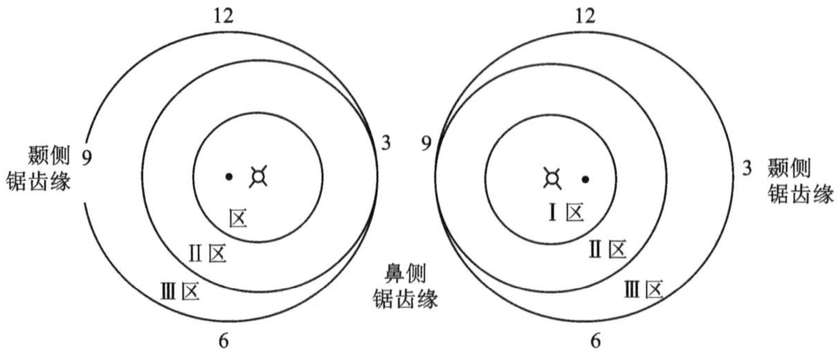

图 9–1　早产儿视网膜病变视网膜划区定位示意

Ⅲ区：在Ⅱ区之外的其余眼底部分，直达颞侧锯齿缘。

(2)按时钟钟点方位标出病变范围(图 9–1)：右眼鼻侧为 9 点钟，颞侧为 3 点钟，左眼反之。每一钟点间隔为 30°。

(3)根据病程进展情况分成五期：

Ⅰ期(分界线期)：视网膜无血管区与进行性增生的视网膜异常血管之间，有一平坦而明显的白色分界线，异常血管分支不超越此线。

Ⅱ期(嵴状隆起期)：分界线增宽，隆起呈嵴状，密集的血管丛自视网膜面伸向嵴上，但仍在视网膜界面，嵴状隆起自白色变成粉红色，嵴后可见新生血管丛，尚无纤维增生。

Ⅲ期(增生期)：嵴状隆起处有视网膜外纤维血管组织增生，自嵴面伸向附近玻璃体。

Ⅳ期(视网膜脱离期)：因视网膜下渗出和/或视网膜—玻璃体增生膜牵拉作用，导致部分视网膜脱离。又按黄斑中心凹是否累及分为 A、B 两级。

A 级：视网膜脱离位于Ⅱ区或Ⅲ区，尚未累及黄斑。或仅为周边象限性脱离。

B 级：视网膜脱离包括Ⅰ区部分，皱褶状，自视乳头经Ⅰ区至Ⅱ、Ⅲ区，累及黄斑中心凹。

Ⅴ期(视网膜全脱离期)：因机化膜广泛形成，牵拉视网膜，使视网膜呈宽或窄漏斗状全脱离。此种漏斗状脱离亦可表现为后宽前窄的倒漏斗状。

对具有 ROP 高危因素的新生儿，必须在出生后 4~6 周起给予眼底检查，以观察其病变活动情况。检查时应由护理人员及儿科医师协作进行，以便同时监测生命体征，防止眼–心反射等意外事故发生。检查时用安抚奶嘴，以复方托吡卡胺滴眼液(每 1 mL 含 0.5%托吡卡胺、2.5%盐酸脱氧肾上腺素水溶液各 0.5 mL)点眼(每次一滴，共 2~3 次，每次间隔 5~10 分钟)充分散瞳，盐酸丙美卡因滴眼液点眼麻醉，开睑器分开眼睑，用双目间接检眼镜(接物镜为+20D~+30D，必要时加巩膜压迫。附有计算机辅助成像者，更为理想)检查(检查结束后，最少半小时内禁止喂奶)。近年来，应用数字广角小儿眼底成像系统对 ROP 进行筛查，其安全性、敏感性及简便快捷等方面，极具优势。

如果首次检查双眼眼底正常或仅有Ⅰ期改变，每隔两周检查一次，直到确定无 ROP 或Ⅰ期改变退行，视网膜血管长到锯齿缘为止。如Ⅰ期、Ⅱ期、Ⅲ期改变，出现下述之“附加病变”“阈值前病变”，需每周复查，至病变活动缓解，趋向退行后，改为隔周检查，直至完全退行。如为Ⅲ期病变，每 2~3 天复查一次，一旦发现已达“阈值病变”水平，应立即予以激光光凝、冷凝等治疗。

附加病变：ROP 急性活动阶段如果出现后极部视网膜动、静脉迂曲、怒张（特别是静脉管径，有时比正常的管径大 3~4 倍），或Ⅰ区内有迅速发展的毛刷状异常血管，或虹膜血管高度扩张时，称为附加病变，提示病变活动加速、加剧。

阈值前病变：指 ROP 局限于Ⅰ区的Ⅰ期、Ⅱ期、Ⅲ期病变。ROP 位于Ⅱ区则有三种情况：①Ⅱ期有附加病变；②Ⅲ期无附加病变；③有附加病变而异常血管不到连续 5 个时钟点范围，或不连续而累计尚不足 8 个时钟点范围。

阈值病变：位于Ⅰ区或Ⅱ区的 ROP，异常血管连续占据 5 个时钟点范围，或虽不连续而累计已达 8 个时钟点范围，并见到后极部视网膜血管迂曲扩张等附加病变时，是进行早期治疗的关键时刻。

2. 退行阶段

ROP 的急性活动阶段一般为 3~5 个月，在此过程中，大多数病例可以自行停止而进入退行阶段，资料显示，至少有 1/3 的Ⅰ期病例、1/4 的Ⅱ期病例活动停止而转向退行。退行的表现为周边视网膜渐趋透明，正常的视网膜血管进入原无血管区，直达锯齿缘，分界线和嵴样隆起逐渐消退，不留后遗症。

3. 瘢痕阶段

由于 ROP 活动阶段向瘢痕阶段移行时是逐步发展的，因此在该过程中，活动与瘢痕可同时存在于同一病例或同一病眼。所谓瘢痕是指活动病变消失后残留的一些不可逆性改变，除真正意义上的瘢痕（机化膜）外，还包括脉络膜视网膜萎缩病灶、色素斑在内。因程度不同，瘢痕自轻至重分为一至五度：

一度：眼底后极部正常，周边部视网膜血管细窄，视网膜周边部存在灰白色瘢痕病灶及形状不规则的小块色素斑、脱色斑，附近玻璃体有小块混浊。中心视力正常，或伴有可以矫正的近视。

二度：颞侧周边部视网膜有浓厚机化膜团块，视网膜被牵引而偏移，黄斑可以异位，视乳头亦因之倾斜。中心视力是否损害因黄斑有无异位而不同。

三度：机化膜牵拉视网膜，形成一个或数个皱褶，每个皱褶均与视网膜周边部膜样机化团块相连接（皱褶 90%位于颞侧，10%位于鼻侧，位于颞上颞下侧者少见），隆起于视网膜面，形态与先天性视网膜皱襞类似，但有所不同的是 ROP 视网膜血管不沿此皱褶分布。中心视力常低于 0.1。

四度：晶状体后玻璃体内可见灰白色纤维膜（或含被牵拉脱离的视网膜），一部分瞳孔领被遮蔽，自未遮蔽处用检眼镜检查，仍可见眼底红色反光，视功能高度不良。

五度：晶状体后均被纤维膜和/或牵拉脱离的视网膜所覆盖。如果能充分散瞳检查，在瞳孔周边部可见呈锯齿状伸长的睫状突。但大多情况下，常伴有虹膜前后粘连，并发性白内障，亦可因继发性青光眼或广泛虹膜粘连而导致角膜混浊。眼球萎缩，眼位凹陷，视功能丧失。

2005 年，ICROP 对上述分类法又作了一些修订，主要增加了下列内容：①后极部视网膜血管扩张迂曲等病变较轻，称为“前附加病变”；②明确了Ⅰ区范围病变位置愈靠后，范围愈大，则预后愈恶劣；③体重过低新生儿，ROP 见于Ⅰ区或Ⅱ区后部，早期后极部四个象限有附加病变，病变进展迅速，情况特别严重，称为进展性后部 ROP（或称后部侵袭性 ROP，不多见）。

第四节　诊断与鉴别诊断

1. 诊断

ROP 绝大多数发生于低体重早产儿，有温箱内哺育吸氧史，呈现双眼受害的上述眼底改变，据此可以诊断。

2. 筛查

Ⅰ期和Ⅱ期 ROP 为疾病早期，一般不需要立即治疗，需严密观察。而Ⅳ期和Ⅴ期 ROP 为晚期病变，治愈率比较低，视力损害和致盲发生率均非常高。Ⅲ期为治疗的关键，如发现Ⅲ期病变即开始治疗，疗效比较好，大部分可以避免致盲。因此，早期诊断非常重要，由于早产儿存在发生 ROP 的风险，早期诊断最好的办法是在适合的时机开展筛查，建立筛查制度，以早期发现病变。从基数庞大的高危早产儿中及时筛查出需要治疗的患儿，工作量非常大。筛查原则是以最小的人力财力投入，及时检测出阈值 ROP，最大限度地避免漏诊，又要减少不必要的检查次数，以避免检查对眼睛造成的损伤。不同国家和地区的经济医疗水平不同，应根据当地实际情况制定不同的筛查标准。

(1)筛查对象和指征：由于 ROP 主要发生在胎龄体重较小的早产儿，国际上一般将出生体重<1500 g 或胎龄<32 周所有早产儿，不论是否吸过氧都列为筛查对象；对出生体重在 1500~2000 g 或胎龄为 32~34 周早产儿，如吸过氧或有严重合并症者，也列为筛查对象。

我国不同地区医疗卫生水平差异较大，曾有出生体重 1750~2000 g 早产儿发生 ROP 失明病例，应将筛查对象范围适当扩大，才能最大程度减少严重 ROP 的发生和避免出现不良后果。2004 年原卫生部制定了《早产儿治疗用氧和视网膜病变防治指南》，该《指南》明确我国 ROP 筛查对象是：①胎龄<34 周或 BW<2000 g 早产儿；②BW>2000 g 早产儿，但病情危重曾经接受机械通气或 CPAP 辅助通气、吸氧时间较长者。该筛查指征比国际上大多数国家都要宽，虽然增加了筛查工作量，但有利于减少漏诊和增强公众的筛查意识。

(2)筛查时间：初次筛查时间最好同时考虑生后日龄和矫正胎龄，尤其是矫正胎龄与严重 ROP 出现的时间更相关，即出生时胎龄越小发生 ROP 时间相对越早。急性 ROP 绝大部分出现于矫正胎龄 35~41 周(高峰期为 38.6 周)，90%患者均在矫正胎龄 44 周以前出现。BW<1251 g VLBW 中，矫正胎龄<43 周者，60%发展为Ⅰ期 ROP，18%为Ⅲ期；Ⅰ期 ROP 平均出现于矫正胎龄 34.3 周，阈值前 ROP 出现于矫正胎龄 35.7~36.6 周，阈值 ROP 出现于矫正胎龄 36.7~37.3 周(平均 36.9 周)，95%阈值 ROP 出现于矫正胎龄 42 周以前，但最早可在 31 周出现。

目前，大多数国家将首次筛查时间定在生后第 4 周或矫正胎龄 32 周。2006 年美国儿科学会和眼科学会总结了胎龄、日龄、矫正胎龄和 ROP 初次筛查的关系(表 9-1)。2014 年我国《早产儿治疗用氧和视网膜病变防治指南》规定，首次筛查时间为生后 4~6 周或矫正胎龄 31~32 周。

表 9-1　根据出生时的胎龄决定首次筛查时机

胎龄/周	首次检查年龄/周	
	矫正胎龄/周	生后日龄/周
22	31	9
23	31	8
24	31	7
25	31	6
26	31	5
27	31	4
28	32	4
29	33	4
30	34	4
31	35	4
32	36	4

（3）检查方法：一般使用间接检眼镜或眼底数码相机进行检查。

1）间接检眼镜：一般用屈光度 25D 或 28D 透镜进行眼底检查。检查前半小时用 0.2%环喷托酯和 1%去氧肾上腺素充分扩瞳，检查时用 1 滴 0.5%丙美卡因麻醉眼球，然后用开睑器将眼睑分开，使用巩膜压迫器以观察极周边视网膜情况。检查结束后用普通抗生素眼药水。整个检查过程应在护理人员、新生儿科医生和眼科医生的共同协作下完成，尤其是 VLBW 或 ELBW 及病情尚不稳定者，应同时监测生命体征。检查后 30 分钟至 2 小时方可进食，应监测血糖以防低血糖发生。间接检眼镜检查有一定的主观性，可能存在漏诊，需要检查者有较高的技术。

2）眼底数码相机：近年来，国际上越来越多的 NICU 采用先进的眼底数码相机（RetCam）进行检查。扩瞳、表面麻醉和开睑方法同前。在数码相机镜头上挤适量凝胶，使之与眼球充分吻合，按正中位、上、下、左、右共 5 个方向对视网膜摄像，成像储存于电脑中，可打印，也可远程传输给有经验的眼科医生。眼底数码相机的优点为：①检查结果较客观，不同眼科医生对结果判断的准确性、一致性和可靠性比较好；②检查结果可保存，有利于随访和资料统计；③可减少由检查本身造成的眼球损伤。

（4）随访方案：根据第一次检查结果而定。如双眼无病变，可隔周复查 1 次，直到纠正胎龄 44 周，视网膜血管长到锯齿缘为止。如有Ⅰ期、Ⅱ期病变，应每周复查 1 次，随访过程中若 ROP 程度下降，可每 2 周检查 1 次，直至病变完全退行。若出现Ⅲ期病变，应考虑治疗，如达到阈值水平，应在诊断后 72 小时内进行激光或冷凝治疗。随访频度应根据上一次检查的结果，由眼科医生决定，直至矫正胎龄足月，视网膜完全血管化（表 9-2）。

早产儿转院或出院后，仍应坚持眼科随访直至矫正胎龄 44 周，出院前需向患儿亲属强调 ROP 随访的重要性，应以书面形式告知亲属，让亲属完全知晓 ROP 的不良预后。医务人员和亲属应共同努力，严格贯彻随访方案，达到无遗漏地全面筛查和全程随访。

表 9-2 早产儿 ROP 眼底随访方案及处理措施

眼底检查结果	应采取的处理措施
无 ROP 病变	隔周随访 1 次，直至矫正胎龄 44 周
Ⅰ期病变位于Ⅱ～Ⅲ区	隔周随访 1 次，直至病变退行消失
Ⅱ期病变	每周随访 1 次，直至病变退行消失
Rush 病变	每周随访 1 次，直至病变退行消失
阈值前病变	每周随访 1 次，考虑激光治疗
Ⅲ期阈值病变	应在 72 小时内行激光治疗
Ⅳ期病变	玻璃体切割术，巩膜环扎手术
Ⅴ期病变	玻璃体切割术

(5) 筛查管理：在具体筛查工作中有许多问题需要协调解决，必须对筛查过程和筛查患儿进行有序管理，做到该查的必须查，该何时查必须何时查，不能遗漏。对纳入筛查对象的早产儿，出生后即进行登记，建立登记表，记录出生后医疗及用氧情况，在生后第 4 周开始第 1 次筛查，记录筛查结果。根据第 1 次筛查结果决定下次筛查时间，如果患儿尚在住院，床位医师必须记录筛查结果。如果患儿已出院，必须在出院医嘱上写清楚，让家长充分了解。

3. 鉴别诊断

ROP 有机化膜残存(视网膜面、玻璃体内)者，除需与先天性视网膜皱襞、Coats 病、视网膜母细胞瘤及化脓性眼内炎、玻璃体积血而形成的机化膜相鉴别外，还应注意与下列疾病的鉴别。

(1) Bloch-Sulzberger 综合征(色素失调症)：该综合征为出生时或出生后表面外胚叶系统的组织病，有家族史(性连锁性显性遗传)。少数病例合并有晶状体后纤维膜。此病男性患儿不能存活，存活者均为女性，虽然其眼底改变与本病类似，但无早产史，常见皮肤有丘疹与色素沉着，皮肤组织活检有过度角化及胚芽层萎缩，牙齿发育异常，并有智力发育延迟、癫痫、痉挛性瘫痪等神经系统疾病，可资鉴别。

(2) 视网膜发育异常：该病亦有晶状体后纤维膜存在，但出生时即有双侧小眼球、虹膜后粘连，且有家族史及智力低下，发育不良、脑水肿、心血管病、多指(趾)症等全身疾病，与 ROP 相异。

(3) 先天性脑—眼发育异常：该病也见于早产儿，亦有晶状体后纤维膜及视网膜发育不全和脱离，但有脑水肿、眼睑下垂、大脑及小脑的发育异常等，可与 ROP 鉴别。

(4) 永存原始玻璃体增生症与纤维性假晶状体：前者亦称先天性晶状体后纤维血管膜残存。晶状体血管在胎儿 8 个半月时应完全消失，若在此过程中发生障碍而永久性残留，则形成先天性晶状体后纤维血管膜残存。虽然有小眼球、继发性青光眼等改变，但该病见于体重基本正常的足月产婴儿，单眼性，有瞳孔及晶状体偏位等，与 ROP 有许多不同点可资区别。后者是晶状体后血管膜过度增生使晶状体后囊破裂，引起白内障，在皮质被吸收的同时，中胚叶组织侵入，形成结缔组织性膜，为纤维性假晶状体。

(5) 家族性渗出性玻璃体视网膜病变：胚胎期玻璃体和视网膜发育异常，为染色体显性遗传。85%为双眼发病，但双眼病变可能不同。发病过程与 ROP 几乎相同，有 ROP 样眼底表现。但本病见于成熟新生儿，无吸氧史，约 55%有家族史，直系亲属的双眼或单眼周边有血管异常和渗出，可与 ROP 区别。

第五节　治疗

对于Ⅰ期、Ⅱ期 ROP 一般无须特殊治疗，应进行密切观察，大部分可以自然回退，90%以上的Ⅰ期、Ⅱ期 ROP 不会发展到阈值期病变；对于阈值期 ROP 或阈值前期Ⅰ型 ROP，一般采用双目间接镜激光光凝或冷凝术。近年来，随着抗 VEGF 药物在眼部新生血管类疾病得到广泛应用，玻璃体腔内注射抗 VEGF 药物在治疗 ROP，特别是 APROP 治疗方面起到独特的效果，但由于药物和早产儿体质的特殊性，目前大部分专家仍把它作为光凝治疗的补充疗法。Ⅳ期、Ⅴ期 ROP 尽管可以进行冷冻、硅胶填压或玻璃体手术治疗，但效果往往很差。因此，目前 ROP 治疗的关键，还是强调通过筛查发现阈值期或阈值前期Ⅰ型 ROP，并及时进行光凝或冷凝治疗。

（一）玻璃体腔注射抗 VEGF 药物

1. 手术指征

主要适用于急进型后极部 ROP 和某些尚有活动性病变Ⅳ期 ROP，国内外部分学者主张用于阈值期和阈值前期Ⅰ型 ROP。抗 VEGF 治疗取得了促进患眼视网膜血管继续正常发育和不需要激光治疗的效果，具有减少远期屈光不正等并发症的优点，但尚未得到 ROP 防治指南的肯定，也缺乏长期疗效观察。

2. 术前准备和药物选择

术前与新生儿科医生、患儿亲属充分沟通，讲明用药范围和治疗风险，并按医学伦理和知情同意要求签署《特殊药物使用和治疗风险同意书》。目前治疗 ROP 常用的抗 VEGF 药物包括雷珠单抗（诺华公司生产，剂型 10 mg/mL，每瓶装量 0.2 mL）和贝伐单抗（美国罗氏公司生产，剂型 100 mg/4 mL）。国产康柏西普也已经上市，但在 ROP 治疗方面经验还欠缺。近一两年可能还有其他药物陆续上市。

3. 注药方法

注药前常规局部用妥布霉素滴眼剂滴眼 2 天。须在眼科手术室进行，并由新生儿科医生监护。0.5%布比卡因表面麻醉后，开睑器开睑，用 0.1%碘伏冲洗结膜囊，于颞下方角膜缘后 1~1.5 mm 平行于眼轴进针，避免损伤透明晶状体，每只患眼注入 0.02~0.04 mL，术毕以妥布霉素眼膏包眼。术后第一天开始日间用妥布霉素滴眼剂滴眼，每日 6 次，夜间用妥布霉素眼膏包眼，每日用复方托品酰胺滴眼剂滴眼一次，共用 1 周。其间密切观察前房及眼内情况，谨防眼内炎发生。

4. 并发症

注射抗 VEGF 后可能会引起极少数病例 ROP 病情加重，发生玻璃体积血、纤维血管收缩导致牵拉性视网膜脱离，发生眼内炎的概率极低，但对新生儿眼球是一种毁灭性的并发症，应密切观察和及时处理。

（二）激光光凝治疗

1. 适应证

阈值期或阈值前期Ⅰ型 ROP，应在 72 小时内进行光凝治疗。

2. 设备

用双目间接检眼镜激光输出系统，激光波长可以选择 810 nm（红外）激光或 532 nm（可见光）激光，其中 810 nm 半导体激光有通透力强的优点，不容易被晶状体吸收产生白内障，是治疗 ROP 的首选。

3. 麻醉

配合好、病变轻的患儿可以选择表面麻醉，在镇静状态下进行光凝治疗，否则选择全身麻醉。镇静或麻醉时最好由新生儿科医生监护，术前建立静脉通道，连接新生儿监护设备，准备好氧气、复苏球囊和气管插管装置。

4. 方法

采用双目间接镜激光输出系统，透镜选择+20D 或+28D，将患儿瞳孔完全放大后进行。初始设置要根据激光的波长和眼底色素情况，能量从 110 mW 开始，不足再逐步增加能量；时间为 0.15～0.2 s，使用近融合光斑（即每一光斑之间相隔半个光斑距离），光斑强度以视网膜产生灰白反应为宜。中周部视网膜一般可直接光凝，而周边部视网膜通过巩膜压迫后进行光凝。一般 360°范围从锯齿缘到嵴，但不包括嵴。若病变进展较快接近Ⅳ期或嵴后有“爆米花”样改变，嵴后也可适度光凝。光凝完成后要检查有无“遗漏区”，若有发现即补充光凝。术后局部应用含类固醇皮质激素和睫状肌麻痹剂一周，如妥布霉素地塞米松滴眼剂、复方托吡卡胺滴眼剂或阿托品眼膏。1 周复查，若附加征持续不退或纤维血管增生继续发展，表明可能有“遗漏区”，说明光凝不足，需补充光凝。为减少光凝遗漏区，张国明等建议术中使用 Retcam 仪器指导，每只眼光凝结束前均对视网膜无血管区进行 Retcam 检查，可以有效减少“遗漏”现象。

5. 并发症

较少见，急性眼前节并发症包括角膜、虹膜或晶状体血管膜烧伤。中度的眼前节炎症较常见，会导致瞳孔后粘连。激光能量过高可能导致 Bruch 膜破裂，引起急性局部脉络膜出血，或迟发性渗出性脉络膜脱离。临床明显的眼前段出血很少发生。如果激光不慎烧灼到视网膜外新生血管膜，可能会引起玻璃体积血。白内障是最常见的迟发并发症，发生率约 1%。眼前段缺血罕见，可表现为虹膜萎缩、白内障、低眼压和眼球萎缩等。远期并发症主要为视网膜不良结构（包括后极部视网膜脱离、晶状体后纤维血管膜和后极部视网膜皱褶）、视功能不良。

6. 疗效评价

（1）评价指标。ROP 光凝或冷凝治疗的疗效评价主要包括近期和远期观察指标：①近期观察指标：时限为光凝治疗后 3 个月内，主要观察病变消退情况，术后激光反应良好者表现为附加病变消退，血管嵴消失，光凝斑融合形成色素斑块。②远期观察指标：时限为光凝手术 3 个月后，根据美国多中心 ROP 冷冻研究（Cryo-ROP 研究），ROP 术后远期主要观察视网膜不良结构后果，包括后极部视网膜脱离、晶状体后纤维血管膜和后极部视网膜皱褶（通常累及黄斑）。

(2)治疗效果。

1)光凝与冷凝效果比较。对于光凝和冷凝的治疗比较研究，大多数作者认为光凝与冷凝治疗效果大致相同，但光凝更方便、容易操作，患儿更容易耐受。有研究发现，在治疗眼的眼底结构和视功能远期结果方面，光凝优于冷凝。Paysse 等研究发现，观察视网膜结构和视力的长期效果，用半导体激光治疗阈值 ROP 比冷凝好。

2)光凝效果。深圳市眼科医院 2015 年 8 月至 2016 年 8 月对 30 例 58 只阈值前Ⅰ型 ROP 或阈值 ROP 患眼行光凝治疗，54 只眼(93.1%)进行了一次光凝手术，4 只眼(6.9%)因Ⅰ区 ROP 进行了两次光凝，随访终末视网膜不良结构发生率为 3.4%。而 Foroozan 等对光凝治疗 120 只阈值 ROP 进行观察发现，视网膜不良结构发生率为 9.0%。ROP 早期治疗研究组(ETROP)两年结构研究结果表明，阈值 ROP 治疗组的视网膜不良结构发生率为 15.4%，而阈值前 ROP 治疗组的视网膜不良结构发生率为 9.1%，两组有显著性差异($P=0.002$)。

(三)手术治疗

根据病情发展不同时期采取不同治疗方式。早期选择冷凝或光凝、封闭全部无灌注区，可预防新生血管形成或使新生血管消退。晚期当玻璃体有出血或增生纤维形成，行玻璃体切割术和/或巩膜环扎术可维持一定视力。

1. 玻璃体切除手术

巩膜环扎术失败及Ⅴ期患者，只能做复杂的玻璃体切除手术。术后视网膜得到部分或完全解剖复位，但患儿最终视功能的恢复极其有限，很少能恢复至有用视力。

2. 巩膜环扎术

如果阈值 ROP 没有得到控制，发展至Ⅳ期或尚能看清限底的Ⅴ期 ROP，采用巩膜环扎术可能取得良好效果。巩膜环扎术治疗 ROP 的目的是解除视网膜牵引，促进视网膜下液吸收及视网膜复位，阻止病变进展至Ⅴ期。但也有学者认为部分患儿不做该手术仍可自愈。

第六节　预防

针对 ROP 发病因素采取预防措施，对降低 ROP 发生率具有重要作用。

1. 积极防治早产儿各种合并症

早产儿合并症越多、病情越严重，ROP 发生率越高，应积极防治早产儿各种合并症，使早产儿尽可能平稳度过危险期，减少吸氧机会，以降低 ROP 发生率。

2. 规范氧疗

早产儿由于呼吸系统发育不成熟，通气和换气功能障碍，生后常依靠氧疗才能维持生命。氧疗要注意以下问题：①尽可能降低吸氧浓度；②缩短吸氧时间；③减少动脉血氧分压波动。

3. 其他

积极防治呼吸暂停，治疗代谢性酸中毒，预防贫血及减少输血，防治感染，防治 $PaCO_2$ 过低。

ROP 致病因素众多，发病机制非常复杂，目前还没有单一的预防手段，应采取综合预防措施，尽可能使病情保持稳定，同时对高危病例进行规范筛查，早期发现 ROP 病变，及时治疗。

第七节 预后

本病视力的预后，因活动阶段病变严重程度及瘢痕阶段瘢痕残存位置及范围的大小而异。能在活动阶段第Ⅰ期、Ⅱ期、Ⅲ期自行或经及时治疗后停止进展者，视力损害较轻，虽有纤维膜等瘢痕残留，未累及黄斑者亦可保留一定视力。当瘢痕阶段程度为四度时，视功能高度不良，五度时完全丧失。

参考文献

[1] Daruich A, Bremond-Gignac D, Behar-Cohen F, et al. Rétinopathie du prématuré: de la prévention au traitement. Med Sci (Paris), 2020, 36(10): 900-907.

[2] Sabri K, Ells AL, Lee EY, et al. Retinopathy of prematurity: a global perspective and recent developments. Pediatrics, 2022, 150(3): e2021053924.

[3] Godugu S, Vudugula SA, Neupane B, et al. Association between severe retinopathy of prematurity (ROP) and poor motor neurodevelopmental outcome[J]. Indian J Ophthalmol, 2023, 71(8): 2944-2946.

[4] Martínez-Castellanos MA, Ortiz-Ramirez GY. Surgery for stage 5 retinopathy of prematurity. Curr Opin Ophthalmol, 2021, 32(5): 482-488.

[5] Fielder AR, Quinn GE, Paul Chan RV, et al. Retinopathy of prematurity classification updates: possible implications for treatment. J AAPOS, 2022, 26(3): 109-112.

[6] Fierson WM, American Academy of Pediatrics Section on Ophthalmology, American Academy of Ophthalmology, et al. screening examination of premature infants for retinopathy of prematurity. Pediatrics, 2018, 142(6): e20183061.

[7] Dammann O, Hartnett ME, Stahl A. Retinopathy of prematurity. Dev Med Child Neurol, 2023, 65(5): 625-631.

[8] Hartnett ME. Retinopathy of prematurity: evolving treatment with anti-vascular endothelial growth factor. Am J Ophthalmol, 2020, 218: 208-213.

[9] Dammann O, Rivera JC, Chemtob S. The prenatal phase of retinopathy of prematurity. Acta Paediatr, 2021, 110(9): 2521-2528.

[10] Higgins RD. Oxygen Saturation and retinopathy of prematurity. Clin Perinatol, 2019, 46(3): 593-599.

[11] McGregor ML, Bremer DL, Cole C, et al. Retinopathy of prematurity outcome in infants with prethreshold retinopathy of prematurity and oxygen saturation >94% in room air: the high oxygen percentage in retinopathy of prematurity study. Pediatrics, 2002, 110(3): 540-544.

[12] Fu Z, Nilsson AK, Hellstrom A, et al. Retinopathy of prematurity: metabolic risk factors. Elife, 2022, 11: e80550. Published 2022 Nov 24.

[13] Sternberg P Jr, Durrani AK. Evolving concepts in the management of retinopathy of prematurity. Am J Ophthalmol, 2018, 186: xxiii-xxxii.

[14] Hartnett ME. Advances in understanding and management of retinopathy of prematurity. Surv Ophthalmol, 2017, 62(3): 257-276.

[15] Quinn GE, Gilbert C, Darlow BA, et al. Retinopathy of prematurity: an epidemic in the making. Chin Med J (Engl), 2010, 123(20): 2929-2937.

[16] Hoyek S, Cruz NFSD, Patel NA, et al. Identification of novel biomarkers for retinopathy of prematurity in

preterm infants by use of innovative technologies and artificial intelligence. Prog Retin Eye Res, 2023, 97: 101208.

[17] Wakabayashi T, Yonekawa Y. Surgical complications in retinopathy of prematurity: Literature Review and Management Strategies. Int Ophthalmol Clin, 2022, 62(3): 3-14.

[18] Quimson SK. Retinopathy of prematurity: pathogenesis and current treatment options. Neonatal Netw, 2015, 34(5): 284-287.

[19] Good WV, Hardy RJ, Dobson V, et al. The incidence and course of retinopathy of prematurity: findings from the early treatment for retinopathy of prematurity study. Pediatrics, 2005, 116(1): 15-23.

[20] Cho E, Das U, Sidelnikov D, et al. Retinal blood flow association with age and weight in infants at risk for retinopathy of prematurity. Sci Rep, 2024, 14(1): 12790.

（林艳辉　彭颖倩　姜文敏）

检查篇

第十篇　视功能检查

第一章　视力检查法

视力检查是最基本的视功能检查方法。视力主要反映黄斑区的功能，包括远视力和近视力。

一、远视力检查

(1)受检者距视力表5 m，遮盖一眼。检查者由上而下指点视标，受检者指出视标的缺口方向，逐行检查，视力低于1.0时，加针孔镜片检查。

(2)如受检者在5 m处最大的视标不能识别，嘱其逐步向视力表走近，直到能够识别视标为止。记录公式：视力=被检查者所在的距离(m)/5(m)×0.1。

(3)如至视力表1 m处仍不能识别最大的视标，嘱受检者背光，检查者伸出不同数目的手指，距离从1 m开始，逐渐移近到能辨认为止，记录该距离，如“指数/30 cm”。

(4)如指数在5 cm处仍不能识别，则检查者在受检者眼前轻轻摆动手，如患者能看到，记录该距离，如“手动/20 cm”。

(5)如眼前手动不能识别，则先遮盖非测试眼至不透光，在暗室中用烛光或手电光在测试眼前方时亮时灭，测试患者能否感觉光亮，记录“光感/距离”。然后检查光定位，嘱被检眼注视前方，光源在被检眼1 m处，分别于上，中，下，颞侧上、中、下和鼻侧上、中、下九方位检查。用“+”“-”记录光定位的准确与否。如测试感觉不到光亮，则记录“无光感”。

二、近视力检查

将近视力表放在被检查者眼前30 cm处，同远视力检查，找出被检查者在30 cm处能正确辨认的最小字号。正常近视力为30 cm能看到1号字或1.0，记录为J1或1.0。如果被检者在30 cm处不能辨认1号字或1.0，则嘱被检查者手持视力表前后移动，找出能看到的最小字号，并记录下实际距离。例如被检者在50 cm处能看到的最小字号为2，则其近视力记录为“J2/50 cm”。

三、婴幼儿视力检查

在检查婴幼儿视力时，将手电光或色泽鲜亮的物体置于被检小儿的前方，观察在目标移动时，其眼球或头部是否跟随目标移动，以判断其视功能。观察交替遮盖反应，如遮盖一眼时，患儿表现如常，遮盖另一只眼时表示拒绝，则表明拒绝遮盖一侧视力较对侧好。客观检查婴幼儿视功能还可利用“视动性眼球震颤”和“优选注视法”检查。

（肖 静　姜文敏）

第二章　视野检查法

视野是指当眼球向正前方固视不动时，所见的空间范围。视野又分为中心视野和周边视野。中心视野是指30°以内的视野范围，主要为黄斑中心范围内的视功能，周边视野是指30°以外的视野范围。

正常人动态视野的平均值约为：上方60°，下方70°~75°，鼻侧60°，颞侧90°~100°。生理盲点的中心在注视点颞侧15.5°，水平中线下1.5°，其垂直径为7.5°，横径为5.5°。

视野检查是重要的视功能检查方法之一，也是神经眼科检查的重要方法。临床上主要有动态视野和静态视野检查：①动态视野检查：用同一标准刺激强度的视标从周边部不同方位向中心移动，不可见区与可见区的分界点为该视标的阈值，阈值的连线为该视标等视线。暗点区域是看不见该视标的区域。动态视野检查速度快，适用于周边视野检查，但对小的、旁中心相对暗点发现率低。②静态视野检查：在视屏的各个设定点上，由弱至强逐渐增加视标亮度，刚能感受到的亮度即为该点的视网膜敏感度或光阈值。静态视野检查能较好地显示暗点的出现和暗点的缺损深度。

一、常见视野检查步骤

1. 对照视野检查法

以检查者的正常视野与受试者的视野作比较，以确定受试者的视野是否正常。医生与患者面对面而坐，相距1 m。检查右眼时，患者遮左眼，右眼注视医生左眼，而医生遮右眼，左眼注视患者右眼。检查过程中医生与患者眼球不能移动，医生将手指置于自己与患者的中间等距离处，分别从上、下、左、右各方位向中央移动，嘱患者发现手指出现时即告知医生，医生以自己的视野比较患者视野的大致情况。

2. Goldmann 视野计检查法

为手工操作投射式半球形动态视野计，检查时让受检者始终保持注视正前方的固视点，先检查视力较好的眼睛，若双眼视力相近则先检查右眼。检查开始时，先将视标由颞侧约20°处沿水平子午线渐渐向内移动，在13°~18°应该看不到视标，是生理盲点所在处，记录其范围。当受检者在检查中发现视标出现或消失时，立即按一下蜂鸣器。在每隔30°或45°的子午线上进行检查，一般查 12 个子午线。检查者将每条子午线上视标出现或消失的位置记录到记录图上，用相应点表示，待所有部位检查完毕后，将各点连接，成为等视线。开始检测后，需首先确定中心等视线阈值光标，测定生理盲点范围并测绘中心等视线，然后再确定周边等视线阈值光标并测绘周边等视线，最后进行超阈值静点检查。

3. 计算机自动视野计检查方法

将对侧眼遮盖，头部固定于颌托上，被检查眼注视中央同视点，检查者监视被检查者的固视情况并随时调整。当检测器背景上的任意位置出现光点时，被检查者按动手中的按钮。如看到闪光，光点自动降低亮度，直到看不见为止。如未看见，则增加刺激光亮度，直到看到为止。由此可以定出一个在看到与看不到之间的点，即为阈值交叉点。计算机记录被检查者对视野中不同位点光刺激的应答情况，得出视野敏感度的分布情况。

二、注意事项(以计算机自动视野计为例)

(1)检查要求在半暗和安静环境下进行，仪器开机自检。

(2)提前准确输入患者基本信息(姓名、性别、出生年月、屈光度等)和检查资料(测试程序、策略等)，避免错误结果。

(3)检查前对受检者进行指导和训练(预适应 5~10 分钟)，然后第二次进行正式检查。告诉患者并不是所有的刺激都能看见，应该在觉得看见刺激光时按键。

(4)让患者坐稳、放松，固定其头部位置并调整颏托，让患者按键几次确保其能正常工作。

(5)将眼罩放在患者感到舒适的位置，嘱患者有规律地眨眼。

(6)检查期间确保患者的受测眼充分睁大以避免人为缺损。

(7)视野测试前建议进行屈光检查并矫正屈光不正，检查时选择一个薄缘的矫正镜来进行矫正，以避免视野中的“环形”暗点，患者的前额应该紧贴框架，调整颏托使眼睛对准矫正镜。

(8)患者如存在上睑下垂眼，可以通过使用胶带抬高眼睑来纠正。如果存在鼻子太高、眉毛太浓或睫毛太长的问题，建议让患者的头在不丢失固视的前提下旋转或后仰，以免导致视野结果的人工误差。

(9)瞳孔的大小会影响视野检查结果，患者视野检查前不要使用缩瞳剂和散瞳剂。

(10)检查过程中检查者应在患者身边，并经常告诉患者检查进度以鼓励患者在长时间的检查中更好地配合。

(肖　静　姜文敏)

第三章　眼外部一般检查法

眼外部检查一般采用望诊、触诊进行检查，望诊可在明亮自然光或裂隙灯显微镜下进行。眼外部检查包括眼睑、结膜、泪器、角膜、巩膜、前房、虹膜、瞳孔、晶状体、眼眶、眼肌等部位。本节只介绍眼睑、结膜、泪器、眼肌、眼眶等检查，其余部分放在裂隙灯显微镜检查法等相关章节详述。

眼部检查要养成先右后左、从外到内的习惯，注重两侧对照，患有传染性眼病时，应先查健眼，再查患眼。

一、眼睑检查

(1) 观察眼睑有无缺损，皮肤色泽，有无肥厚、皮疹、水疱、糜烂、溃疡、痂皮、瘢痕、包块，硬结和皮下瘀血，触诊有无压痛或捻发音。

(2) 观察双侧睑裂高度、上睑缘位置，眼睑是否对称，是否能完全闭合，有无内眦赘皮。

(3) 睑缘有无睑内、外翻，有无红肿、充血、肥厚、鳞屑、脓痂或溃疡、睑板腺开口有无堵塞。有无睫毛排列紊乱、倒睫、脱落或秃睫。

二、结膜检查

(1) 睑结膜检查用拇指轻拉下睑中央皮肤，令患者向上看，以暴露下睑结膜；用拇指和示指捏转上睑皮肤，以暴露上睑结膜。观察结膜是否光滑、血管纹理是否清晰、是否充血，有无结石、异物、滤泡、乳头状增生、溃疡、假膜或膜、瘢痕或肉芽肿、新生肿块等。

(2) 穹隆结膜检查观察穹隆的深浅，有无睑球粘连、瘢痕、异物。

(3) 球结膜检查有无充血、水肿、结膜下出血、结节、溃疡，干燥及 Bitot 斑、新生肿块或色素斑。

三、泪器检查

(1) 泪腺区皮肤有无红肿及“S”形外观，皮下有无肿块、压痛。

(2) 泪点位置是否正常、有无内外翻、狭小、闭塞及分泌物。

(3) 泪囊区有无红肿、压痛、肿块或瘘管，挤压泪囊时有无泪液或分泌物自泪小点溢出，其性质及量如何。

四、眼球位置及运动检查

观察双眼角膜是否位于睑裂中央且双眼对称，有无眼球突出或内陷、有无眼球震颤或斜视。嘱患者向左、右、上、下、左上、左下、右上、右下方向注视，观察眼球向各方向运动有无障碍或亢进、双眼运动是否对称。

五、眼眶检查

观察双眼眼眶是否对称，触诊了解眶缘有无压痛、缺损或肿物。

（彭颖倩　肖　静　姜文敏）

第四章　眼底检查法

眼底检查是诊断玻璃体、视网膜、脉络膜和视神经疾病的重要手段，并可发现和监测某些伴有眼底改变的全身性疾病。眼底检查法包括直接检眼镜、间接检眼镜、三面镜和前置镜检查。

一、直接检眼镜检查

直接检眼镜使用简单，所见眼底图像为正立放大实像。

1. 检查步骤

(1)检查者站在被检查者右侧，右手持检眼镜，头向右肩倾斜，将检眼镜的观察孔置于被检查者右眼前方，检查被检者右眼。指引被检查者去除眼镜并注视远处视标。用示指转动镜片转盘，根据患者和检查者屈光度数选择检眼镜所需的屈光度数。

(2)将检眼镜置于被检者眼前 10 cm 偏颞侧，与患者视线成 15°夹角，用点状光配合+8～+10 屈光度的镜片，聚焦于被检眼虹膜。嘱被检者上下左右各方向转动眼球，检查屈光介质的透明性。如果玻璃体混浊，在红色背景上可见暗影飘动，而晶状体或者角膜上混浊产生的暗影不随眼球运动而运动。

(3)减少正镜度数并向患者移近，直到聚焦于眼底。首先检查视盘，包括边界、颜色、视杯的大小及深度，有无隆起、水肿、出血或渗出，确定杯盘比(C/D)等。然后沿从视盘出发的血管，分别从上方、下方、鼻侧到颞侧，依次观察眼底中周部和周边部，主要观察视网膜血管情况，了解视网膜有无出血、渗出、色素改变、变性区、裂孔、脱离和增殖等。检查过程中，根据所检查的象限，引导被检者转动眼球配合，如检查 3 点钟方位，令被检眼向 3 点钟方向注视。最后嘱被检者注视光源，观察黄斑部，主要检查中心凹反光是否锐利，黄斑部颜色是否均匀，有无出血、渗出、裂孔、前膜等。

(4)站在被检查者左侧，左手持镜，头向左肩倾斜，重复(2)～(3)步骤，用左眼观察被检者左眼。

2. 注意事项

(1)一般先检查右眼再检查左眼，或者先检查患眼再检查对侧眼。

(2)检查眼底要逐个象限依次检查。

(3)即使单眼发病也要进行双眼眼底检查。

(4)眼底检查需要在暗室中进行，小瞳下可检查眼底后极部，如需详细检查周边眼底，应先行散大瞳孔。对于闭角型青光眼或浅前房患者，散瞳应谨慎，检查完毕应及时缩小瞳孔。

(5)对于感染性眼表疾病的患者，如急性结膜炎、化脓性角膜炎，一般不行该项检查。

二、间接检眼镜检查

间接检眼镜与直接检眼镜相比，可见眼底范围大，眼底像有立体感，眼底成像为全反倒像。可用于直视下的手术操作。

1. 检查步骤

被检者需充分散大瞳孔，采取坐位或平卧位。检查者与被检查者相距 0.5 m，检查者一手拿检眼镜放在自己主眼之前，另一手以拇指、示指持物镜，小指或无名指固定被检者额部，使镜面距被检眼约 5 cm，中指则用来协助提起上睑。注意在检查过程中需始终保持检查者视线、目镜、物镜及被检者瞳孔在一条直线上，如出现角膜反光，稍倾斜物镜即可消除。如使用双目间接检眼镜时，检查者先把额带戴好，调整瞳距、反光镜及集光镜，然后进行如上检查。

2. 注意事项

①按顺序检查：首先检查视盘，如检查右眼底时，嘱被检者注视检查者右耳，检查左眼则注视左耳，这样裂隙灯光恰好落在视盘上，然后检查视网膜血管弓，最后检查黄斑部。②如需要检查眼底周边部分，可让被检者眼球转动，检查上方眼底时嘱被检者眼向上转动或将物镜向下稍做移动并适当倾斜镜面，如需要检查远周边部眼底，常需要巩膜压迫器辅助。③熟练者可以在小瞳下观察眼底，但易形成反光。④眼底成像为倒置的虚像，记录时将视网膜绘图记录纸翻转 180°，等绘制完成后倒转图纸就是翻转的视网膜图像。

三、三面镜检查

三面反射接触镜简称三面镜，中央为平凹镜，主要观察眼底后极部，包括视盘、黄斑及后极部玻璃体。周边的三个斜面镜观察不同的范围：75°斜面镜检查后极部之外到赤道部之间的区域，67°斜面镜检查周边部眼底，59°斜面镜检查眼底极周边部及前房角。通过三面镜中央的平凹镜及周边两个反光镜可检查全部眼底和前房角，该方法具有定位好、图像清晰的特点。

1. 检查步骤

(1)被检查者充分散瞳，结膜囊表面麻醉。

(2)安放接触镜方法类同前房角镜。

(3)三面镜检查的要领是用中等窄裂隙光投射至反射镜，显微镜的焦点对准接触镜的前表面，并向深部推进，在反射镜中见到虹膜与瞳孔时，将显微镜的焦点通过反射镜中的瞳孔，向眼底方向推进，直至看清眼底。斜面镜所见眼底像与实际眼底像呈镜面关系，即镜面位于上方时，所见为下方眼底，左右关系不变；镜面位于鼻侧时，所见为颞侧眼底，上下关系不变。

(4)检查结束后常规予以抗生素眼液点眼。

2. 注意事项

同前房角镜检查法。

四、前置镜检查

目前常用的前置镜为+60～+90D 非球面双凸透镜，检查法具有照明亮、景深大、立体感强、不接触角膜等优点。眼底成像为倒置的虚像。

1. 检查步骤

检查前充分散大被检者瞳孔，嘱其坐在裂隙灯前，头部用颌托及额托固定，先把裂隙灯光源与显微镜置于同一轴线，夹角为零，将裂隙光带于被检眼角膜中央聚焦。检查者拇指与示指持双凸球镜片，置于被检眼前，镜面顶端与角膜相距约 2 cm，小指与无名指放在患者前额上，以确保镜面不与眼睛接触，起支撑作用。将裂隙灯后撤约 3 cm，然后缓缓前推，直到看清眼底为止。

2. 注意事项

同间接检眼镜检查法。

（彭颖倩　肖　静　姜文敏）

第十一篇　常用视网膜影像学检查及治疗

第一章　荧光素眼底血管造影术

荧光素眼底血管造影术是20世纪60年代发展起来的一种新的眼科特殊检查方法。这项新技术是通过静脉注射荧光素在眼内血液循环时所发出的荧光，利用装有特殊滤光片组合的眼底照相机，真实地记录下眼底情况动态的变化。它突破了以往用检眼镜等仪器静态地观察眼底的方法，成为研究眼的组织解剖、生理病理、诊断与鉴别诊断、治疗和预后等方面的重要检查手段之一。特别是在研究视网膜血管和黄斑部病变领域占有独特的地位。近年来随着技术的改进和发展，又进一步用于研究眼前部的病变，如观察结膜循环、虹膜血管、房水静脉等的变化，用途日益广泛。

荧光素眼底血管造影术的历史并不长，1958年Chao和Flocks曾用锥虫蓝注入猫颈动脉，以测量视网膜循环时间。1960年Maclean和Maumenee首次用5%荧光素钠注射于人体，应用裂隙灯和间接检眼镜观察眼底以鉴别色素瘤和血管瘤。1961年Novothy和Alvis则首次成功地用荧光素进行了眼底血管造影。他们根据眼底血管的特点，荧光素的吸收和发射光谱的特性，选择了适当的激发滤光片和屏障滤光片，高速胶片以及采用快速静脉注射等技术，成功地拍摄了荧光素通过眼底血管的照片，开创了荧光素眼底血管造影术这一新技术。此后，世界各地对荧光素眼底血管造影术进行了大量的技术改进和临床研究，成为眼科重要的检查诊断方法之一。近年来随着摄影、录像和电脑技术的飞速发展，荧光照相机和高分辨力、低照度的摄像机以及电脑系统联网，可以直接从电视屏幕上动态地观察荧光素眼底血管造影的全过程，并用录像带记录下来，可随时进行动态分析。由于荧光素造影不能令人满意地观察脉络膜的血液循环动态，20世纪70年代又发展了吲哚菁绿血管造影(indocyarune green angiography，ICGA)，则可以更清楚地观察到脉络膜的血液循环动态。1980年又发明了扫描激光检眼镜，它与荧光素眼底血管造影联合，可通过显示屏连续、清晰地观察脉络膜的血液循环动态，并可通过录像记录下来。

一、检查方法

(一)器械

1. 眼底照相机

目前有许多国内外的厂家提供各式各样的荧光眼底照相机。这些照相机包括有自动转片曝光装置、自动计时器和计数器、激发滤光片和屏障滤光片。由于高速闪光发生器的不断改进，两次曝光时间也即闪光电容器的充电时间，目前已缩短至每半秒一次，甚至小于半秒一次。所用氙弧灯的最大发射光谱为450~500 nm，恰好与荧光素吸收光谱相同，故为荧光素眼底血管造影提供了有效光源。在照相机前面再装一个Allen立体分离器，则能进行立体摄影，以了解病变的深度而不用移动相机。目前大多数照相机可拍摄45°角甚至90°角。现在随着计算机的普及和发展，荧光照相机与计算机连接，可不使用胶片而直接从电脑屏幕上显示图像，并可自动存入计算机硬盘或光盘中，还可同时进行照片的修饰与组合，提高了照相速度，并可立刻分析造影的结果，节省了很多时间，效率大大提高。

2. 滤光片

要得到满意的荧光血管造影，良好的滤光片组合是很重要的。许多研究人员如Hodge和Clemett、Haining和Lancaster、Wessing、Frazier和Allen等做了许多工作。Haining等指出完美的滤光片系统必须具备两个条件：①两种滤光片在所需波长范围内应有很高的透过率。②由激发滤光片发出的所有分散光线均由屏障滤光片阻断，即两种滤光片的波长必须不重叠或重叠小于1%，这样才能使荧光素显影更为清晰，否则容易出现假荧光。

激发滤光片：荧光素能吸收可见光谱中的蓝色光而发射出黄绿色荧光。它在血液中吸收光的波长在470~490 nm。最高峰为475 nm。因此，在照相机的闪光灯和观察用的照明光源径路上应放置一蓝色滤光片，即激发滤光片，只允许波长400~500 nm的光线通过，而阻挡波长500 nm以上的光线通过。激发滤光片以波长475 nm最为理想。这样进入眼底的蓝色光即能激发与血液混合的荧光素而发射出绿色荧光。

屏障滤光片：荧光素发出的黄绿色荧光波长为525 nm，第二个小峰为615 nm。为了避免假荧光，使眼底荧光显影更为清晰，必须阻断所有由激发滤光片通过的低于500 nm以下的光线，而只允许500 nm以上的黄绿色荧光通过。因此，需在照相机底片前或检眼镜镜片盘上放置一屏障滤光片，即黄色滤光片，其波长以500~700 nm为合适。

3. 荧光素

按药典配成10%或20%荧光素钠，测酸碱度，高压消毒后备用。荧光素仅在碱性溶液中才显现黄绿色荧光，酸碱度在3.8~6.1时则无荧光，但酸碱度太高会刺激血管而产生疼痛，以和血液酸碱度相近(在7.4~8.4)为宜。荧光强度与浓度成正比，浓度在1~10 mg/100 mL时荧光强度最大。

荧光素的剂量：家兔致死量为300 mg/kg，人体最大使用剂量为1 g，相当于15~20 mg/kg。如用10%荧光素钠可每次肘前静脉注射5~10 mL，如用20%浓度则每次注射2.5~5 mL。注射速度一般以2~4秒注射完毕较好。荧光素钠进入血液循环后，大部分(约60%)与血浆蛋白结合，小部分(约15%)与红细胞结合，其余部分呈游离状态，与血浆蛋白和红细胞相结合的荧光素，发射的荧光将大为减弱。注射后数分钟皮肤黄染，6~12 小时后逐渐消退。荧光素通过肝肾排出，小便呈明显黄色，以后逐渐变淡，可持续 24~36 小时。

荧光素钠的不良反应：荧光素的不良反应很小，Stein 报告其副作用的发生率为 0.6%。一般表现为于注射荧光素后 20~30 秒有一过性恶心、眩晕，偶有呕吐反应，但很快消失。严重的不良反应很少，其中大多数(约 67%)为过敏反应，表现为荨麻疹、瘙痒、血管神经性水肿与支气管痉挛、哮喘等。罕见的不良反应为心肌梗死，心脏停搏、呼吸停止，偶有因荧光素造影而死亡者，这些严重不良反应大多数发生于原有心血管病的患者，因此造影前应进行详细的体检和问诊，以了解患者的全身情况。造影室应备有各种急救用品，如肾上腺素、氨茶碱、阿拉明、氢化可的松、抗组胺药、氧气、静脉插管等。

(二)操作方法

1. 患者的准备

(1)详细询问病史以排除肝炎和肾炎，必要时检查肝、肾功能及小便常规。

(2)询问有无药物过敏史，有过敏史者注射时应慎重，或事先服抗组胺药物。对有严重过敏体质的患者最好不做这项检查。

(3)测量血压，如有增高者应于检查前数日服降压药。

(4)年龄在 40 岁以上或疑有心脏病者应作心电图检查。

(5)造影前检查视力、眼前部和眼底。

(6)用 0.5%托品酰胺散瞳。

(7)于造影前 30 分钟口服胃复安 8 mg 以预防恶心。神经质的患者可先给予镇静剂。

(8)向患者解释操作步骤，解除思想顾虑，取得患者配合。

2. 操作步骤

(1)让患者舒适地坐在照相机前，固定好头部。于注射荧光素钠之前，根据病情需要先拍一张或数张无赤光黑白片或彩色片，有时可拍摄红光片，然后放入滤光片，拍对照片以排除自发荧光和假荧光。

(2)注射荧光素钠以前，先在肘前皮肤用稀释荧光素钠做划痕试验，或于肘前静脉内缓慢注入稀释的荧光素钠(10% 0.1 mL：5 mL 生理盐水)5 mL，1 分钟左右注射完毕，一分钟后若无反应则可快速注入 10%或 20%荧光素钠。

(3)在开始注射荧光素钠的同时打开计时器计时，注射后 7~22 秒开始拍照，或观察到血管即将充盈时开始拍照。最初拍摄速度可快一些，待开始第一分钟动力学拍完后，可视病情需要和荧光图像的变化逐步延长间隔时间，如 2 分钟、5 分钟拍一次。根据病情需要拍摄 15 分钟或 30 分钟以上均可。

(4)在拍摄过程中，如患者有恶心，可稍停，让患者深呼吸，症状即很快消失，可继续拍照。如有严重不适，应终止拍摄，让患者静卧休息，并给予及时处理。

(5)拍片完毕，患者如无不适反应，休息半小时即可离去。如有荨麻疹等过敏反应发生则应立即处理，并需候患者症状减轻或消除，持续观察一小时后，确定其不会再发生更严重的过敏反应始能同意其离去。如发生严重的过敏反应和呼吸循环障碍，应住院急救处理。

(三)图像分析

正确的分析荧光造影图像是得到正确结论的重要一环。首先应与对照片进行比较，以排除因图像本身或患者眼底病变所造成的自发荧光和假荧光。然后注意分析以下几点：

1. 荧光素充盈和循环的时间

如臂至视网膜时间，在视网膜血管内循环的时间，在视网膜各个部位如鼻上、鼻下、颞上、颞下四个象限内循环时间有无延迟，充盈是否完全、对称、有无缺损等。

2. 脉络膜和色素上皮的情况

如色素增多堆积则遮挡荧光，色素脱失则荧光增强，色素上皮受损则可见荧光渗漏。故分析时应注意荧光充盈的时间、充盈亮度、充盈形态等。

3. 视网膜血管

注意动静脉充盈时间、管径粗细、形态分布、有无渗漏、染色、异常吻合、侧支形成、新生血管等。注意毛细血管充盈情况，有无扩张、渗漏、染色或无灌注区等。

4. 视乳头和黄斑

注意有无充盈缺损、染色、渗漏、新生血管等情况。

5. 视网膜

注意有无异常荧光出现或荧光受阻等。

二、荧光素弥散的正常生理屏障

荧光血管造影可观察视网膜内屏障、外屏障及血—房水屏障的功能状态，任何原因所致屏障功能受损，均可见异常荧光素渗漏。因此了解正常视网膜屏障的部位和功能，探讨屏障破裂的病因，对分析荧光素造影图像有很大的帮助。反之，从荧光图像又可分析疾病的部位、程度及预后等。

（一）血—视网膜屏障的部位

通常分为内屏障和外屏障，也有人认为尚存在血—视神经屏障。

血—视网膜屏障主要位于视网膜毛细血管内皮和视网膜色素上皮。但这两种细胞截然不同，从胚胎上看，血管内皮来自中胚叶细胞，与血液直接接触。视网膜色素上皮则来自神经外胚叶，不与血液接触。血管内皮细胞形成血视网膜内屏障，色素上皮细胞形成血视网膜外屏障。

1. 内屏障

视网膜毛细血管分布在视网膜内 6 层，属连续型毛细血管，由内皮细胞、周细胞和基膜构成，内皮细胞间的连接为紧密的封闭小带型连接，细胞质膜无孔洞，细胞外有一层厚的基膜包绕。内皮细胞之外为周细胞，有比较多的胞质突包绕在血管壁上以支持微血管，它本身也有一层基膜。围绕在内皮细胞和周细胞之外的为不定形的基底膜。视网膜毛细血管的基底膜比较厚，因而正常视网膜毛细血管仅容小分子的营养物质和代谢产物通过，而血管内的血液成分和大分子如荧光素钠则不能通过血管壁进入视网膜，形成了血视网膜内屏障。

2. 外屏障

视网膜色素上皮细胞位于视网膜最外层，它与 Bruch 膜接触，为一单层六角形细胞，其细胞膜各方向不同：顶端有微绒毛以吞噬外节膜盘；底部细胞膜有许多内褶以吸取从脉络膜毛细血管来的营养；其相邻细胞壁为复合连接，即基底部缝隙连接，中间为桥粒连接，顶部为封闭小带。故来自脉络膜的大分子如荧光素钠仅能到达缝隙连接和桥粒连接，而不能经过封闭小带的紧密连接进入视网膜，故形成视网膜的外屏障。

3. 血视神经屏障

目前对于有无血视神经屏障尚有不同看法。因为视乳头的血供比较复杂。表层为视网膜毛细血管供应，为紧密连接。而筛板及筛板后区为睫状血管供应，其毛细血管有孔洞，故渗漏荧光素。因此有人主张存在血—视神经屏障，而有人则否认屏障的存在。

（二）血—房水屏障的部位

血—房水屏障位于虹膜和睫状体。它除反映眼前节的功能外，也反映某些眼底病的病理状态。虹膜毛细血管无窗孔，为连续型毛细血管。睫状体毛细血管虽有孔洞，但远不如脉络膜毛细血管孔洞多。而睫状体有两层上皮细胞，其细胞间连接为桥粒连接和紧密连接。故虹膜血管和睫状体上皮形成血—房水屏障。

（三）血—视网膜屏障破裂的病因和病理

无论内屏障还是外屏障，任何原因造成细胞间连接破裂，或细胞胞饮增强，或细胞浆膜变薄，或代偿失调，或细胞肿胀坏死，均可使血视网膜屏障受损，从而通透性增加，大分子如荧光素钠可透过屏障进入视网膜组织，而呈现各种荧光形态。

引起屏障破裂的原因多种多样，常见的病因有以下几种：

1. 内屏障破裂的病因

由机械性、代谢性、先天性和遗传性等因素造成：①如患有视网膜静脉阻塞、血管瘤等疾病，视网膜血管从内面受到阻力或压力，致血管内压增高，血管壁受到压力而伸张和扩张，以致扭曲变弯。②血管从外面受到牵拉而扩张扭曲，如视网膜前膜形成，或视网膜和/或玻璃体有机化组织牵拉血管均可破坏血管屏障。③各种血液病如贫血、白血病等，或动脉阻塞均可造成组织和血管本身缺血、缺氧，以致屏障受损。④各种炎症、药物或代谢产物如组织胺、血清素或前列腺素可使血管扩张、屏障受损。⑤先天或后天血管发育不良，如 Coats 病、von Hippel 病、新生血管等，由于血管结构异常而屏障受损。

2. 外屏障破裂的病因

视网膜色素上皮与脉络膜接触，故许多脉络膜病变可破坏其屏障。如脉络膜肿瘤无论是黑色素瘤、转移癌还是血管瘤，均可致其上面的色素上皮细胞或连接受损。除此以外，各种疾病所形成的视网膜下新生血管、视网膜下积液、各种炎症或脉络膜血管阻塞均可使视网膜色素上皮连接受损，或细胞代偿失调，或坏死，导致屏障功能破坏。

三、荧光素眼底血管造影

臂—视网膜循环时间：荧光素钠从肘前静脉注射后，随静脉血流回到右心，经肺循环至左心，再经过主动脉、颈总动脉、颈内动脉和眼动脉而到达眼底。这一段时间称为臂—视网膜循环时间。正常为 7~12 秒，也有长达 15~30 秒者。循环时间双眼差别一般不超过 0.5~1 秒。循环时间的长短受各种因素的影响，如注射部位、速度、方法、血压、眼压、心率快慢、心脏功能等。循环时间延长者可有以下几种原因：如心脏瓣膜和心肌的缺陷造成肺循环和体循环的瘀血，慢性肺部疾患所致肺静脉狭窄、锁骨下静脉迂曲扭结、颈动脉狭窄或阻塞等。

视网膜循环时间（retinal circulation time，RCT）：从视网膜中央动脉开始出现荧光至视网膜中央静脉任何一支出现荧光，这段时间称为视网膜循环时间。由于所用仪器不同，注射方法和部位以及速度不同，加上个体差异等因素，视网膜循环时间的数值相差很大。如有的研究者根据荧光照片分析得出正常人 RCT 平均为 4.7±1.1 秒。而有的研究者应用电视荧光造影和图像分析得出平均 RCT 值为 3.00±1.26 秒。有的作者利用电影摄影技术，每秒拍 16 张，认为不同区域视网膜循环时间不同，黄斑区循环最快为 1.2 秒，鼻侧视网膜循环为 2.4 秒，颞侧循环为 2.9 秒。故视网膜循环时间只能作为参考。如用同一仪器，同一方法，固定人员操作，或同一患者治疗前后对比，所测数值有一定比较意义。

（一）正常眼底荧光形态

1. 视网膜荧光

荧光素经眼动脉流入睫状动脉系统和视网膜中央动脉系统，后者由视网膜中央动脉主干经小动脉导入毛细血管网，再经小静脉汇入视网膜中央静脉而流入眼静脉，经体循环然后第二次再循环至眼，直至荧光素被冲淡而消退。因此，有时眼内荧光尚未完全消退而再循环又开始。再者，脉络膜、视网膜及其各部位荧光素循环的时间也有快慢的不同，如黄斑拱环循环最快，而视网膜周边部则循环最慢，因而造影时往往发现某些部位荧光素已经到达静脉而另一些部位动脉仍有荧光素存留，造成彼此交叉重叠的现象。因此，从动脉开始充盈、显影，直至静脉内荧光素完全排空是一个连续不断的变化过程，不能截然地划分为不同的阶段。但是为了观察和叙述的方便，临床上仍主张分为不同的阶段。

（1）视网膜动脉前期：注射荧光素钠后，最先到达眼底的是睫状动脉系统（图 11-1）。因此，首先看见视乳头的早期荧光和脉络膜的地图状荧光，如果有睫状视网膜动脉存在，也可看到它与脉络膜血管同时充盈。

（2）视网膜动脉期：在脉络膜血管充盈 0.5～1 秒后，视网膜中央动脉系统开始充盈，并在 1～2 秒迅速分布至全部动脉系统（图 11-2）。如用高速摄影可见荧光素不是立即就充满整个管腔，开始仅充盈视乳头上动脉主干的中央部分，称之为轴流，而在动脉分支处则由于动力关系被分成两股，各沿动脉一侧流动，形成一侧有荧光，一侧无荧光，称为动脉层流。有荧光的一侧称为阳面，无荧光的一侧称为阴面。动脉层流维持的时间一般不超过 1 秒，很快整个管腔就完全充盈，并进入毛细血管网。

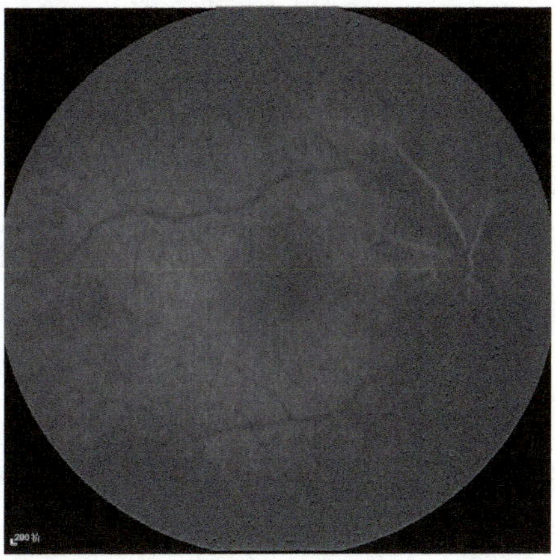

图 11-1　视网膜动脉前期动脉开始显影

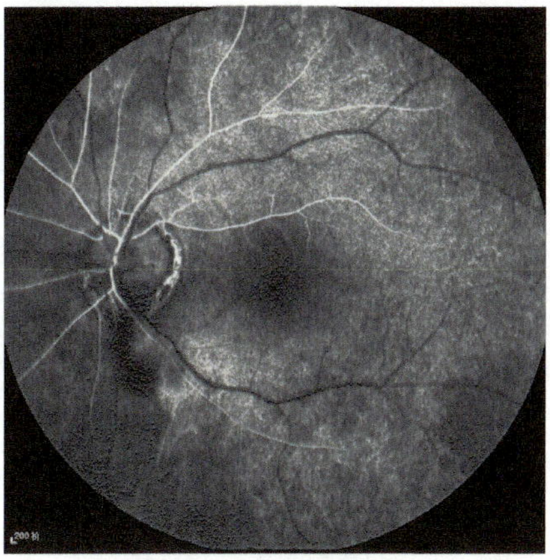

图 11-2　视网膜动脉充盈

(3)视网膜动静脉期：在动脉期的晚期毛细血管已经开始充盈，最初毛细血管充盈形态为斑点状，很快就呈现为网状，并掩盖了脉络膜的荧光。同时部分荧光素进入小静脉，然后汇入大静脉。荧光素进入大静脉时，首先沿着静脉壁的一侧或两侧前进，而血管中央部分则不充盈，这就形成了静脉血管内一侧或两侧显现荧光而中央无荧光的现象，称为静脉层流(图 11-3)。

(4)视网膜静脉期：静脉层流持续时间较长，当其所属小静脉内的荧光素均汇入该静脉时，层流才消失，此时视网膜中央静脉主干全部充盈(图 11-4)。持续一段时间后荧光亮度逐渐减弱而进入晚期。

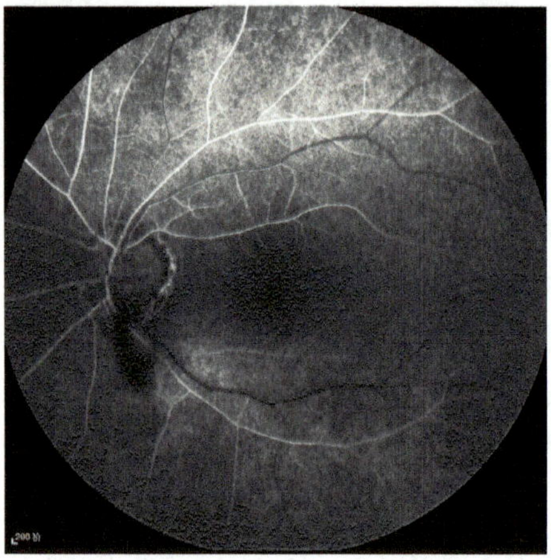

图 11-3 视网膜静脉层流开始

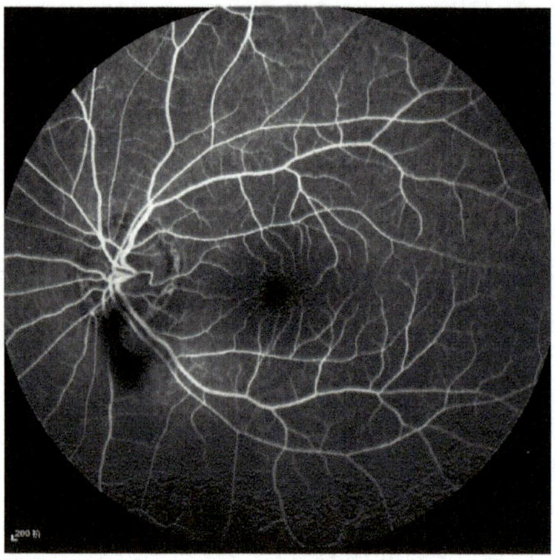

图 11-4 视网膜静脉充盈

(5)晚期：注射荧光素 5~10 分钟后，眼底荧光逐渐暗淡，但由于再循环的关系，被稀释的荧光素再次从心脏进入眼底，所以荧光的消退是不完全的，但其亮度随着在血液中的不断稀释而逐渐减弱至完全消失。

2. 脉络膜荧光

脉络膜荧光充盈时间在视网膜中央动脉前 1 秒，可能由于脉络膜血流比视网膜中央动脉血流速度要快的缘故。又由于脉络膜是由许多支睫状后动脉分节段供应，因此在正常情况下，脉络膜的充盈时间各个部分并不完全一致，往往一部分地区首先充盈，而另一部分地区尚未显影。脉络膜荧光形态呈斑点状，Hayreh 用高速摄影证实，脉络膜荧光早期充盈呈斑点状，周围绕以未充盈的环带暗区，故形如宝石。排空时恰恰相反，斑点周围环带充盈，而中央荧光已消失，故形如蜂窝。但实际上由于色素上皮的阻挡，脉络膜的荧光形态不容易看清楚，特别是在色素深的眼底，仅在动脉前期和早期动脉期可以看到脉络膜荧光呈地图状或花瓣状。当视网膜毛细血管充盈时则阻挡了脉络膜的荧光。由于脉络膜毛细血管管壁有许多小孔，故荧光素的分子可以自由地进入脉络膜和视乳头周围。

3. 视乳头荧光

视乳头的血液供应是由睫状后动脉和视网膜中央动脉所组成。因此，在视网膜中央动脉充盈之前，视乳头即开始出现很淡的朦胧荧光，且分布不均匀，此为供应视乳头的睫状后动脉的荧光。在动脉期至动静脉期，视乳头荧光达到高峰，一方面由于睫状后动脉的充盈，另一方面是由于位于表层的神经纤维层的致密的毛细血管网的充盈，排列呈放射状，有的伸入视乳头周围的地区，它们代表视网膜动脉的充盈。晚期，视乳头荧光逐渐消退，但有时在视乳头边缘可见到半月形荧光充盈，可能是由于该处色素上皮的色素少，因而透见脉络膜的荧光，或由于视乳头周围脉络膜的荧光素渗入到视乳头的缘故。

黄斑血管拱环的循环通常不易看见。正常青年人屈光间质清晰者，在注射荧光素后 18~24 秒连续拍片可以看到黄斑拱环。一般注射荧光素后 30 秒，首次荧光素循环高峰逐渐从视网膜和脉络膜血管减弱，再循环开始，荧光素浓度逐渐渐弱。注射后 3~5 分钟，视网膜和脉络膜血管中荧光素变淡，10 分钟后几乎完全排空。晚期，由于脉络膜毛细血管有孔洞，荧光素外渗，可使组织如 Bruch 膜和巩膜染色。正常可见邻近巩膜的视盘边缘呈月形高荧光。筛板因为染色也可呈现高荧光。在色素少的眼底，可见在淡染的巩膜上有脉络膜大血管的黑色剪影。

（二）异常眼底荧光形态

在病理情况下，如果血—视网膜屏障受到破坏，则在眼底可以出现异常荧光。如血管瘤、新生血管、肿瘤血管等使荧光增强，眼底有出血、渗出、色素堆积或血管闭塞则可使荧光减弱。故临床上将异常眼底荧光形态分为强荧光和弱荧光两大类。

1. 强荧光

任何原因使眼底荧光增强，或出现不应有的荧光均称为强荧光。常见的有以下几种。

（1）自发荧光：在自然界和人体中，有些物质可以产生荧光，如维生素 A、钙盐、脂褐质色素，偶尔在老年人的晶状体内或视乳头上的玻璃疣、星状细胞错构瘤也可发出荧光，这些统称为自发荧光（图 11-5、图 11-6）。

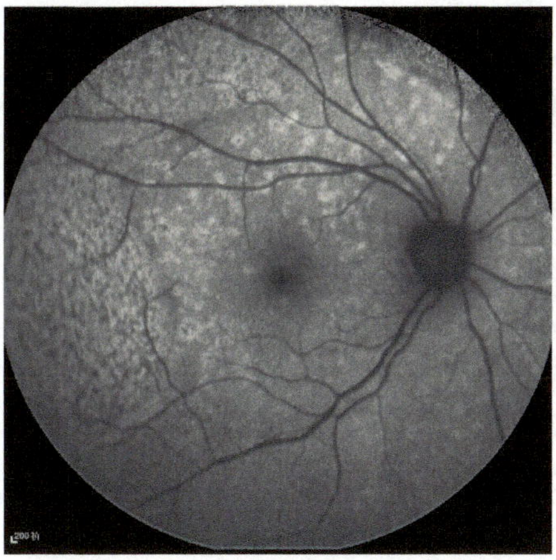

图 11-5　眼内原发性淋巴瘤患者出现视网膜色素上皮损害导致的“豹斑”

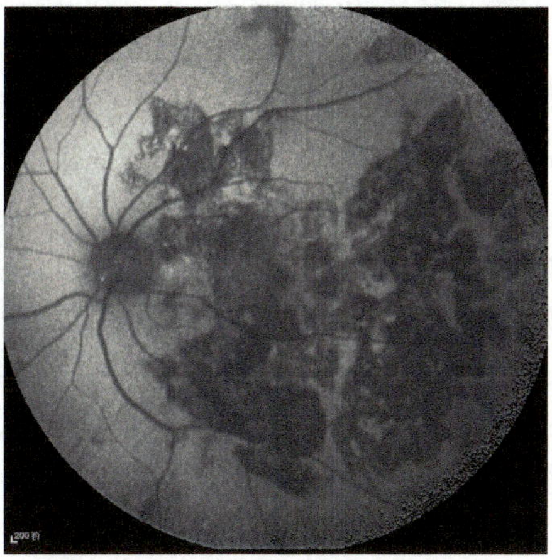

图 11-6　急性鳞状视网膜色素上皮病变自发荧光，大片低荧光区域病灶

（2）假荧光：其产生的原因第一种可能是由于滤光片的光谱不纯，波长不理想，如屏障滤光片不能完全阻断 500 nm 以下的光波。第二种可能是在造影的晚期，由于前房和玻璃体被荧光素染色，受光波激发而发出的散射荧光被眼底白色组织反射而形成了假荧光。因此，在眼底的白色或浅色的组织，如视乳头、有髓神经纤维、脂类沉着斑、白色的脉络膜视网膜瘢痕均可导致出现假荧光。此外在分析底片时还应注意区分真正的荧光和由于底片质量低劣所造成的人为的假荧光。

(3)透见荧光：又称为窗样缺损。由于视网膜色素上皮内的色素颗粒局部缺失，因而透过窗样色素脱失区可以清楚地看到脉络膜的荧光，但色素上皮本身并无缺损，其屏障功能仍然完好。透见荧光有以下四个特点：①在荧光造影早期出现，与脉络膜同时充盈。②其荧光强度随脉络膜荧光增强而增强。③在造影晚期其荧光的形态和大小无变化。④在造影晚期随着脉络膜染料排空而减弱或消失。

透见荧光见于两大类疾病：①视网膜色素上皮萎缩：产生色素上皮萎缩的疾病很多，如玻璃膜疣、老年黄斑变性、黄斑裂孔、挫伤性脉络膜视网膜病变、脉络膜瘤、炎症、脉络膜皱褶，各种遗传病如视网膜色素变性，热效应如光凝、透热、冷凝等均可引起色素上皮萎缩。②先天色素上皮减少：见于高度近视、白化病等。

(4)异常血管：可发生在视乳头、视网膜和脉络膜，甚至长入玻璃体内。视网膜和视乳头出现异常血管，荧光造影早期即可见血管的改变，从形态学上可分为以下6种：

1)血管扩张迂曲：引起视网膜和视乳头血管扩张和迂曲的疾病很多，常见的有视网膜静脉阻塞、糖尿病视网膜病变、视网膜前膜、先天性血管扩张、视盘水肿、视乳头炎等。

2)血管瘤改变：共分为两种类型：一种为微动脉瘤，发生在毛细血管部分，体积比较小，荧光造影呈点状强荧光。多见于糖尿病视网膜病变，视网膜静脉阻塞等。另一种为大动脉瘤，是由小动脉呈瘤样突出所致。形态较微动脉瘤大，荧光造影呈现圆点状强荧光。可见于大动脉瘤病和Coats病等。

3)毛细血管扩张：正常眼底只能看见视网膜大血管，一般看不见毛细血管。荧光造影可清晰地看见毛细血管，扩张时更明显。毛细血管扩张为许多血管病的体征，如Leber多发性微血管瘤、糖尿病视网膜病变、视网膜静脉阻塞、Coats病等。

4)异常吻合：正常视网膜循环按以下顺序进行：从小动脉→前毛细血管小动脉→毛细血管→后毛细血管小静脉→小静脉。任何血管间的联系不按照以上顺序而采取另一种途径，则称为异常吻合。按其荧光形态和充盈顺序分为：①短路：即动脉和静脉直接联系，中间不经过毛细血管。血流经过短路的时间比正常血管的速度快。短路的发生有先天性的，也有后天性的。先天性者一般荧光造影不渗漏。后天性者有的渗漏荧光素，有的不渗漏，常见于von Hippel病，蔓状血管瘤病或视网膜中央静脉阻塞无灌注区附近。②侧支：是从毛细血管演化而来的血管联结，多发生在血管阻塞附近。常见的类型有静脉和静脉之间形成侧支，或在视乳头上形成视网膜和睫状静脉之间的侧支，这种侧支最常见于视网膜静脉阻塞或其他视网膜血管病。另一类为动脉和动脉之间形成侧支，可发生于视网膜动脉阻塞者，但较少见。③逆行充盈：这是发生在小动脉阻塞的另一侧支类型，即荧光充盈从静脉侧逆行至动脉。④异常吻合：如视网膜血管与脉络膜血管吻合，可见于老年黄斑变性、脉络膜视网膜炎等，偶可见于先天性。

5)新生血管：可发生在视网膜和视乳头上，并可伸入玻璃体内。新生血管的形态可大可小，早期呈点状或斑状，长大后可呈车轮状、海团扇状。并可彼此融合成簇。愈新鲜的新生血管，荧光素渗漏愈严重。视网膜和视乳头新生血管主要由于视网膜缺血所致(图11-7)。最常见于糖尿病视网膜病变、视网膜静脉阻塞、视网膜静脉周围炎、早产儿视网膜病变等。

6)肿瘤血管：如视网膜海绵状血管瘤，荧光造影呈簇状强荧光，视网膜血管瘤病可有数支营养小动脉和引流小静脉，荧光很快充盈。

脉络膜异常血管：表现为视网膜下新生血管和肿瘤血管。①视网膜下新生血管：新生血管从脉络膜毛细血管增生、穿过玻璃膜进入视网膜色素上皮下或经过色素上皮位于视网膜感觉层下。由于新生血管有渗漏，导致色素上皮或视网膜感觉层的浆液性脱离，或出血性脱离。由于色素上皮变薄，脱色素而失去其屏障功能，视网膜外层受损。检眼镜下视网膜下新生血管呈污秽的灰白色或灰黄色，或有出血。荧光造影早期充盈呈点状强荧光或不规则形、花边形、海团扇状。许多病可产生视网膜下新生血管，如老年黄斑变性、中渗、高度近视、血管线样纹、脉络膜破裂、组织胞质菌病、光凝治疗后和炎症等。②肿瘤血管：常见的脉络膜肿瘤为脉络膜血管瘤和恶性黑色素瘤。虽然两者荧光充盈形态不同，但有时很难区分。血管瘤早期呈现强荧光，视网膜动脉充盈之前即可见肿瘤内大的血管管道，瘤体荧光充盈完全。脉络膜恶性黑色素瘤或转移癌则呈现血管内高荧光和斑驳样荧光素渗漏。

(5)渗漏：视网膜和脉络膜血管内的荧光在注射荧光素5~10分钟后几乎全部排空，这时如果眼底尚存在有任何高荧光都代表血管外荧光，这种情况被称为渗漏(图11-8、图11-9)。渗漏是视网膜血管内皮和色素上皮屏障受到破坏、染料渗入到组织间隙的结果。在正常眼造影晚期，血管荧光素渗漏可有以下四种情况：①晚期从视盘周围脉络膜毛细血管渗出的荧光素使盘缘染色，故呈现视乳头边缘强荧光。②筛板晚期染色呈现强荧光。③如果色素上皮终止在视乳头边缘尚有一段距离，则晚期暴露的巩膜呈现半月形强荧光。④视网膜任何部位色素上皮色素少时，晚期可出现巩膜染色而呈现强荧光。

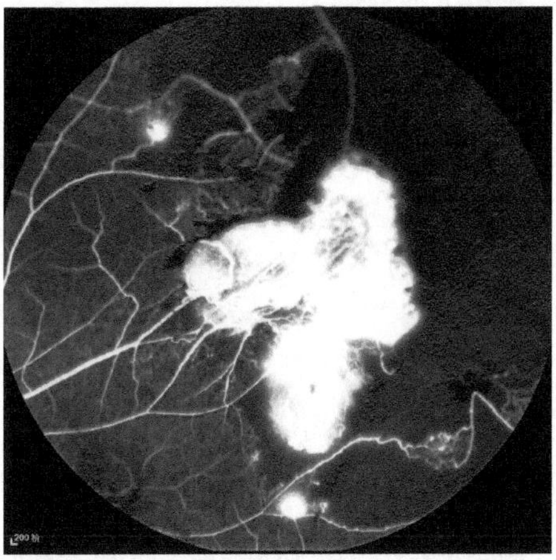

图11-7　视网膜闭塞性血管炎无灌注区伴新生血管增生

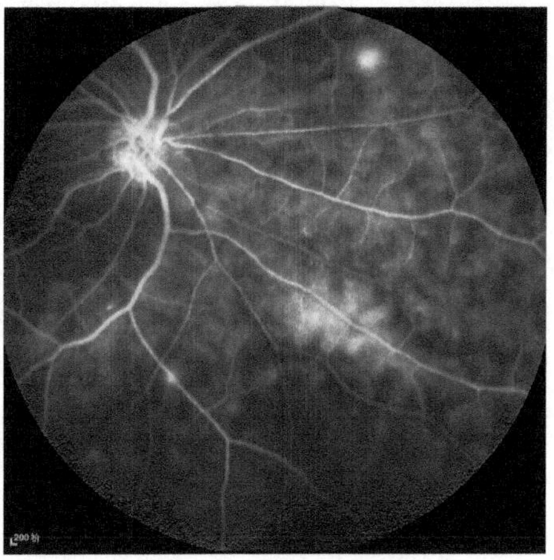

图11-8　视网膜血管渗漏

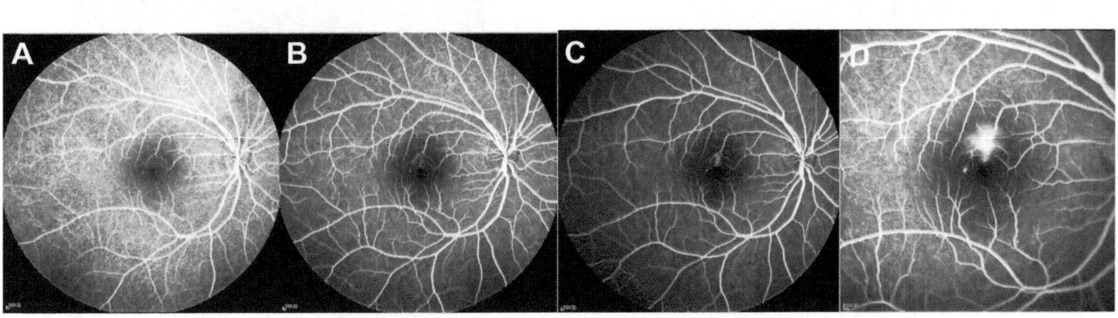

图11-9　中心性浆液性脉络膜视网膜病变，随造影时间延长(图A至D)视网膜神经上皮脱离区域荧光渗漏显著

除以上四种情况外，当内屏障或外屏障受损时也会因异常渗漏而呈现晚期强荧光。按解剖部位分为四种。

1）玻璃体渗漏：造影晚期玻璃体可呈弥漫或局限性渗漏而呈现强荧光。引起玻璃体渗漏的原因有以下几种：①新生血管：从视乳头或视网膜产生的新生血管长入玻璃体腔内，则在该处呈现局限性渗漏。②各种炎症，如视乳头炎、后部葡萄膜炎、虹膜睫状体炎等，可使玻璃体呈现弥漫的荧光素渗漏。③肿瘤血管：从肿瘤表面的新生血管渗漏出荧光素进入玻璃体，呈局限强荧光。

2）视乳头渗漏：可由于视盘水肿、视乳头炎或缺血性视乳头病变等产生视乳头渗漏。造影早期可见视乳头表面毛细血管扩张，晚期产生荧光素渗漏，超出视乳头边界，致视乳头边缘模糊。此外视乳头玻璃疣早期呈现强荧光，晚期玻璃疣染色。视乳头肿瘤也可呈现渗漏和染色。

3）视网膜渗漏：造影晚期视网膜血管内荧光素应排空，如血管内荧光不消失，表明视网膜血管壁有渗漏，可使血管壁染色而呈现强荧光。见于视网膜血管周围炎、血管阻塞、或血管外机化组织牵拉。严重的血管渗漏液体可积存于视网膜组织间隙内，形成囊样水肿和非囊样水肿。囊样水肿常发生在黄斑部，由于 Henle 纤维在该处呈放射状排列，渗漏出的荧光素呈现花瓣状或星状。其他地区囊样水肿则呈现蜂房状。非囊样水肿为液体弥漫散在视网膜组织内，呈不规则无一定界限的空间。荧光呈弥漫组织染色。许多眼病可出现视网膜黄斑囊样水肿和非囊样水肿，如糖尿病视网膜病变、视网膜静脉阻塞、葡萄膜炎、肿瘤、视网膜前膜、无晶状体眼、视网膜色素变性、视网膜脱离、视网膜下新生血管等。

4）脉络膜渗漏：位于视网膜下的荧光素渗漏为脉络膜渗漏，又分为两种——池样充盈和组织染色：

①池样充盈：又称为积存，即荧光素渗漏聚集在一定的空间内。荧光素可积聚在视网膜感觉层下，或积聚在视网膜色素上皮下。二者荧光形态不同，感觉层脱离后边界逐渐消失故边界不清，荧光素从色素上皮缺损处漏入，故荧光充盈缓慢且不均匀，为逐渐扩大。而色素上皮脱离则不同，由于色素上皮牢固地粘在玻璃膜上，限制其脱离，故边界清楚。从玻璃膜进入的荧光素立即到达色素上皮下，故荧光充盈快而均匀，边界清楚。引起池样充盈的眼病很多，如中心性浆液性脉络膜视网膜病变、视网膜下新生血管、脉络膜肿瘤、炎症等。

池样充盈与透见荧光的鉴别方法是，前者荧光形态和亮度随时间的进展愈来愈大，愈来愈强，荧光维持时间可达数小时之久，而透见荧光则随脉络膜荧光的增强而增强，随脉络膜血管荧光素排空而消失。

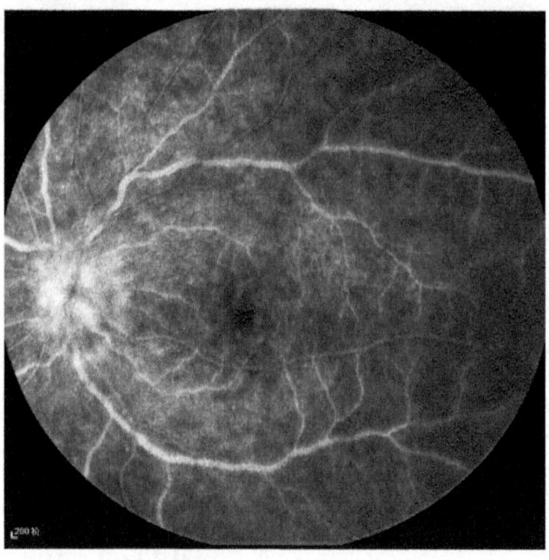

图 11-10　梅毒性葡萄膜炎患者视乳头荧光渗漏

②组织染色：是指许多视网膜下异常结构或物质可因脉络膜渗漏而染色致形成晚期强荧光。最常见的为：a. 玻璃膜疣染色：小的玻璃膜疣因覆盖其表面的 RPE（视网膜色素上皮）萎缩及色素脱失而呈现透见荧光。大的玻璃膜疣晚期染色而呈现强荧光。b. 瘢痕染色：各种脉络膜、视网膜变性病在黄斑形成盘状瘢痕可产生染色。或各种脉络膜视网膜炎症致色素上皮萎缩和/或瘢痕形成，晚期可染色

而呈现强荧光。c. 巩膜染色：如高度近视色素上皮色素少、脉络膜缺损、各种变性或炎症致脉络膜毛细血管萎缩，则可透见脉络膜大血管，从部分尚残留的脉络膜毛细血管渗出的荧光素使其间的巩膜染色而呈现晚期强荧光。

2. 弱荧光

任何原因使正常眼底荧光减弱或消失称为弱荧光。常见的有下列两种情况：

（1）荧光遮蔽：位于视网膜前的任何混浊包括角膜、前房、晶状体、玻璃体以及视网膜血管前面的混浊都可部分地或全部地遮挡视网膜和脉络膜的荧光，称为荧光遮蔽（图 11-11）。混浊愈靠前，阻挡荧光愈少；愈靠近眼底，影响愈大。

1）视网膜荧光遮蔽：任何位于视网膜血管前的物质均可掩盖视网膜荧光，如角膜混浊、前房炎性渗出、前房出血、晶状体混浊，均可使眼底荧光强度降低。玻璃体混浊如玻璃体积血、海星样体、炎性碎屑、膜形成、玻璃体内寄生虫等均可使视网膜荧光遮蔽而呈现弱荧光。同样位于视网膜前和神经纤维层的不透明物质如出血、渗出、水肿或机化膜等同样可使视网膜血管荧光遮蔽而呈现弱荧光。

2）脉络膜荧光遮蔽：位于视网膜深层组织的渗出、水肿、出血或色素沉着可遮盖脉络膜的荧光，但不掩盖视网膜内层血管的荧光。任何视网膜下或色素上皮下的不透明物质如液体、渗出斑、色素、出血等，均可掩盖脉络膜的荧光。如视网膜下出血常呈不规则形红色斑块，位于视网膜血管后。而色素上皮下出血常呈圆形、边界清晰的暗红色斑块。任何原因导致视网膜色素上皮色素增生聚集均可遮盖脉络膜荧光。其他如脉络膜色素痣也可导致脉络膜呈现弱荧光。

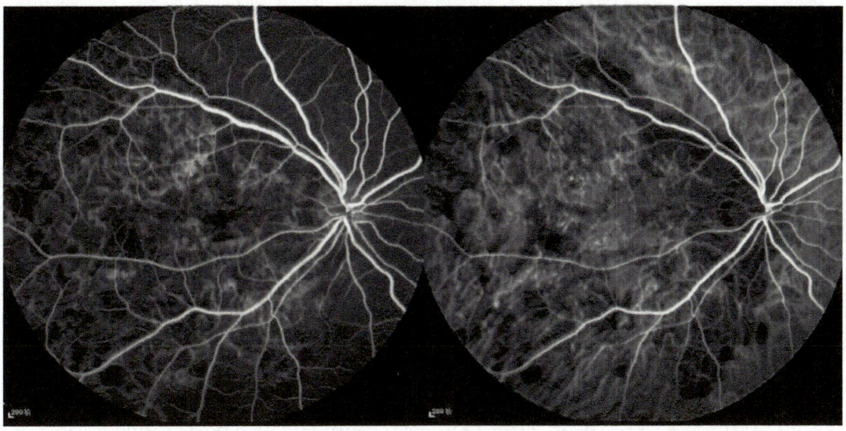

图 11-11　视网膜造影、脉络膜造影均示荧光遮蔽

（2）充盈缺损：由于血液循环发生障碍，视网膜和脉络膜的血管或其供应的区域荧光充盈迟缓、减少甚至完全没有荧光充盈，称为充盈缺损。它与荧光受阻不同的是眼底看不见任何混浊物质，而是由于血管内无荧光充盈所呈现的弱荧光。

1）视网膜血管充盈缺损：首先确定部位，是视网膜动脉、小动脉或静脉、小静脉还是毛细血管充盈缺损。许多全身或眼局部血管病可导致视网膜动脉荧光充盈缺损或不完全充盈，如无脉病、颈动脉阻塞或狭窄、眼动脉或视网膜中央动脉阻塞等，则可见视网膜动脉充盈不完全，或完全无荧光充盈形成秃尖状暗色血管影。视网膜静脉病可致静脉充盈不良。如果毛细血管闭塞则可形成大片无荧光的暗区，称为无灌注区。常见于视网膜静脉阻塞、糖尿病视网膜病变、视网膜静脉周围炎、早产儿视网膜病变、镰刀细胞视网膜病变、颈动脉狭窄或阻塞、无脉病等。

2）视乳头血管充盈缺损：视乳头毛细血管充盈缺损可为局部或全部充盈缺损。见于先天视乳头小凹或视神经乳头缺损，由于视乳头组织先天缺乏而呈现弱荧光。后天性者见于视神经萎缩或缺血性视乳头病变，由于血管闭塞所致。早期呈现弱荧光，晚期可因组织染色呈现强荧光。

3）脉络膜血管充盈缺损：正常情况下，由于视网膜色素上皮的色素遮盖，荧光造影时很难清晰看见脉络膜血管的荧光形态，仅在造影早期可见脉络膜背景荧光呈斑点状。且由于脉络膜大血管呈分区分布，毛细血管呈小叶结构，故血管长短不一，各区充盈时间早晚不同，呈现明暗交错的背景荧光。但是如因先天性脉络膜缺损、变性或炎症等导致脉络膜毛细血管萎缩，则其上面的色素上皮也继发性萎缩或产生脱色素，则可见脉络膜毛细血管充盈缺损，仅遗留岛状毛细血管充盈，脉络膜大血管中的荧光充盈则清晰可见。如因任何原因造成供应脉络膜的大支睫状动脉阻塞，则常在早期呈现三角形低荧光区，晚期因组织染色而呈现三角形斑驳样荧光。

（张　琨　姜文敏）

第二章　吲哚菁绿眼底血管造影术

自20世纪60年代初应用于眼科临床以来，FFA已成为眼底病检查诊断的主要手段之一。FFA技术的应用，使我们可以动态地观察视网膜血管结构及其血流动力学改变。FFA在视网膜血管疾忠和RPE病变的诊治中显示出重要的临床价值，但是它对脉络膜疾患的观察却有相当大的局限性，这是由于：①FFA采用的蓝色激发光为可见光，难以穿透脉络膜和RPE的色素、出血、浊性渗出及黄斑区叶黄素等；②荧光素分子能从正常脉络膜毛细血管内皮孔隙渗漏出来形成弥漫性背景荧光，从而阻挡了对脉络膜深层结构的进一步观察。因此脉络膜血管很难像视网膜血管那样容易地被观察到。人们对脉络膜血管构筑的了解远不如对视网膜血管那样清楚。近年开展起来的吲哚菁绿眼底血管造影（ICGA）恰好弥补了FFA的上述不足，可以在活体上较好地观察到脉络膜血管构筑。ICGA的基本原理是采用吲哚菁绿（ICG）为染料，近红外光或红外激光为激发光源，通过高速摄影或实时摄像，并经计算机图像处理系统来记录眼底血管，尤其是脉络膜循环动态图像的一种技术。作为FFA的补充技术，近年来ICGA已在眼底病（尤其是脉络膜相关性疾病）领域获得了越来越广泛的应用。以下就ICGA的发展简史、基本原理与方法、临床释义及临床应用等方面作一简单叙述。

一、吲哚菁绿眼底血管造影发展简史

自从1851年Helmholtz发明检眼镜后，人们可在活体眼上观察到人的血管。当光线投射到眼底结构时，通过眼底结构（如视网膜血管）的光反射效应，采用检眼镜可观察到各种眼底结构，也可用眼底照相将其真实地记录下来。但此时观察到的眼底图形是静态的。而FFA技术的应用使我们可以动态地观察到视网膜血管结构及其血流动力学改变。由于脉络膜血管被RPE色素及脉络膜本身的色素阻挡，很难像视网膜血管那样容易地被观察到，因此人们对脉络膜血管结构的了解远不如视网膜血管清楚。

对脉络膜血管的结构了解较少并不意味着脉络膜血管的病理生理作用不重要。我们知道，约90%的眼部循环流经脉络膜血管，因此许多致病因子都容易聚积于此，而发生多种脉络膜疾患。由于脉络膜病变隐匿于视网膜的深部或常并发有视网膜改变，使得对脉络膜相关疾病眼底形态学的观察较为困难，因此很多脉络膜相关疾病的脉络膜血流动力学改变尚未阐述清楚。尽管1961年出现的FFA已经成为眼底病检查诊断中最重要的手段之一，但在多年的临床应用过程中人们逐渐认识到，虽然FFA对视网膜血管疾患和视网膜色素上皮病变显示其重要的临床价值，但它对脉络膜疾患的观察及在眼底出血、水肿或浊性渗出情况下检测其原发病变却难以令人满意。导致上述缺陷的原因是由于FFA所采用的黄绿色激发光难以穿透RPE、黄斑区叶黄素、出血及浊性渗出液等，而脉络膜毛细血管的多孔性又使得荧光素钠能从正常的脉络膜毛细血管渗漏出来形成弥漫性背景荧光，影响了对脉络膜深层结构的观察。因此临床上亟需一种新的方法来观察和研究脉络膜病变的眼底改变特征，以及在严重出血、渗出下能较好地发现其原发病变。ICGA就是这样一种能较好地显示脉络膜血管结构的技术。

ICGA发展经历了以下几个阶段：

1956年：医学上首次使用ICG染料，主要用于心动力学研究及随后的肝功能检测。

1969年：ICG首次用于造影。Kogure等用红外ICG吸收血管造影（ICG－absorption angiography）研究狗大脑表面的血液循环，随后在猴颈动脉内注射ICG，用于ICG脉络膜吸收血管造影，可观察到脉络膜静脉。David首先在人身上行动脉注射ICG的ICG吸收造影，可观察到脉络膜毛细血管充盈及脉络膜静脉。

1972年：Flower等首先在人身上成功行静脉内注射ICG的ICG吸收血管造影。

1973年：Flower等首先在人身上成功施行ICG荧光血管造影。随后他们改装了多光谱眼底照相机及改进滤光片，并试用于临床。

1980年：Flower等采用改装的眼底照相机观察到正常脉络膜毛细血管的充盈形态。

1986年：Hayashi等用实时录像取代35 mm相机，开始了ICGA录像造影的研究，录像造影增加了图像的时间分辨率，且与图像处理技术结合后提高了ICGA的临床应用价值。

1989年：Sheider等将激光扫描检眼镜应用于ICGA，与图像处理技术的结合使图像的空间分辨率获得提高。

1995年：Bischoff等研制出FFA和ICGA同步造影。现在的视网膜与脉络膜同步血管造影系统具有分辨率高（1536×1536）、三维图像、超大广角镜成像（一次成像150°眼底）等特点。

近年来，眼底照相机拍摄ICGA的速度与质量日益成熟：①高速ICGA临床观察结果表明，用1帧/秒的拍摄速度已可满足对视网膜血流动态变化的分析。但由于脉络膜血流比视网膜血流大20~30倍，因此用1帧/秒的拍摄速度来记录脉络膜血流的动态图像是不够的。尤其在显示脉络膜新生血管（CNV）的滋养血管上，更应当采用高速造影来分析。目前的高速ICGA可达到16帧/秒。②ICGA的序列图像减影技术：该技术可用于增强CNV的滋养血管及脉络膜血流的可见性。其原理是通过对连续拍摄的相邻两张ICGA图片的像素进行减影分析，获得在像素亮度上有变化的图像，从而显示染料通过脉络膜小动脉到毛细血管的形态变化。③多功能影像平台：将 ICGA 与 OCT、自发荧光、眼底彩色照相、眼底红外照相及眼底无赤照相结合起来，从不同影像角度综合分析病变。

二、吲哚菁绿眼底血管造影的基本原理与方法

(一) 吲哚菁绿的结构与特性

ICG 又称靛氰绿或福氏绿，是一种三碳菁染料，易溶于水，分子量为 775U，分子式 $C_{43}H_{47}N_2O_6S_2Na$。其特点为：①最大吸收波长 805 nm，最大荧光波长 835 nm，均在近红外光范围内。②与血浆蛋白结合率高达 98%，其中又主要与血浆中较大分子形状的高密度和低密度脂蛋白相结合，形成较大体积的 ICG—血浆蛋白复合体，故极少从脉络膜毛细血管漏出。③ICG 分子为三维立体结构，其两个多环结构具有亲脂性(如亲磷脂成分)，而其硫酸盐基团具有亲水性，因此 ICG 具有亲脂和亲水的双重特性。④ICG 的血浆清除有两个高峰，第 1 个高峰在染料注入后的 3~4 分钟，第 2 个高峰在 1 小时后。⑤ICG 由肝实质细胞从血浆中摄取后以整分子形式排入胆汁，不再经过肠肝循环，故对眼组织无染色，且短时间内允许重复造影。⑥ICG 的荧光效率仅为荧光素的 1/25。⑦由于 ICG 的峰吸收波长与二极管激光发出的波长一致，故可用于 ICG 染料增强的二极管激光光凝。⑧由于 CNV 组织内或 CNV 长入部位积蓄有较高浓度的 ICG，而 ICG 的吸收峰(805 nm)与传统半导体激光波长(810 nm)相近，加上 ICG 对光敏感、皮肤光毒性低及清除迅速等特点，近年来将 ICG 作为一种光敏剂应用于 ICG 介导的光栓疗法来治疗 CNV。⑨因 ICG 可使内界膜和晶状体的前囊膜染色，可应用于黄斑裂孔手术时内界膜的辨认与剥离及白内障的连续环形撕囊术。

吲哚菁绿与荧光素的特征比较见表 11-1。

表 11-1 吲哚菁绿与荧光素的特性比较

特点	吲哚菁绿	荧光素
最大吸收波长	805 nm	490 nm
最大荧光波长	835 nm	520 nm
血浆蛋白结合率	98%	约 60%
相对分子质量	775000	376000
亲脂性	强	较弱
荧光效率	弱(荧光素的 4%)	强
组织染色	无	有
肝肠循环	不经过	经过
耐受性	较好	较差
光毒性	小	较大
安全性	好	较好

(二)ICGA的禁忌证及不良反应

由于ICG制剂含有少量碘及染料排泄的原因，有以下几种情况的患者禁忌行ICGA：

(1)碘过敏史者。

(2)贝壳类食物过敏史者。

(3)严重过敏史者：尽管ICG与青霉素、磺胺类没有明显交叉反应，但对于这些药物有严重过敏史的患者应谨慎使用。

(4)尿毒症患者。

(5)严重的肝病患者。

(6)妊娠妇女。

在ICGA的安全性方面，现在认为ICGA比FFA更为安全，且易于被患者耐受，仅有少数患者(0.2%~0.65%)出现恶心、荨麻疹、瘙痒、便意、静脉疼痛及低血压等不良反应，但也有发生过敏性休克等严重不良反应的报道。尚未见眼科应用ICG直接导致患者死亡的报道。国内报道2例高龄患者在注入ICG和荧光素混合液后行眼底血管造影出现较严重过敏性反应的病例。因此尽管ICGA的不良反应较少，但是我们应当意识到少数患者也有可能发生较严重的不良反应，尤其对伴有心血管疾病或过敏体质的高龄患者，更应当小心谨慎。要求检查室的急救药品和器材准备齐全，以确保在造影检查过程中一旦出现严重过敏反应或发生心脑血管疾病时，患者能得到及时的治疗及抢救。

(三)基本仪器设备

主要有近红外光眼底摄像系统、激光扫描检眼镜系统、计算机图像处理系统等设备。

1. 近红外光眼底摄像系统

近红外光眼底摄像系统包括：①数字化红外眼底照相机。②高分辨率的黑白摄像机。③图像监视器及同步计时器。④图像打印机。⑥计算机图像采集分析系统。

2. 激光扫描检眼镜(SLO)系统

SLO是用一聚焦的、暗的激光束扫描眼底来获取图像。其应用于造影的特点为：①灵敏度高，图像对比度好。②照明亮度低(其亮度不足间接检眼镜的1/1000)，患者感觉舒适。③景深大，从虹膜到视网膜均可聚焦。④造影效率高：光收集效率高，做FFA时荧光素需要量仅为普通量的1/10。⑤适于小瞳孔或屈光间质混浊下造影。Biscoff等人于1995年对SLO进行了改进，把单个波长的SLO改装成2个波长系统，允许同步记录ICGA和FFA，且成像清晰。其原理为通过采用氩激光及红外激光作光源，配置两个相应的光接收探头，并对滤光片及计算机图像处理系统进行了改动，使其能同时接收FFA的黄绿色可见光及ICGA的红外光信息并分别记录，从而可以对一个患者同时做ICGA和FFA，称为ICG和荧光素同步造影。目前的同步血管造影系统还具有动态造影图像、三维造影技术及可检测RPE细胞内脂褐质产生的自发荧光等特性。

3. 计算机图像处理系统

由于脉络膜血流动力学特点及1CG的荧光效率较弱，使得ICGA图像不尽如人意，一些脉络膜结构难以清晰显示出来，故需进行图像处理。随着计算机软、硬件技术的高速发展，不仅可以获得较清晰的ICGA图像，而且可对图像进行定量测量和分析，也可以将不同阶段的图像或其他研究中的图像进行同画面对比分析，以便获得更多的信息。

（四）造影方法

现以近红外光眼底摄像系统为例，简述 ICGA 的一般造影步骤。

（1）造影前应当详细询问有无碘和贝壳类食物过敏史，有无严重的肝肾疾病，对妇女检查者应当询问有无妊娠，若有上述情况应当禁忌作 ICGA；若同时作 FFA，应询问有无 FFA 的禁忌证。签署造影同意书。

（2）造影前详细检查眼底或仔细阅看 FFA 片（如已做），掌握造影的位置及重点。

（3）登记患者的一般情况及造影资料。

（4）根据所用仪器确定是否散瞳：应用 SLO 系统可以散瞳或不散瞳检查；应用近红外光眼底摄像系统须将瞳孔散至最大。

（5）服用抗过敏和止吐药物（如氯苯那敏、维生素 B6），如同时行 FFA，服用一次即可。

（6）拍摄患者的彩色眼底像、自发荧光、红外光、无赤光眼底像及对照像。

（7）将 25 mg 或 50 mg ICG 溶于专用的无菌注射用水 3 mL 中制成 ICG 浓溶液以作造影用：将 5 mL 注射用水溶于装有 25 mg ICG 的残余瓶内，制成 ICG 稀释液，以备预试验用。造影用 ICG 的一般剂量为：0.5~1.0 mg/kg，推荐剂量不超过 5 mg/kg。应注意，溶解 ICG 一定要用专用的无菌注射用水，不得使用其他溶液如生理盐水等。

（8）造影前应进行预试验。于肘前静脉注射预试验用 ICG 稀释液 1 mL，并定时注入少量稀释液以防止针头堵塞。观察 20 分钟内患者有无过敏反应及其他不适。

（9）若无过敏反应再在 4 秒内于肘前静脉快速注入 ICG 浓溶液（在注射 ICG 浓溶液前先注入 1 mL 的 ICG 稀释液），同时启动同步计时器、图像监视器，从监视器荧幕上或目镜内观察造影过程，注意早期图像与重点病变部位的拍摄，将造影图像储存于眼底图像处理系统内。每间隔 5 分钟拍摄一次，直至 30 分钟以上。

10. 标记注射。ICGA 造影后期，由于视网膜血管荧光的消退，使得脉络膜异常荧光的定位欠确切。为了解决这一问题，可以于常规注射 ICG 染料行 ICGA 后 30 分钟左右再快速注入少量 ICG 染料（注射量一般为第一次注入后预留下的 1 mL），此时视网膜和脉络膜血管可再次清晰地显影，有利于病灶较准确的定位。这种 ICG 的再注射称为“标记注射”。现在的近红外光眼底照相机一般配置有后期图像增强系统，通常不再采用“标记注射”。采用 SLO 系统行 ICGA，后期图像清晰，不需“标记注射”。

11. 造影完毕后重新观察及分析储存的造影图像，并从视频打印机或图像处理系统上选择有代表性的造影图像进行打印，作为报告记录用。

12. 若同时作 ICGA 和 FFA，可将 20%荧光素钠 3 mL 混溶于上述 ICG 配液内一同注入肘前静脉（如激光扫描检眼镜系统），或于注入 ICG 后 5 分钟再行注入荧光素，分别选择不同的滤光片组合作 ICG 和 FFA（如红外眼底血管造影系统）。

三、吲哚菁绿眼底血管造影临床释义注意要点

近几年来，ICGA 已在眼底病的临床诊断、指导治疗、疗效观察及发病机制等方面发挥了越来越大的作用。但是由于所采用的激发光、染料的特性及脉络膜血流动力学的复杂性，以

及 ICGA 所见的异常荧光不仅与病变本身的结构有关，而且与所用的图像采集系统有关等原因，使得 ICGA 的荧光图像相较 FFA 更为复杂，其临床诠释也比 FFA 更困难。下面就 ICGA 的临床释义方面应注意的几个问题作简单阐述。

(一) ICGA 的分期问题

有关 ICGA 的分期尚无统一标准。由于 ICGA 显示的脉络膜动静脉没有 FFA 显示的视网膜动静脉层流等标志，再加上脉络膜血流速度很快及 ICG—血浆蛋白复合体的弱渗透性，使得 ICGA 的分期很难像 FFA 那样分为动脉期、动—静脉期、静脉期等。目前主要采用两种方法对 ICGA 的图像进行时间上的描述。

1. 按造影时间段分期

分为造影早期、中期及晚期。①造影早期：指染料注入 5 分钟内。如前所述，ICG 血浆清除第 1 个高峰在染料注入后的 3~4 分钟，因此该期的脉络膜血管荧光最强，大的脉络膜动脉、静脉及视网膜血管均可见到。②造影中期：指染料注射后 5~20 分钟，此期脉络膜静脉开始模糊，逐渐与朦胧的脉络膜毛细血管融为一体，成为弥散性均匀一致的脉络膜荧光。③造影晚期：指染料注射后 20~40 分钟，ICG 血浆清除第 2 个高峰在染料注入后 1 小时的特性保证了后期像的可观察性，该期的视盘荧光暗黑，脉络膜大血管呈现弱荧光轮廓。

2. 按造影的确切时间描述

如注射后分×秒，造影×分×秒等。

(二) 熟悉睫状后动脉系统与脉络膜血管的构筑及特点

ICGA 从根本上来说是一种能够动态、客观地记录脉络膜血流动力学改变的技术。因此分析造影图像时应熟悉与之相关的睫状后动脉系统与脉络膜血管的构筑及特点，从而为合理分析病变损害区的荧光表现打下良好的基础。眼动脉是颈内动脉的第 1 分支，眼动脉在眼眶内发出视网膜中央动脉和睫状后动脉。从眼动脉发出的睫状后动脉一般有 2 支，位于视神经鼻侧的称为鼻侧睫状后动脉，它供应脉络膜鼻侧部分的血液；位于视神经颞侧的为颞侧睫状后动脉，供应脉络膜颞侧的血液。因此，由于鼻侧与颞侧睫状后动脉各自供应鼻侧或颞侧脉络膜部分的血液，导致在视神经或其周围出现一垂直的带状生理性脉络膜灌注不良区，称为分水带。少数人可从眼动脉发出 3~4 支睫状后动脉，这种情形下可出现不同形状的分水带。睫状后动脉沿视神经前行，到达眼球后部于视神经周围分出 10~20 支睫状后短动脉和 2 支睫状后长动脉。睫状后短动脉在视神经周围的后部巩膜进入脉络膜上腔后再分出 7~10 支小分支。这些小分支呈放射状向赤道部伸展，呈现尖朝向后极部、底朝向赤道部的三角形供血区域。这种血流动力学特点是临床上发生“三角形缺血综合征”的解剖学基础。

脉络膜血管分为大血管层、中血管层和毛细血管层。毛细血管几乎呈直角自小动脉分出，黄斑区小动脉量多而行径较短，黄斑区的脉络膜毛细血管密度最大，因此黄斑下的脉络膜动脉压最高，这是黄斑区易罹患病变的解剖学因素。为了保证视网膜外层的血供和代谢，脉络膜毛细血管的管径较大且内皮细胞间存在较大的孔隙，这使得小分子蛋白和荧光素很容易从脉络膜毛细血管内皮间的孔隙漏出来，但具有大分子结构的 ICG—血浆蛋白复合体却很难渗漏出去。脉络膜静脉系统呈分区回流血液，毛细血管过渡为毛细血管后小静脉，进而形成较粗的静脉支，最后形成 4~6 支涡静脉，分别回流各自象限的血液。

睫状后短动脉于视神经周围穿入巩膜后分出 2~4 支或更多的分支，鼻侧和颞侧睫状后短动脉小分支在巩膜内互相吻合形成 Haller-Zinn 环，该动脉环并不是完整的圆环。从 Haller-Zinn 环发出的分支供应的区域有：①前部视神经周围的软膜。②视神经筛板区。③视盘周围的脉络膜，与来自脉络膜睫状后短动脉的小分支汇合。④睫状视网膜动脉。在部分高度近视眼中，因 RPE 色素和脉络膜色素的稀疏及减少，ICGA 早期可观察到 Haller-Zinn 环。

（三）ICGA 特性与释义的关系

1. ICG—血浆蛋白复合体与释义的关系

如前所述，ICG 与血浆蛋白结合率高达 98%，其中又主要与血浆中较大分子形状的高密度和低密度脂蛋白相结合，因此 ICG—血浆蛋白复合体的体积和相对分子质量均较大。这种大的结合蛋白分子决定了 ICG 的渗透性较弱，且较缓慢，因而使得我们难以采用 ICGA 去判断一些微小血管病变如小管径的典型 CNV、视网膜微小血管的扩张的渗透性改变。换句话来说，ICGA 对微小血管病变的显示欠敏感。很多时候，直到造影的后期才在病灶区内出现 ICG 的轻微染色。

2. ICG 的亲脂基团和亲水基团与释义的关系

ICG 分子中的多环结构具有亲脂性（尤其对磷脂成分具有高度亲和力），而其硫酸盐基团却有亲水性，因此 ICG 分子具有亲脂和亲水双重特性。这种特性在解释一些病灶发生的强弱荧光方面有重要意义。如玻璃膜疣内的含磷脂成分的多少决定了其在 ICGA 呈弱荧光还是强荧光。又如结晶样视网膜变性患眼的结晶样小体在 ICGA 后期表现为弥散性点状染色，这是由于结晶样小体内含有较丰富的脂质成分，对 ICG 分子有较高亲和力的缘故。因此，在对某些病灶的强弱荧光解释方面，我们应考虑到 ICG 的亲脂性和亲水性在其中可能发挥的作用。

3. 近红外光的强穿透性与释义的关系

由于 ICGA 的近红外光对 RPE 的穿透性高达 90%，而且血液中的血红蛋白仅吸收微量的 ICG 荧光，这些特性使得 ICGA 能较好地穿透浓厚出血、浊性渗出液及 RPE 和脉络膜的色素，从而发现某些 FFA 观察不到的病变。如在视网膜和/或脉络膜出血患眼中，ICGA 可以透过出血发现 FFA 无法显示的被出血所掩盖的原发病变。由于在 FFA 发挥作用的 RPE 屏障效应于 ICGA 而言已不再存在，因此 FFA 常用的“透见荧光”概念也就不再适用于 ICGA。由于失去了 RPE 的屏障作用以及在脉络膜血管荧光的干扰下，视网膜小血管在 ICGA 显示得不清楚。此外，一些薄层出血在 FFA 表现为遮蔽荧光，但在 ICGA 却呈现相对正常荧光表现。

4. ICG 的弱荧光效应与释义的关系

ICG 的荧光效应仅为荧光素的 4%，这就是 ICGA 的图片质量比 FFA 差的原因，也使得 ICGA 对脉络膜毛细血管的辨认不太理想。因此 ICGA 比 FFA 更需要图像处理技术来满足我们对图像质量的需求。随着 ICGA 设备的改进及计算机图像处理技术的发展，ICGA 的图片质量将会获得进一步的提高。

（四）ICGA 后期像观察的重要性

一般来说，无论是 FFA 还是 ICGA，阅片者往往对造影早期像的观察分析给予了足够的重视，但对后期像的观察却不那么仔细。其实对于 ICGA，一些病变的后期像的观察比早期像更为重要。尤其要注意 30 分钟后图像的拍摄、记录及分析。少数造影医生错误地认为 ICGA

像 FFA 一样，只拍摄 15 分钟或 20 分钟左右就可以了，有些是为了赶时间而缩短拍摄时间，这样势必漏拍一些到后期才会出现的重要荧光征象。如对息肉状脉络膜血管病变(polypoidal choroidal vasculopathy，PCV)具有诊断意义的息肉状病灶的“冲刷现象”、湿性年龄相关性黄斑变性(age-related macular degeneration，AMD)的斑状 CNV 等就是在造影后期才表现出来的。导致一些重要荧光征象在后期才出现的原因主要是由于大分子结构的 ICG—血浆蛋白复合体的渗透性较弱，ICG 染料要渗漏到病变组织并使组织染色需要一段较长的时间。其次是早期像受到正常脉络膜血管荧光和视网膜血管的干扰作用，一些脉络膜病变不易分辨；而在后期像，由于正常脉络膜血管和视网膜血管荧光已消退，病变组织所致的荧光表现就容易显露出来。

(五)如何分析脉络膜血管扩张

视网膜血管扩张分为病理性及代偿性两种。根据脉络膜血管迂曲增粗及通透性增强与否，脉络膜血管扩张也可分为代偿性脉络膜血管扩张与病理性脉络膜血管扩张两类。代偿性脉络膜血管扩张是指 ICGA 可见脉络膜血管迂曲增粗，但造影期间这些迂曲增粗的血管并无通透性增强或染料外渗。代偿性脉络膜血管扩张多发生在脉络膜灌注不良区域周围或陈旧性脉络膜视网膜病变患眼上，是正常脉络膜血管为了补偿周围缺血病变而产生的血管反应性迂曲增粗，其血管内皮细胞及相关组织并无病理性改变。病理性脉络膜血管扩张指 ICGA 可见脉络膜血管迂曲增粗，且造影期间这些血管有通透性增强所致的片状强荧光。脉络膜血管通透性增强的荧光表现为：①造影早期可见脉络膜血管迂曲增粗、边界模糊。②造影中期由于染料从血管内缓慢渗漏到周围的脉络膜基质内而表现为片状强荧光，该片状荧光的荧光强度比 CNV 性强荧光要弱。③造影后期由于部分渗漏到脉络膜基质的染料从周围脉络膜血管吸收入血，使得其荧光强度有所减弱。临床上一般所说的脉络膜血管扩张指的是病理性脉络膜血管扩张。

(六)如何分析脉络膜灌注不良

1. 病理性与生理性脉络膜灌注不良

脉络膜灌注不良分为生理性和病理性两类。生理性脉络膜灌注不良主要指分水带，有研究表明分水带落在黄斑区是干性型 AMD 向湿性型转化的危险因素。病理性脉络膜血管灌注不良分为脉络膜迟缓充盈与脉络膜充盈缺损。一般将比周围正常脉络膜充盈迟 7 秒以后才充盈的区域判断为脉络膜迟缓充盈；脉络膜充盈缺损是因脉络膜血管阻塞或萎缩所致，表现为从造影早期至后期一直为弱荧光，只是造影后期充盈缺损所致的弱荧光形态比早期要清晰些。由于脉络膜血管为三维立体结构，大血管呈三角形分布，中血管呈扇形分布，而毛细血管呈圆形或多角形小叶状分布，因此脉络膜灌注不良的造影表现因受累血管的不同呈现三角形、扇形、多角形等形状。如急性多灶性缺血性脉络膜病变的鳞状弱荧光灶就是因多个小叶充盈缺损并互相融合所致。

2. RPE 色素脱失与脉络膜灌注不良

在临床上我们观察到，FFA 所显示的斑点状透见荧光(RPE 色素脱失)在 ICGA 后期像表现为斑点状弱荧光。这是由于 RPE 萎缩或色素脱失导致其下的脉络膜毛细血管萎缩或血流量下降所致。

（七）脉络膜炎性弱荧光的分析

1. 造影期间一直呈弱荧光

这是由于脉络膜内 ICG 扩散减少的缘故。任何引起脉络膜基质瘢痕或全层炎性损害的病灶（如一些后葡萄膜炎的炎性肉芽肿）均可表现为弱荧光，其原因可能是这些病灶的存在使得 ICG 分子向其内扩散的相对含量比周围正常 ICG 扩散至脉络膜组织要少，因此呈相对弱荧光。此外，炎性物质浊性渗出液的遮挡荧光效应也可能发挥了一定作用。

2. 造影早、中期为弱荧光，而后期变为等荧光或强荧光

这是由于脉络膜基质的局灶炎性损害所致，这种造影早、中期的局灶炎性弱荧光于造影后期因病灶周围脉络膜血管的通透性增强，导致染料渗入或积存而呈强荧光。

（八）红外眼底摄像系统与激光眼底扫描系统图像异同的分析

1. 对浆液性 RPE 脱离的显示

由于散射光的问题，红外眼底摄像系统与激光眼底扫描系统对浆液 RPE 脱离的显示有所不同：浆液 RPE 脱离在红外眼底照相机显示为弱的强荧光，而在共焦激光眼底扫描系统则呈现弱荧光，造成这种差异的原因可能是红外眼底照相机摄像时，因进入脉络膜血管的染料通过脱离腔内轻度混浊的浆液产生散射而使浆液产生荧光；但是激光眼底扫描系统摄像时不会产生类似的散射光作用，因此浆液性 RPE 脱离表现为弱荧光（图 11-12）。

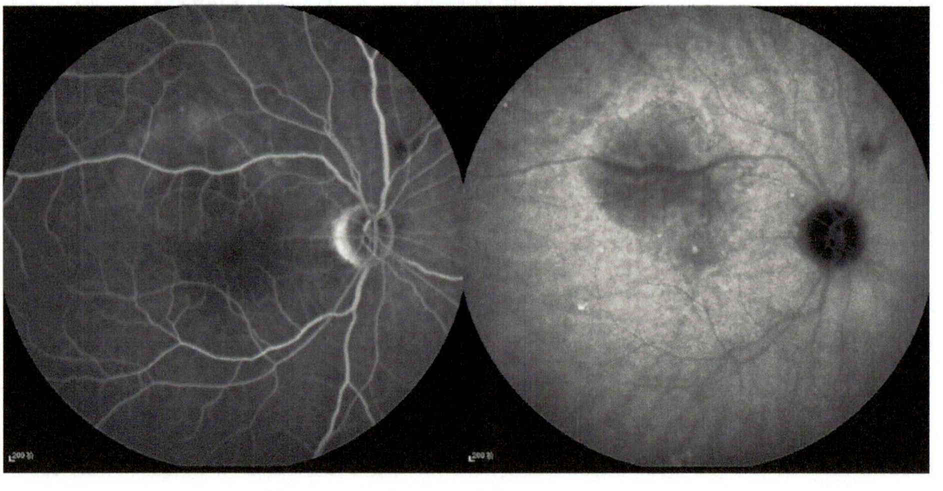

图 11-12　右眼颞上象限血管弓浆液性视网膜色素上皮脱离，脉络膜造影显示弱荧光

2. 对 CNV 的显示

红外眼底照相机对局灶性 CNV 和斑状 CNV 的显示比激光眼底扫描系统要清楚，其原因可能是红外眼底照相机调增闪光强度的性能比激光眼底扫描系统要好；而激光眼底扫描系统显示 CNV 的血管结构及 CNV 的滋养血管比红外眼底照相机要好。这主要是由于激光眼底扫描系统的时间分辨率（25 帧/秒）比红外眼底照相机要高（1 帧/秒），以及激光眼底扫描系统具有点对点检测的特性，可以获取高对比度图像所致。此外，若用共焦激光眼底扫描系统同时作 FFA 和 ICGA 来判断 CNV 时应当注意，对于典型 CNV（无论是光凝前的典型 CNV 还是

光凝后复发的典型 CNV）及浆液性 RPE 脱离的分析，应以 FFA 为主，ICGA 仅作为补充。

（九）ICGA 的自发荧光

在 ICG 注射前，一些病变组织可能产生自发荧光，如血浆蛋白的降解产物（如陈旧性出血）、含较多脂褐质的病变组织（如某些脉络膜痣或黑色素瘤的表面沉积物），以及伴有色素的病变组织（如高度近视眼的 Fuchs 斑）等。应用强闪光拍摄，自发荧光更易显露。这些自发荧光如在 ICGA 早期出现，则易与异常的脉络膜血管充盈相混淆；而于造影后期出现，则可能被误判为染料渗漏或组织染色。因此，行 ICGA 时也应像 FFA 一样，在 ICG 注射前拍摄 1~2 张对比照片。

（十）造影图片的伪迹

1. 脉络膜血管交叉处荧光与热点 CNV

热点 CNV 又称局灶状 CNV，指在 ICGA 中同时具有以下两个特征的隐匿性 CNV：①CNV 性强荧光范围<1PD；②CNV 性强荧光的边界清晰，荧光较明亮。有时脉络膜血管交叉处荧光易被误认为热点状 CNV。可资鉴别的是血管交叉性强荧光随造影时间延长而渐退，而真正的热点状 CNV 在造影后期荧光更强。

2. 强荧光伪迹

如前所述，一些病变组织可于注射前发出荧光（假荧光或自发荧光），这些荧光有时易与血管充盈相混淆。这些病变组织包括陈旧性灰白色视网膜下出血、脂质沉着、色素性 CNV 及慢性浆液性视网膜脱离。许多人工伪迹会影响造影图像的质量，如眼底照相机附加透镜和反光镜中的灰尘伪迹及数字图像特有的“图像浮散”伪迹。仔细选择图像记录系统的增益水平和合适的闪光强度设置，有助于减少这种“图像浮散”伪迹。此外，有些 CNV 光凝治疗后 2 周的病例，ICGA 显示在光凝斑的弱荧光内或边缘出现一个或数个点状强荧光，若此时眼底检查并无渗出或出血的增加，那么这些强荧光点并不代表有残余性 CNV 或复发 CNV 的存在，往往数周后这些强荧光点会自行消退，不必要再行补充光凝治疗。临床随访显示原光凝治疗是成功的。这种光凝斑边缘出现的暂时性强荧光，可能代表了局灶性脉络膜血管炎或退化的残余 CNV，或尚不能解释的强荧光伪迹。一般来说，当对异常 ICGA 强荧光区域施行有损伤的直接光凝治疗时，只有当考虑到这些损伤是导致临床渗出性改变的根源时才进行光凝。若异常 ICGA 损伤远离渗出区或缺乏渗出征象时，应当首先考虑临床密切观察，不可贸然行光凝治疗。

总之，由于 ICGA 在眼科临床应用的时间并不长，经验尚不够丰富，对于许多异常的荧光征象还缺乏与临床病理的联系，再加上脉络膜血液循环所具有的复杂性和动态性，以及不同图像采集系统显示荧光的差异，使得 ICGA 异常荧光的诠释比 FFA 要困难很多。但是可以相信，随着 ICGA 技术的改进与经验的积累，ICGA 将会在眼底病的诊治方面发挥更大的作用。

四、吲哚菁绿眼底血管造影的临床应用

（一）年龄相关性黄斑变性

渗出型年龄相关性黄斑变性（age-related macular degeneration，AMD）最主要的特征是黄

斑区 CNV 形成。有资料表明，仅有 13%的 CNV 患眼能通过 FFA 确诊后适宜施行激光光凝治疗，而激光光凝后又有约 50%的患眼复发，因此借助 FFA 只有不到 7%的患眼受益于激光光凝治疗。对于 87%的 FFA 诊为隐匿性 CNV 的患眼，ICGA 提供了重要价值。有研究表明，91%的隐匿性 CNV 被 ICGA 确诊为 CNV 形成，并且可以从这些隐匿性 CNV 中发现约 50%的患眼有典型的 CNV 荧光征象，表现为边界清晰的 CNV 性强荧光区，可以增加约 1/3 的激光光凝治疗的机会。对经 ICGA 确诊为典型 CNV 的患眼进行激光治疗，伴有色素上皮脱离者中 43%的患眼获得成功，不伴色素上皮脱离的患眼中成功率为 66%。此外，由于激光光凝斑于 ICGA 中为弱荧光，而在 FFA 中为荧光染色，其复发性 CNV 为强荧光，这种强弱对比度的反差使得 ICGA 可以显示 FFA 发现不了的复发性 CNV。总之，ICGA 可以发现色素上皮脱离、出血或光凝斑所掩盖的 CNV，并能扩大适于激光光凝治疗的 CNV 范围及提高激光光凝的成功率。

以下有关 AMD 中 ICGA 的研究在临床有较大的应用价值：

1. 隐匿性 CNV 的 ICGA 分类

(1)局灶状 CNV：又称为热点状 CNV，是指在 ICGA 中同时具有以下两个特征的隐匿性 CNV：①CNV 性强荧光范围<1PD。②CNV 性强荧光的边界清晰，荧光较明亮。局灶状 CNV 常适宜施行激光光凝治疗。

(2)斑状(plaque) CNV：指任何 CNV 性强荧光斑范围>IPD 的隐匿性 CNV。斑状 CNV 的荧光强度一般比局灶状 CNV 的荧光强度要弱。根据边界清楚与否，斑状 CNV 又进一步分为以下两种形式：①边界清晰的斑状 CNV：指造影期间始终保持清晰的边界；②边界模糊的斑状 CNV：指边界欠清或 CNV 的某一部分仍被浓厚的出血所掩盖。

(3)活动性 CNV：指 CNV 于造影早期就出现，晚期明显染色或渗漏。这意味着 CNV 具有较强的增生能力及较高的通透性。

(4)非活动性 CNV：又称静止性 CNV，指 CNV 在造影早期不显露，在造影后期才出现染色。非活动性 CNV 代表了增生较少、含血管成分较少、无明显渗漏的 CNV。

(5)结合型 CNV：指局灶状和斑状均存在的 CNV 损害。根据两者之间的关系分为以下 3 种形式：①斑缘点型：指局灶状 CNV 位于斑状 CNV 的边缘；②斑内点型：指局灶状 CNV 位于斑状 CNV 范围以内；③斑外点型：指局灶状 CNV 与斑状 CNV 互不相关。

(6)混合型 CNV：指各种各样的 CNV 混杂在一起。如斑状 CNV 既与边缘的局灶状 CNV 相结合，但斑内又出现“热点”。此种形态的 CNV 较少见。

已有临床病理研究证实：①ICGA 显示的强荧光斑与组织病理上 CNV 的位置、范围相对应。②这种斑状 CNV 可以存在于没有渗出表现或实际上是干性型 AMD 的患眼，代表了非活动性 CNV。通过对斑缘点型 CNV 患眼仅光凝斑状 CNV 边缘热点(不光凝斑状 CNV)的观察，结果显示渗出吸收、视力稳定，这也间接证实 CNV 有活动性与非活动性之分。因此，并不是所有的 CNV 性强荧光均需激光光凝封闭治疗。

2. 不规则浆液性视网膜色素上皮脱离

对一些范围较大、形状不规则(如呈肾形)的 RPE 脱离，FFA 常显示不出任何 CNV 性荧光征象，但 ICGA 往往在表现为弱荧光的 RPE 脱离灶的边缘显示出一边界清楚的 CNV 性强荧光。可惜的是激光光凝这种 CNV 的疗效并不理想，不过偶尔有些患眼激光光凝治疗后的效果却出奇地好。

3. 复发性 CNV

ICGA 有助于清楚地显示 FFA 显示不清楚的光凝后复发 CNV。据统计，在 FFA 不能清楚地显示其边界的复发性 CNV 中，约有一半的患眼经 ICGA 可以确定为边界清楚的复发性 CNV，而可以施行补充的激光光凝治疗。值得注意的是，对那些 FFA 未显示出任何 CNV 荧光征象及 FFA 已显示为边界清楚的典型复发性 CNV 患眼，ICGA 提供不了有价值的信息。因此像原发性 CNV 一样，首先采用 FFA 来确定光凝后有无复发性 CNV 的存在；若有，则须确定是典型性还是隐匿性 CNV，如果 FFA 显示为典型性复发性 CNV 或未显示任何 CNV 征象，则不再作 ICGA；如果 FFA 显示为边界欠清的隐匿性 CNV，则应行 ICGAA，以便确定隐匿性 CNV 的大小和边界。唯一例外的是，当光凝后 FFA 未显示染料渗漏但眼底检查黄斑区渗出增加而不是减少时，应当进一步施行 ICGA 检查。

4. 干性 AMD 发生渗出性改变的危险因素

通过对一眼为湿性 AMD 的对侧干性 AMD 患眼的 ICGA 表现及随访观察，ICGA 显示对侧眼有斑状强荧光出现，则此患眼具有发生渗出性改变的高度危险性。这种 ICGA 中晚期出现的斑状强荧光可能代表了位于 Bruch 膜内的静止性 CNV 或亚临床 CNV 形式。

另一个危险因素是黄斑区分水带的存在。黄斑区分水带为 ICGA 刚显影的前几秒内出现的、呈垂直的带状弱荧光。据统计，92%的 CNV 患眼中 CNV 来自分水带边缘或与分水带相关。因此黄斑区分水带在 CNV 的发生中起了一定作用，也就是说有黄斑区分水带的干性 AMD 患眼具有发生渗出性改变的高度危险性。

5. ICGA 的 CNV 血管分型

通过 ICGA 显示的 CNV 血管构筑，将 CNV 分为毛细血管型（CNV 内以毛细血管成分为主）、小动脉型（CNV 内以小动脉成分为主）及混合型（CNV 内毛细血管、小动脉数量相近）。这种 CNV 血管分型有助于指导治疗：小血管型可单独行抗 VEGF 治疗，但小动脉型及混合性需 PDT 联合抗 VEGF 治疗。

6. CNV 的滋养血管

ICGA 可较好地确定 CNV 的滋养血管。尤其当采用高速造影技术时，滋养血管的走行更能被准确地显示出来。一旦滋养血管被确定，就可以对它进行直接激光光凝封闭，治疗的成功率为 40%~70%。

7. 视网膜血管瘤性增生

可分为视网膜内新生血管（Ⅰ期）、视网膜下新生血管（Ⅱ期）、视网膜脉络膜吻合和 CNV（Ⅲ期）三个发展阶段。ICGA 对视网膜血管瘤性增生的Ⅱ期、Ⅲ期的诊断及指导治疗有重要价值。

（二）息肉状脉络膜血管病变

息肉状脉络膜血管病变（polypoidal choroidal vasculopathy，PCV）是近几年引起眼科界广泛注意的一种疾病，它以异常分支的脉络膜血管网及血管网末梢息肉状血管扩张灶为特征，临床上极易将其与湿性 AMD 相混淆。但 PCV 的流行病学特点、自然病程、眼底血管造影特征、视力预后及治疗等，均与湿性 AMD 有较大的不同。

ICGA 应用于 PCV 后，使眼科学者对 PCV 的认识有了很大提高。典型的 PCV 患眼的 ICGA 显示如下特征性表现：①早期于脉络膜内层可以见到呈伞样异常分支的脉络膜血管网，部分血管网的中心还可以见到一根起自于脉络膜血管的滋养动脉；②随血管网充盈显示其末梢的多个息肉状扩张、膨隆灶，即所谓的“息肉状结构”，其位置对应于检眼镜下所见的视网膜下橘红色结节样病灶。但近年来认为，在 PCV 的诊断上，分支状脉络膜血管网的存在与否并不是必不可少的指征，只要有多个或呈簇状的息肉状脉络膜血管扩张灶存在，不管与之相连的脉络膜血管网存在与否都可以诊断为 PCV。在 PCV 患眼中看不到分支状脉络膜血管网的原因可能有：①当血管网位于脉络膜毛细血管内时，由于脉络膜毛细血管荧光的干扰作用，其内的细小分支状血管网往往难以显示出来。②当息肉状病灶并不是从血管网末梢膨隆而来，而是直接从其下的脉络膜大血管膨出所致时，就并无真正的脉络膜血管网的存在。③脉络膜出血、渗出及血液浆液性视网膜色素上皮脱离掩盖了其下的脉络膜血管网。

息肉状病灶是诊断 PCV 必不可少的指征。息肉状病灶于 ICGA 早期就呈现囊袋样强荧光，活动性病灶在造影后期可以发生染料渗漏或染色；静止性病灶在造影后期则可以发生荧光减弱或表现为息肉灶中心弱荧光，周围呈环状染色的“冲刷”现象。息肉状病灶一般小于 1/3 PD，数量可多可少，形态有呈葡萄样外观者，也有多个孤立并存者。PCV 与 AMD 有如下不同之处：①PCV 可以发生于眼底的中周部，而 AMD 仅见于黄斑区及其周围。②PCV 的息肉状病灶较少侵犯黄斑中心凹，而 AMD 的 CNV 常累及中心凹。③PCV 较少形成盘状瘢痕，而 AMD 的 CNV 最终结局是黄斑区盘状瘢痕形成。④PCV 患眼和对侧眼缺乏 AMD 的 CNV 那样的发病危险因素(如软性玻璃膜疣、局部高色素)。⑤PCV 患眼的眼底可以见到特征性视网膜下橘红色结节样病灶，而 AMD 的 CNV 常呈青灰色外观。⑥ICGA 显示不同：PCV 于脉络膜内层可以见到分支状脉络膜血管网及其末梢的息肉状扩张灶，而 AMD 呈现局灶状 CNV 或斑状 CNV；部分息肉状病灶后期渐消退或呈“冲刷现象”，而 CNV 后期染料渗漏或染色。⑦部分 PCV 患者的视力预后良好，而绝大部分 AMD 的 CNV 患眼视力预后差。⑧AMD 好发于白种人，而 PCV 于黑人及亚洲人中多见；⑨AMD 发病于 50 岁以上者，而 PCV 可见于 20~90 岁的人。

在 PCV 与湿性型 AMD 等 CNV 性疾病的鉴别诊断方面，可以依据以下几点进行鉴别：①与白色人种比较，PCV 相对好发于有色人种，而湿性型 AMD 却是白色人种易罹患。②PCV 患眼或对侧眼眼底较少有软性玻璃膜疣及局部色素沉着等 CNV 易患因素改变。③如无遮挡，可见息肉状病灶呈橘红色结节样隆起，而 CNV 病灶一般呈青灰色改变。④典型性 CNV 的 FFA 表现及隐匿性 CNV 在 ICGA 显示出的“热点”现象或晚期“斑状”强荧光，与 PCV 的特征性 ICGA 改变有明显不同。⑤PCV 患眼的病情发展相对平缓，最终较少瘢痕化，视力预后较好。此外，PCV 患眼内缺乏血管样条纹、高度近视眼、炎症等表现，较易与眼底血管样条纹、高度近视眼、眼组织胞质菌病及葡萄膜炎等引起的 CNV 性疾病相鉴别。

PCV 在我国是一种并不罕见的眼底疾病，在原诊断为渗出型 AMD 的中国患者中，约 1/3 其实是 PCV。中国人 PCV 好发于男性，单眼多见，息肉状病灶多位于黄斑区及血管弓周围。PCV 的发病机制尚不清楚，可能与先天性或获得性脉络膜血管异常有关。

(三) 中心性浆液性脉络膜视网膜病变

在过去，对中心性浆液性脉络膜视网膜病变(简称中浆)的发病机制有两种看法。一种认为病变原发于 RPE，因其封闭小带的局限性损害使其屏障功能受到破坏；另一种认为与脉络膜循环障碍有关，RPE 为继发损害。ICGA 为进一步阐明中浆的发病机制提供了新的依据。

中浆 ICGA 的表现有脉络膜迟缓充盈、脉络膜毛细血管和静脉扩张充血，脉络膜血管通透性增高所致的强荧光、RPE 脱离和隐性 RPE 脱离等。因此推测中浆的发病机制为：一个或多个脉络膜小叶缺血导致脉络膜毛细血管和静脉扩张充血，进而引起脉络膜血管的通透性增高，在液体高渗透压的作用下导致 RPE 封闭小带损害或形成色素上皮脱离(PED)，最终引起神经上皮脱离。在这种发病机制的引导下，我们就不难理解为何情绪波动或 A 型行为者易罹患中浆，也不难理解中浆为何具有自限性与复发性等特性。

ICGA 对中浆的另一个价值是在非典型中浆的诊断与鉴别诊断方面。典型的中浆于检眼镜和 FFA 就很容易明确诊断及指导治疗，但是一些非典型中浆，如伴浆液性 RPE 脱离、有广泛 RPE 损害及年龄在 50 岁以上的患者，有时诊断就较困难。尤其是年龄较大的中浆应注意与湿性 AMD 相鉴别，ICGA 有助于两者的鉴别诊断。年龄较大的中浆具有以下三个与 AMD 不同的 ICGA 特征：①广泛或多灶性脉络膜渗漏。②发生的浆液性色素上皮脱离一般呈均匀强荧光。③造影后期可见大的脉络膜血管负影。而湿性 AMD 的 ICGA 却呈现以下特征：①单个强荧光灶表示局灶 CNV 的形成。②具有的浆液性色素上皮脱离一般呈弱荧光。

ICGA 对指导中浆的光动力疗法(PDT)治疗有重要价值。对于中心凹下渗漏灶的急性中浆或慢性中浆，采用 1/2 或 1/3 剂量的维速达尔对 ICGA 中期显示的脉络膜血管通透性增强区进行弱剂量 PDT，可以取得较好的疗效。

(四)急性后极部多灶性鳞状色素上皮病变

过去对急性后极部多灶性鳞状色素上皮病变(acute posterior multifocal placoid pigment epitheliopathy，APMPPE)的发病机制有两种看法，一种推测其为 RPE 的病毒感染，另一种认为是脉络膜血管的炎性病变所致。ICGA 为阐明 APMPPE 是原发于脉络膜血管还是 RPE 提供了重要依据。APMPPE 的鳞状病灶在 FFA 早期呈弱荧光，晚期染色，但 ICGA 显示鳞状病灶在造影早期和晚期均呈弱荧光，恢复期患眼原病灶所致的部分弱荧光灶可以消退，还可以观察到脉络膜迟缓充盈及一些 FFA 发现不了的损害灶。通过 ICGA 的表现及图像分析，认为 ICGA 显示的弱荧光损害灶是一个或多个脉络膜毛细血管闭塞及融合所致，而不是 RPE 损害的遮蔽荧光，因此推测 APMPPE 的发病机制为脉络膜毛细血管前小动脉炎性阻塞，导致脉络膜毛细血管小叶闭塞，而 RPE 为继发性损害。因此有些学者建议将 APMPPE 改称为急性多灶性缺血性脉络膜病变。

(五)病理性近视眼黄斑出血

ICGA 有助于确定和鉴别病理性近视眼黄斑出血的两种不同形式：是 CNV 性病理性近视眼黄斑出血，还是漆样裂纹所致的单纯性(或漆样裂纹性)黄斑出血。由于这两种不同类型的病理性近视眼黄斑出血的治疗及预后有很大不同，因此对它们的早期鉴别诊断显得较为重要。CNV 性出血时 ICGA 显示其 CNV 为强荧光，而漆样裂纹所致的出血中，眼底所见一般为类圆形(因出血位于 Bruch 膜与 RPE 之间)，周围无水肿、渗出，部分患眼 ICGA 可穿透出血，显示其下的早期漆样裂纹为弱荧光线条，并无强荧光出现。漆样裂纹引起的出血是由于新的漆样裂纹形成过程中，Bruch 膜变性破裂，牵拉其上的脉络膜毛细血管破裂出血所致。出血吸收后常于原出血下出现一新的黄白色漆样裂纹。

（六）脉络膜血管瘤

脉络膜血管瘤为先天性血管发育畸形，属良性肿瘤。临床上可以分为孤立性与弥漫性两种类型，约各占50%。孤立性脉络膜血管瘤主要位于视盘及后极部附近，呈边界不清的淡红色球形隆起，不伴脑、皮肤及眼部其他部位（如眼睑皮肤、结膜、巩膜）血管瘤或血管扩张。弥漫性脉络膜血管瘤的病变范围较大，脉络膜有广泛增厚，眼底呈紫红色，为斑痣性错构瘤病 Sturge-Weber 综合征的眼底表现。

1. 孤立性脉络膜血管瘤

ICGA 可显示其特征性表现：①瘤体显影的前数秒内可见整个瘤体由不规则的脉络膜血管网团组成。②造影后期呈“冲刷现象”，即染料从瘤体血管部分排空，部分又渗漏至周围脉络膜和视网膜下腔，形成“桑葚状荧光”征象。③瘤体周围扇形脉络膜灌注不良。④能比 FFA 更准确地显示瘤体的范围大小。这些特征有助于诊断与鉴别诊断及指导激光光凝治疗。

2. 弥漫性脉络膜血管瘤

弥漫性脉络膜血管瘤临床上较难诊断。FFA 对脉络膜结构观察的局限性常常使得 FFA 不能显示或显示不清弥漫性脉络膜血管瘤的全貌。大部分病例 FFA 仅见后极部脉络膜背景荧光增强、不均。但 ICGA 于显影后数秒内可较清晰地显示弥漫性脉络膜血管瘤的结构以及周围是否伴有脉络膜灌注不良。因此 ICGA 对弥漫性脉络膜血管瘤的确诊起到了非常重要的作用，是其他诊断技术（如 FFA、B 超及 CT）不能比拟的，应作为诊断 Sturge-Weber 综合征的弥漫性脉络膜血管瘤的特异性检查方法。

（七）脉络膜恶性黑色素瘤

因脉络膜黑色素瘤的瘤体中色素量、肿瘤厚度、肿瘤内血管及肿瘤组织坏死程度等的不同而在 ICGA 中呈现多种荧光表现。一般来说，含较少色素而有较多肿瘤血管的黑瘤可以呈现较强的荧光；肿瘤厚度越厚常常提示肿瘤内可能有越大管径的血管，ICGA 可以呈现更强的荧光，这种情况在肿瘤呈蘑菇状时尤其明显。若肿瘤内含色素较多而内在血管较少，或肿瘤有大片坏死时，ICGA 则表现为较弱的荧光。

非色素脉络膜黑瘤的 ICGA 荧光与周围脉络膜荧光相比，瘤体可呈现弱荧光、强荧光或等荧光。大部分病例可以显示出肿瘤内在的血管结构。这些滋养血管常于染料注射后 20 秒内就显影，有大、中、小三种不同管径及不规则的血管分支，在造影早期数分钟内就可以出现血管壁染色，造影中晚期肿瘤血管逐渐渗漏染料，致肿瘤组织染色。有些肿瘤血管的管径和分支形态与周围正常的脉络膜血管很相似，但肿瘤血管的以下特征有助于两者的鉴别：①肿瘤血管的随机分布；②较大血管旁有不规则的细小分支；③肿瘤血管壁有染色；④肿瘤血管可以呈现斑驳状不规则染料渗漏，渗漏的染料可以积存于肿瘤内及其下的视网膜脱离腔内。轻度隆起的非色素性脉络膜黑瘤内在血管较少，ICGA 难以显示或仅发现少量的血管结构。肿瘤越厚，肿瘤血管的特征就越明显，可表现为血管明显扩张，血管呈发夹状、螺旋状或剪刀状等异常形态。一旦发现这些特征性的异常血管，就可确诊为脉络膜黑瘤。

大多数轻度隆起的色素性脉络膜黑瘤，在造影期间可表现为边界清楚的弱荧光。这种弱荧光是由于瘤体色素、致密的肿瘤细胞或缺乏明显的肿瘤内血管所致，其内的岛状弱荧光也可能由 RPE 增殖或色素集聚、出血、坏死及脉络膜血管灌注不良所致。尽管大部分病例在造影早期和晚期均为弱荧光，但也有一些病例在晚期表现为边界模糊的轻微强荧光。这种晚期强荧光一般为均匀一致的，但也可以呈现三环状轻度染色征象，即瘤体中心为弱荧光、旁中心为强荧光、中心外又为弱荧光，旁中心区域和周边区域的斑点状染色排列呈三环状。此外，脉络膜黑色素瘤的预后与其微血管形成模式有关，而共焦激光 ICGA 可以显示肿瘤的微血管形成模式，提供了活体组织直接估计脉络膜黑色素瘤预后的可能。

（八）葡萄膜炎

对于葡萄膜炎，ICGA 可以发现一些临床上或 FFA 不能发现的异常征象。大部分葡萄膜炎，如 Vogt—小柳—原田综合征、各种脉络膜炎（如多灶性、匐行性、结核性、弓形虫性）、多发性一过性白点综合征、APMPPE 等，其 ICGA 主要表现为多灶性弱荧光，这些弱荧光可能代表了脉络膜灌注不良、脉络膜血管炎性表现或炎性浸润灶等。根据弱荧光灶出现的时间和形态，有助于一些脉络膜炎性疾病的诊断与鉴别诊断。一些葡萄膜炎病例还可以通过 ICGA 的随访检测来判断预后及指导治疗。此外，当脉络膜炎性疾患并发 CNV 时，ICGA 有较大的价值。ICGA 显示炎性病灶为弱荧光，而 CNV 为强荧光，但对于 FFA 两者均为强荧光。因此，ICGA 可以较为清楚地显示该 CNV 的位置及边界。

（九）眼底不明原因出血

在眼底出血的情况下，FFA 发出的蓝色激发光有很大一部分被出血所吸收而形成遮蔽荧光，从而使 FFA 难以正确判断一些眼底出血的原因或其原发病灶。而 ICGA 因其以近红外光为激发光源，能较好地穿透出血、色素及浊性渗出等，有利于发现出血所掩盖的、FFA 发现不了的原发病灶。ICGA 显示眼底不明原因出血的原发病灶主要有以下几类：①CNV 形成：这是最常见的原因。FFA 并不能发现一些 AMD 黄斑出血下的 CNV，而 ICGA 则可以清晰地显示出来。②不伴 CNV 的高度近视眼黄斑出血：这种出血是由于在新的漆样裂纹形成过程中，Bruch 膜变性破裂牵拉其上的脉络膜毛细血管破裂出血所致。FFA 和 ICGA 均未发现 CNV，部分患眼的 ICGA 可以显示出血下新的漆样裂纹呈弱荧光条带。③脉络膜破裂：常因外伤所致，ICGA 显示破裂处脉络膜血管染料渗漏，部分患眼可并发 CNV 形成。④视网膜血管异常：如先天性视网膜粗大血管，其表面的浓厚出血可能会掩盖下面导致出血的血管改变，FFA 的激发光穿透不进去，但 ICGA 的近红外激发光可以穿过出血而显示其下的血管异常。⑤视网膜血管瘤和巨动脉瘤：它们均可以导致视网膜和玻璃体积血，有些情况下 FFA 只能显示视网膜有边界不清的强荧光及晚期染料渗漏，不能找出引起出血的确切原因，而 ICGA 却能显示其原发病灶。⑥自发性出血：在视网膜和脉络膜的一过性、自发性出血中，FFA 和 ICGA 均未能见到引起出血的病灶，出血吸收后 FFA 和 ICGA 亦未发现任何异常，视力预后良好。

（十）眼前节 ICGA

眼前节 FFA 可用于对色素较少的虹膜血管进行观察，但由于色素的遮蔽效应，不适用于色素丰富的棕色虹膜的观察。而眼前节 ICGA 因其对色素的强穿透力，可用于观察虹膜的血管变化及充盈形态。眼前节 ICGA 主要用于虹膜红变、巩膜外层炎与巩膜炎的鉴别诊断以及眼前节血管的充盈形态等的观察与分析。

（张　琨　姜文敏）

第三章　光学相干断层扫描技术

光学相干断层扫描(optical coherence tomography，OCT)是一种新兴的光学成像技术，利用光的干涉原理，探测光学散射介质如生物组织等对入射光线的反向散射和反射，达到对显微组织结构的断层扫描。OCT技术发展到现在，其轴向分辨率可以达到1~10 μm，比目前临床上常用的超声、CT等断层成像技术高出至少一个数量级。OCT的独特性能使其被广泛应用于各个医学领域。由于从角膜到眼底一系列透光组织形成了一条天然的光学探测通道，OCT技术特别适用于眼科的检查。近年来，OCT还与一些功能化检查技术相结合，以扩展其应用领域，比如光谱OCT用于研究组织的吸收特性，多普勒OCT用于测量血细胞流速和血液含氧量，偏振OCT用于研究组织的双折射光学特性等。本章目的在于阐述OCT的相关理论和特性，以及OCT在眼科方面的重要应用，并在最后简要介绍部分功能性OCT的原理和应用。

一、OCT的发展简史

OCT最早的应用是在眼科领域，1991年，麻省理工学院的David Huang和Fujimoto在白光干涉仪的基础上首次使用OCT技术完成了对视盘的离体成像。同样的技术在1993年实现了对活体视网膜的成像。1996年第一台商业化的时域OCT面世。虽然当时这台OCT分辨率仅为16 μm，扫描速度仅为100线/秒，但是开创了直接观察视网膜层次和细微结构的时代。

在2002年，Wojtkowski等发明了第一台用于观察视网膜的频域OCT，相比时域OCT，在信噪比和扫描速度方面得到了极大的提升。Fujimoto等于2008年将CMOS探测器用于频域OCT，进一步提高了扫描速度，使得对眼的三维成像提供了可能。

二、OCT的工作原理

(一)迈克尔逊干涉仪

OCT成像是基于光的干涉理论，实际上可以被视为一种功能复杂的光学干涉测量系统。在这之前，我们先介绍一种最典型的光学干涉测量系统——迈克尔逊干涉仪(图11-13)。

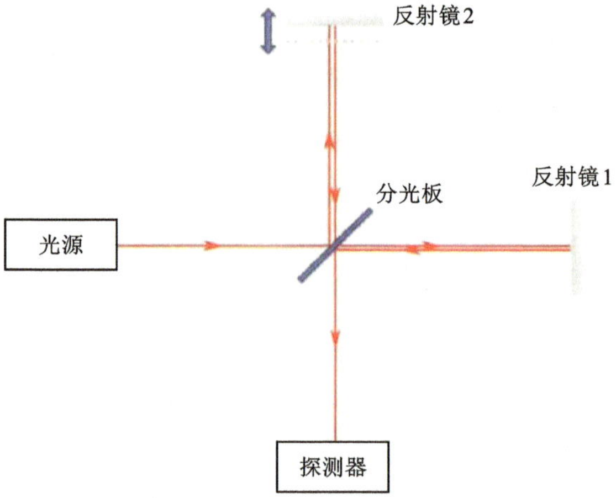

图11-13　迈克尔逊干涉仪

在迈克尔逊干涉仪中，从光源到检测器之间存在两条光路：一束光被分束器(如半反半透镜)反射后入射到上方的平面镜，再被反射回分束器，之后透射过分束器被检测器接收；另一束光透射过分束器入射到右侧的平面镜，之后反射回分束镜之后再次被反射到检测器上。通过调节平面镜的前后位置，可以对两束光的光程差进行调节。由于两束光线源于同一个光源，彼此具有相干性，再次相遇后就有可能发生干涉现象。

但是最终能否形成干涉还取决于光源的相干长度。相干长度是光源的固有特性，两条光路的光程差只有在相干长度范围内才能形成干涉。相干长度和光源的单色性有关，单色性好的光源具有较长的相干长度，意味着光程差在很大范围内都能发生干涉(图 11-14)。当迈克尔逊干涉仪用于测量物体的尺寸或者面型时，需要选择高度相干的单色光源，如激光。

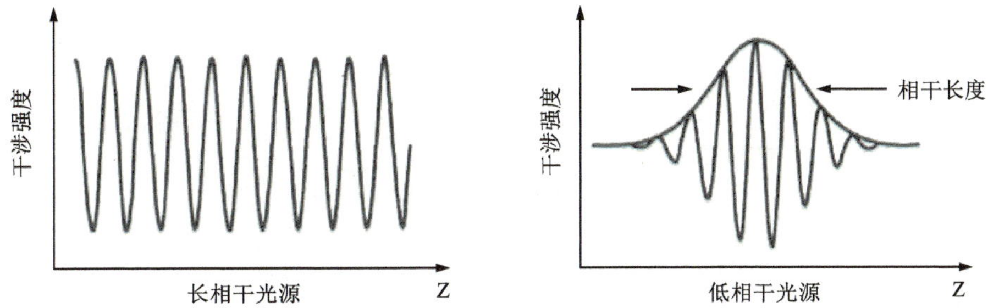

图 11-14　长相干光源和低相干光源

(二) OCT 的原理

在 OCT 系统中，为了分辨样品中的微小结构，必须限制样品反射光束中能参与干涉的深度范围，即需要选择低相干性的光源。这种光源的低相干长度特性相当于设置了一个狭小的探测窗口，只有在这个窗口内的反射光才能参与干涉。随着参考光路中反射镜的移动，探测窗口在样品中也作相应深度位置上的扫描。而这个探测窗口的宽度就决定了成像的分辨率，被称为相干长度，用干涉条纹包络线的半高宽表示。

换句话说，OCT 相当于是使用低相干光源的迈克尔逊干涉仪。光源的频谱范围越宽，其相干性越低，分辨率越高。因此 OCT 系统需采用宽带光源，如宽带超辐射发光二极管(super luminescent diode，SLD)，其波长带宽一般为 50~100 nm，从而使 OCT 具有微米级分辨率。

与迈克尔逊干涉仪的结构有所不同的是，OCT 系统的其中一个光路不再放置平面镜，而是将被观测的样品置于光路上，这个光路也被称为样品光路。另外一个光路仍然放置平面镜，被称作参考光路。宽带 SLD 发出的近红外光通过光纤传输，经过一个 50/50 光纤耦合器分光，分别进入参考光路和样品光路。在样品中两光路零光程差深度位置的反射光将参与干涉，而在这前后位置的散射光不参与干涉，不对成像造成干扰。通过移动参考镜的前后位置来改变参考光路的光程，使之与样品中不同深度位置的介质发生干涉，相当于对样品进行了深度方向上的扫描(A-scan，A 超)。这就是时域 OCT(time-domain OCT，TD-OCT)的工作原理(图 11-15)。由于时域 OCT 的深度扫描是逐点进行的，因此探测器一般为点阵式电荷耦合器件(charge coupled device，CCD)，可以将光强转化为电压信号，并经过信号采集、放大、滤波等数据处理过程，最后由电脑合成图像并显示。

时域 OCT 的缺点是参考镜需要机械移动，从而限制了成像速度的进一步提高。为了克服这一点，研究人员提出另一种 OCT 结构，即傅里叶域 OCT(Fourier domain OCT，FD-OCT)或频域 IPCT。在 FD-OCT 的系统结构中，参考光路中的反射镜是固定的。而在探测模块中采用分光谱测量技术，对样品内部所有深度位置的干涉信号进行一次性测量，首先得到了干

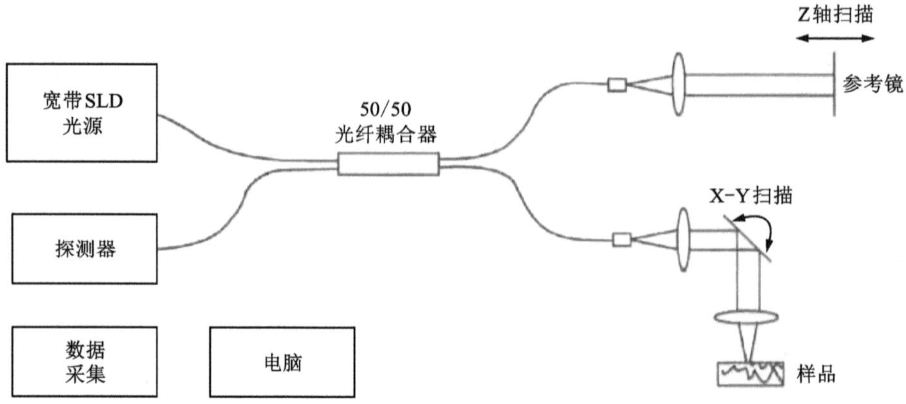

图 11-15　时域 OCT 系统结构图

涉信号的频率—强度谱，即傅里叶域信号，也称谱域或频域信号(图 11-16)。傅里叶域信号并不仅仅表示零光程差处的干涉强度，而是同时加载了样品深度范围内的所有光反射信息。傅里叶域 OCT 技术利用频谱干涉技术或波长调谐技术获取样品的背向散射光强度，通过对干涉光谱信号进行傅里叶逆变换获取样品的深度信息。如图 11-17 所示，傅里叶变化的作用是将频率域信号转化为空间域信号，转化的结果是空间域的实部和虚部各出现一个像，两者关于零光程差位置共轭对称，在实际测量中我们只需提取实部图像即可。

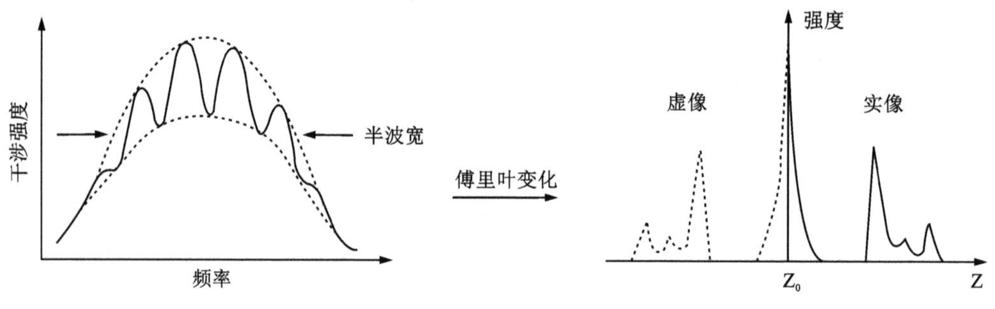

图 11-16　OCT 干涉信号的傅里叶变化

FD-OCT 的光谱测量有两种方式：一种方式是利用光栅将干涉信号按不同波长分开，并采用线阵 CCD 同时测量不同波长的干涉强度，被称为谱域 OCT(spectral domain OCT，SD-OCT)；另一种方式是在宽带光源之后连接一个波长扫描的单色仪，使每一时刻输出的为单波长光，这被称为扫描光源 OCT(swept source OCT，SS-OCT)。两者在光源和探测器部分存在结构上的区别：SD-OCT 采用分光光谱仪和线阵 CCD 同时探测干涉信号随波长的变化，相当于在空间域上分频谱；而 SS-OCT 采用扫频光源，其探测器和 TD-OCT 一样为点探测 CCD，相当于在时间域上分频谱。两者数据的傅里叶变化过程是类似的。

傅里叶域 OCT 通过光谱测量的方法实现深度扫描，系统中没有参考镜的机械运动，因此极大提高了成像速度。另外，TD-OCT 的干涉受到相干长度的限制，而对于 FD-OCT，样品深度范围内的所有反向散射光都参与干涉，因此 FD-OCT 在快速成像的同时也保持了高信噪比性能。FD-OCT 是目前 OCT 的发展趋势，商业化的 SD-OCT 产品已经陆续在市场上推出，分辨率可以达到 3 μm。

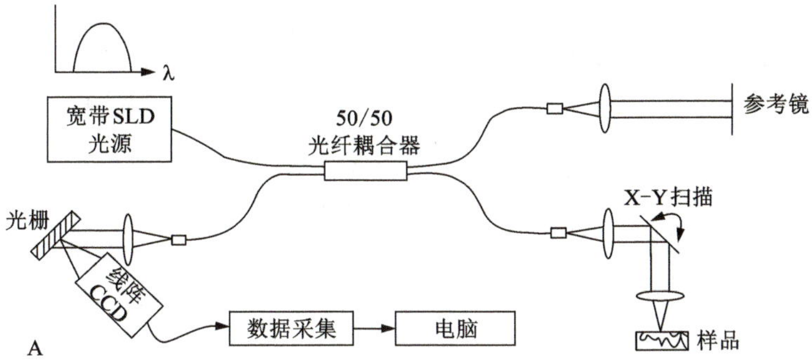

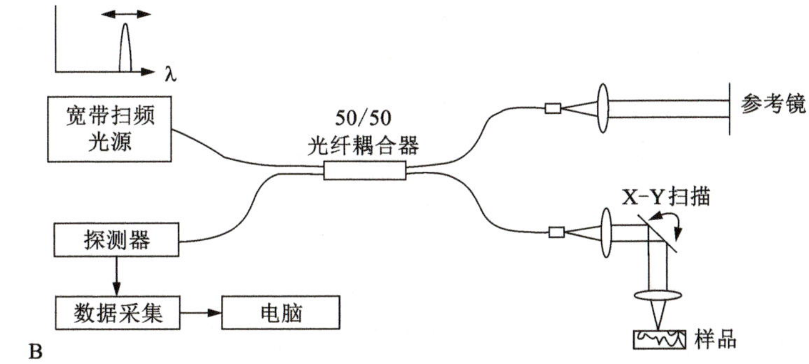

图 11-17　傅里叶域 OCT 系统结构

A. 谱域 OCT；B. 扫描光源 OCT

（三）OCT 的分辨率

第一代时域 OCT 的分辨率为 10～18 μm，虽然这个分辨率已经高于大部分其他医学断层扫描仪器，但还无法达到组织切片的程度。实际上，OCT 的轴向分辨率和横向分辨率是两个独立的参数，两者的决定因素不同。OCT 的横向分辨率和普通的光学显微镜一样，由探测光束的焦点直径决定，一般为 10～30 μm；OCT 轴向分辨率则由光源的相干长度决定，与探测光束的聚焦特性无关。我们所说的 OCT 具有高分辨率，一般指的是其轴向分辨率。在 2001 年，OCT 技术的发明者之一 Fujimoto 等在 *Nature Medicine* 上，首次报道了超高分辨率 OCT 在角膜和视网膜成像上的应用。在这篇报道中，这台 OCT 使用了 Ti：Al_2O_3 宽光谱光源，其分辨率达到了 3 μm，能够区分出各层视网膜结构，并首次对角膜前弹力层（约 10 μm）进行了清晰成像。

如前所述，OCT 的轴向分辨率取决于光源的相干长度，而与探测光束的聚焦特性无关。光源的相干长度表征两束相干光能产生干涉的光程差范围，光源频谱越宽，其相干长度越小。对于高斯分布的光源频谱，OCT 轴向分辨率 Δz 由以下公式决定：

$$\Delta z = \frac{2\ln 2}{\pi}\left(\frac{\lambda_0^2}{\Delta\lambda}\right)$$

其中 λ_0 是光源中心波长，$\Delta\lambda$ 是光源功率谱的半波宽（能量为峰值一半处的波长宽度）。可见，轴向分辨率数值与光源带宽成反比，为了得到高分辨率性能，必须使用宽光谱光源。同时，中心波长越小，轴向分辨率越高。目前普遍采用的 SLD 宽带光源，其中心波长一般为

830 nm 或 1310 nm，带宽范围为 50~200 nm。例如，一台 SD-OCT 采用中心波长 830 nm、半波宽为 100 nm 的 SLD 光源，根据以上公式计算可得该仪器的轴向分辨率理论值约为 3 μm。值得注意的是，计算得到的是在空气中的空间分辨率，该值乘以被测样品折射率才是实际值。在一些特殊要求的 OCT 仪器中，比如亚微米量级的超高分辨率 OCT，会选用脉冲激光作为光源。脉冲激光的特点是光束以时间周期很短的脉冲形式发出，具有很短的相干长度。

OCT 图像的横向分辨率和普通的光学显微镜一样，由探测光束的焦点直径决定，计算公式为：

$$\Delta x = \frac{4\lambda}{\pi}\left(\frac{f}{d}\right)$$

其中 Δx 为焦点直径，也即横向分辨率值；d 为物镜上的光斑直径，f 为物镜焦距。对于显微物镜，d 与 f 的比值称为该物镜的数值孔径 N_a。显然，横向分辨率和物镜的数值孔径成正比，因此为了提高横向分辨率，需要采用高数值孔径的物镜。然而物镜的数值孔径增大在带来较小聚焦光斑的同时，也意味着镜头焦深变短。OCT 作为断层扫描仪器，焦深影响成像的深度范围。典型的 OCT 系统通常采用小数值孔径的物镜，以获得较长的深度成像。焦点的聚焦位置也会影响 OCT 横向分辨率，因为眼睛的角膜、房角、视网膜等组织不在同一个平面上，在扫描过程中不同部位的聚焦光斑大小不同，横向分辨率随之变化。

OCT 的轴向分辨率不受物镜数值孔径的影响这一性质，使得 OCT 特别适合视网膜成像。因为视网膜成像中的物镜，其数值孔径受到成像距离的限制而不能太大。以上计算的是理论分辨率，实际应用中还需要考虑图像的像素点个数。比如一幅 OCT 图的横向扫描点个数为 1024，扫描范围为 10 mm，则每个像素对应的长度是 10 mm/1024≈10 μm。只有焦点直径大于每个像素代表的长度，才是有效分辨率。

三、OCT 和传统成像技术的比较

OCT 和显微镜、超声的成像方式比较类似，但是它们各自不同的工作原理决定了其分辨能力、探测深度以及自身的适用场合各不相同。超声和 OCT 都具有断层扫描的能力，所不同的是超声采用高频声源作用于活体组织和材料，利用声波在被测组织中的回波信号进行处理和成像。超声的工作频率为 3~40 MHz，它的分辨率为几百微米，远不及 OCT。但是由于高频超声在组织中传输时吸收较小，因此超声具有很深的探测范围。

显微镜技术，尤其是最近发展起来的共焦显微，和 OCT 同为光学成像技术。共焦显微镜采用共轭焦点技术，使光源、被测物体和探测器处于彼此共轭的位置。光源通过高数值孔径的物镜聚焦在样品表面，形成极小的光斑，其反射光再次通过物镜，并聚焦于空间滤波器的针孔平面成像。共焦成像的好处是，物点周围的散射光和反射光被像点处的针孔阻拦无法参与成像，使共焦显微镜的横向分辨率可以达到 1 μm 以下。但是由于物镜焦深很短，使得共焦显微镜在生物组织中的成像深度非常小，通常只有几百微米，因此共焦显微镜只能对样品表面进行横向扫描，而无法成断层图像。

从某种意义上说，OCT 是对超声和显微镜两种技术取长补短的结果，它利用与超声相似的回波探测方法实现了较大的穿透深度，同时保持了光学探测方式所特有的高分辨率优点。从以上的比较中也可以发现，对于生物组织成像，分辨率和穿透深度存在一种矛盾关系。在

OCT 技术中也是如此，提高分辨率必然要牺牲一部分成像深度。两者之间如何权衡应视不同的应用场合而定。比如在人眼视网膜 OCT 成像中，为了分辨出各层的结构变化，主要考虑分辨率因素。而应用于睫状肌成像时，由于巩膜的不透明性，此时需要穿透力较强的长波段光源，但同时也降低了 OCT 系统的分辨率。

四、眼前段 OCT

1. 眼前段 OCT

OCT 最早被应用于对眼后段的精细成像。在 1994 年，美国麻省理工学院的 Izatt 等首次报道了 OCT 在眼前段成像中的应用。在这之后，很多眼后段的商业机和原型机被改装用于对角膜、前房和前房角进行成像。直到 2005 年，德国 Zeiss 公司推出了第一款专门用于眼前段成像的商业化时域 OCT。这台 OCT 的扫描深度有 6 mm，轴向分辨率为 18 μm。由于搭载了波长为 1310 nm 的光源，在眼前段尤其是对前房角结构具有优秀的成像能力。

眼前段 OCT 的样品臂(探头)设计相对比较简单(图 11-8)，探测光束在准直后呈平行光，再由物镜进行会聚。物镜的位置一般是可调的，可以将焦平面调整到所需要的位置。对眼组织的扫描则是通过准直镜和物镜之间的扫描振镜实现的。扫描振镜一般有两对，其偏转的方向互相垂直，分别对应水平和垂直方向的扫描。在对眼组织进行成像时，一般都会设置一个注视视标，以控制眼睛的注视方向，保证成像精确度。因此在样品臂的光路中一般都会整合一面双色镜，其特点是可以反射 OCT 的红外光，而允许后方视标发出的可见光透射。甚至在视标光路上还可以再整合一个观察光路，通过监视器来实时捕捉眼睛的动态活动以及扫描光斑在眼球上的位置。

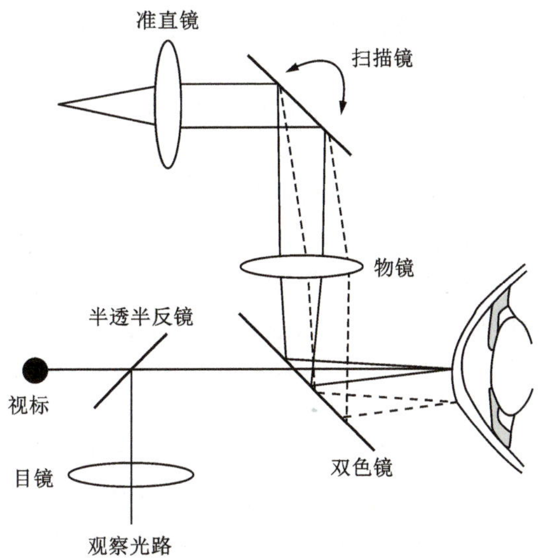

图 11-18　眼前段 OCT 的样品臂光路

2. OCT 在眼表的应用

眼表组织包括泪膜、角膜和结膜等，其特点是结构细微，难以被常规手段所直接观测。因此在这个方面的应用上，需要体现 OCT 的超高分辨能力。目前应用于眼前段的 OCT，其分辨率能高达 2 μm。

(1)泪新月和泪膜：泪液在上下眼睑与角膜接触部位会形成泪河，是泪液在眼表分布的最主要部分。利用 OCT 的断层成像可以清晰分辨泪河的截面形态，称为泪新月。与临床常用的泪膜破裂时间、Schirmer 试验等泪液评估试验相比，采用 OCT 成像以及分析方法是一种客观测量方法，可以精确定量泪新月的高度和面积等形态参数。泪新月的高度和面积与干眼的发生和严重程度密切相关；而在滴用人工泪液或泪道栓塞治疗后，泪新月的量明显增高。

(2)角膜和结膜：在具备超高分辨率的特性下，OCT 可对角膜的微结构进行分层，包括上皮层、前弹力层、基质层和后弹力层—内皮复合体。角膜上皮层具有较高的反射光特性，厚度约为 50 μm；而前弹力层是边界非常清晰的透明薄层结构，厚度大约为 10 μm。OCT 对角膜的高分辨率成像使其在角膜疾病、接触镜配适和角膜屈光手术中具有重要的应用前景。

(3)前房和前房角：前房是一个非常透明的组织，在 OCT 图中表现为没有任何反射光的透明区域。从 OCT 图中能非常直观地测量前房深度、前房宽度和前房角等参数。测量前房深度一般选取从角膜内表面到晶体前表面的垂直距离。由于光线在中央位置是垂直入射，此时测得的长度值不受成像形变的影响，只需除以房水的折射率值即可获得矫正后的真实尺寸。前房深度是一个动态的值，随着年龄以及调节状态的不同而变化。特别是当睫状肌调节时，晶状体前后径增大，前表面前移使前房深度变小。因此前房深度应该在非调节状态下测量。前房宽度对于人工晶状体型号的选择是一项重要参数。以前用 A 超或 UBM 测量前房深度和宽度时，探头要接触角膜形成一定的压迫，使组织变形，使用 OCT 将使测量过程更加简单、准确和具可重复性。

前房角是眼睛中一个非常重要的结构，其角度大小与青光眼发病有密切的关联。该区域的纤维化和新生血管生成也可能引起眼内压的增高，使用 OCT 可以做到提前诊断，起到预防病情恶化的作用。一直以来，前房角形态测量都是采用前房角镜的方法，但是这种方法非常主观，且操作复杂，OCT 的出现使得前房角的测量变得非常简单和直观。但在测量时需注意前房角的顶点处于巩膜的阴影中，导致该处图像可能不够清晰。为此可采用倾斜测量的方法，使光线垂直入射角膜边缘，以使整个前房角清晰可见。

(4)晶状体：作为最重要的眼球光学介质之一，晶状体的真实形态对研究眼球屈光和人眼的调节机制非常重要。然而，受到 OCT 成像深度的限制，目前大多数商业化前段 OCT 只能单独对晶状体进行成像。而由于 OCT 得到的原始图像有光学畸变，需要对人眼各个界面进行光学矫正，因此需要对角膜、前房和晶状体同时进行获取。目前只有实验室调节下才能得到晶状体的真实形态。

(5)睫状肌：一般而言，睫状肌难以被 OCT 所拍摄，因为睫状肌被致密的巩膜纤维组织和含有色素的虹膜所遮挡。但是研究发现，如果采用 1 μm 以上的光源，可以得到睫状肌的图像。原因是长波段的光源具有较好的穿透能力，而且对人眼更加安全，其入射光的功率可以更高，从而提高了穿透深度。

五、眼后段 OCT

OCT 眼后段成像为医生们提供了研究眼后段病理学的有效手段，是 OCT 技术应用最为成熟和广泛的临床领域。OCT 对视网膜的断层成像在诊断黄斑穿孔、玻璃体黄斑牵引综合征的病理，以及测量视网膜厚度、黄斑囊样水肿等病变方面具有独特的优势。这种优势源于眼睛是几乎透明的光学系统，光线穿透角膜、前房、晶状体和玻璃体，以很小的能量损失到达视网膜。而且 OCT 操作简单、扫描速度快、非接触成像等特点使其成为眼后段成像上不可替代的技术手段。最新的商品化眼后段 OCT 普遍采用谱域 OCT 方式，轴向分辨率最高达到 3 μm。眼后段谱域 OCT 将会继续朝着超高分辨率、高速扫描和仪器体积小型化的方向发展。

1. 眼后段 OCT 的成像和显示方法

眼后段 OCT 采用的光源中心波长一般为 830 nm。因为眼内房水、玻璃体等组织对该波段吸收相对较小，眼后段OCT的成像光束要经过整个眼睛光学系统聚焦到视网膜，所以与前段OCT相比，其扫描探头在物镜和眼睛之间增加了一片高屈光度透镜(图11-19)。

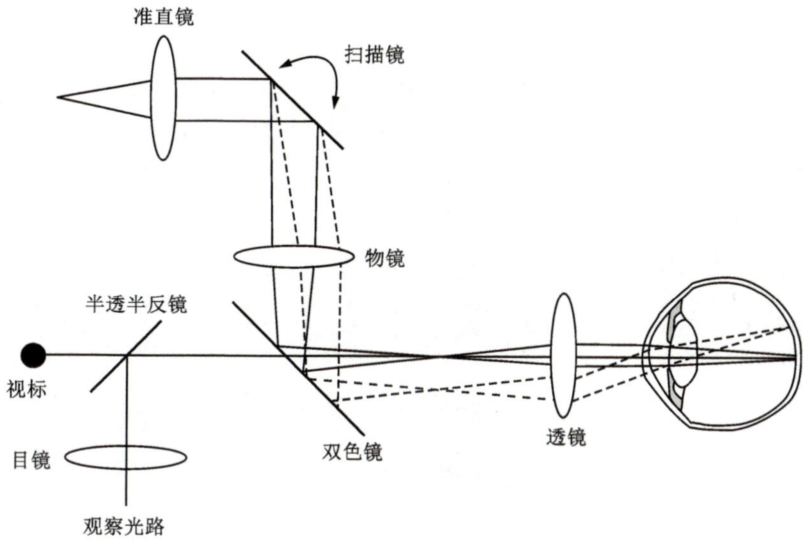

图11-19 眼后段OCT的样品臂光路

该透镜物焦面位置和前一物镜的像焦面重合，作用是将汇聚光束整形成适当宽度的平行光束，并入射瞳孔。若测量正常眼，则人眼光学系统将入射平行光聚焦到视网膜。从成像角度上分析，这一透镜的作用是将眼底形态成像在中间像面上。

由于眼睛光学系统存在像差，眼后段OCT图像受到像差的影响会导致分辨率下降，尤其是横向分辨率。为了克服这一缺点，可以将自适应光学系统引入到OCT探测光路中，通过自适应光学对波阵面的闭环检测和矫正，实现较高的横向分辨率成像。通过这种方法，目前眼后段OCT能观察到亚细胞结构。

眼后段视网膜和脉络膜的分层结构非常精细，在此眼后段OCT图通常以伪彩色的方式显示。伪彩色图中，不同的颜色代表光信号的强度。红色和白色表示反射光最强的组织，如神经纤维层(nerve fiber layer，NFL)、色素上皮层(retinal pigment epithelium，RPE)、脉络膜毛细血管层(choroid capillary layer，CCL)等结构；黄、绿、蓝色表示反射光较弱的组织，如内、外丛状层，内、外界膜层等组织；而黑色表示反射光最弱的组织，如玻璃体。用伪彩色显示的视网膜OCT图非常类似于病理切片所看到的效果，这为眼后段OCT技术在视网膜病变的诊断和治疗方面的应用提供了很大的便利。

2. 眼后段OCT的图像分析

(1)黄斑区视网膜的OCT图像。视网膜和黄斑区的分层结构在OCT断层图中非常容易辨析(图11-20)。玻璃体是透明介质，图中表示为黑色。视网膜内表面和玻璃体之间存在高亮度的界面，这是内界膜和NFL的强反光引起的。NFL之下是中等亮度的神经节细胞层。内核层处于较亮的内、外丛状层之间，丛状层由网状纤维组织组成，具有较高的反射率。外丛状层之下的黑色区域是外核层，它的厚度是不均匀的：视盘附近的厚度较薄，越靠近中心凹厚度逐渐增大。内、外核层中的细胞呈平行于入射光方向排列，因此在视网膜结构中反射率最低，图中用黑色表示。亮度最高的组织分别是较薄的光感受器层和RPE。在外核层与光感受器层之间有一不明显亮条纹，是外界膜层组织。在 RPE 之下是孔洞状的 CCL，从脉络膜深处以及巩膜反射回来的光线，再次经过眼睛的一系列层状组织而变得很微弱，因此无法在 OCT 中成像。

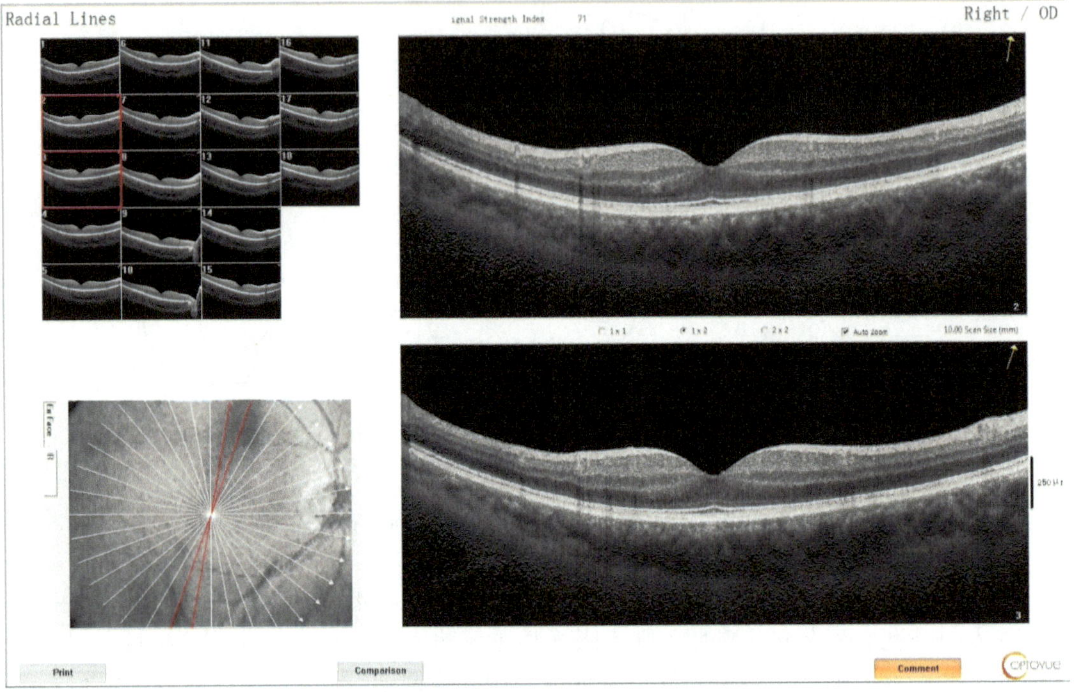

图 11-20　正常黄斑区视网膜结构扫描

黄斑区视网膜厚度是分析许多黄斑疾病的重要指标。视网膜前后界面都是高反光带，因此通过 OCT 图可以很准确地测量视网膜厚度。视网膜水肿会引起视网膜厚度的增加，同时也会改变组织的光散射特性，从而可以在 OCT 图中被发现。黄斑区视网膜厚度的测量可诊断视功能障碍的组织学原因，如糖尿病视网膜病变引起的黄斑水肿或白内障手术引起的黄斑囊样水肿等都会引起黄斑区视网膜增厚。视网膜厚度变薄常由视网膜萎缩或瘢痕等病变引起。

OCT 测量黄斑区中心凹形态的改变，通常可以作为诊断黄斑区病变的有效手段。如果中心凹轮廓变平或增厚，可能是由黄斑水肿、黄斑区视网膜神经上皮层脱离、视网膜色素上皮层脱离、玻璃体黄斑牵引等病变引发，或者即将出现黄斑裂孔（图 11-21）。一般的检眼镜和 B 超无法区分是视网膜神经上皮层脱离，还是视网膜色素上皮层脱离，但是用 OCT 可以准确地判断发生脱离的组织部位。

（2）玻璃体和玻璃体视网膜界面。正常的玻璃体是透明介质，在 OCT 图中表现为黑色、无明显反光区域。但是玻璃体炎性渗出物、玻璃体浓缩或出血会引起组织散射特性的改变，能够被 OCT 探测到（图 11-22）。由于视网膜前膜的高反光特性，玻璃体和视网膜之间存在一个高对比度的界面。很多玻璃体或视网膜疾病都会影响这个界面的形态，引起视网膜前膜的厚度增加、膜层收缩，甚至与视网膜神经上皮层脱离。视网膜前膜病理特性的改变很容易从 OCT 图像中发现，可以作为预判黄斑中心凹病变、假性黄斑裂孔等相关视网膜疾病的

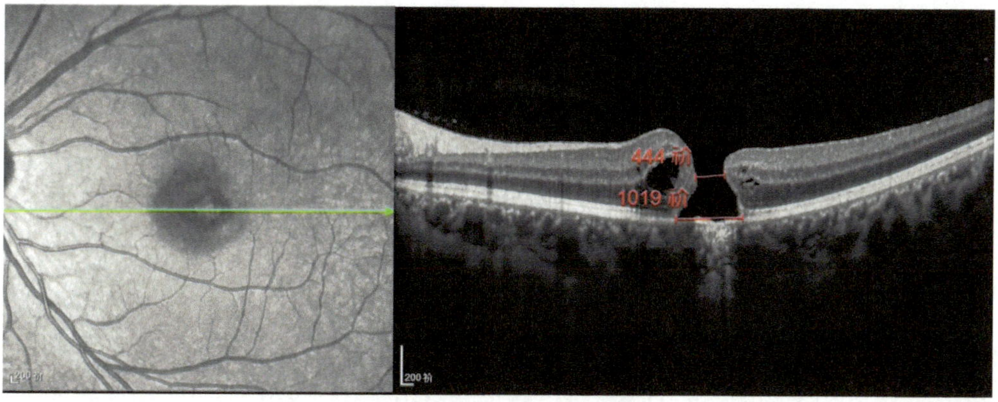

图 11-21　OCT 示左眼黄斑裂孔

依据。

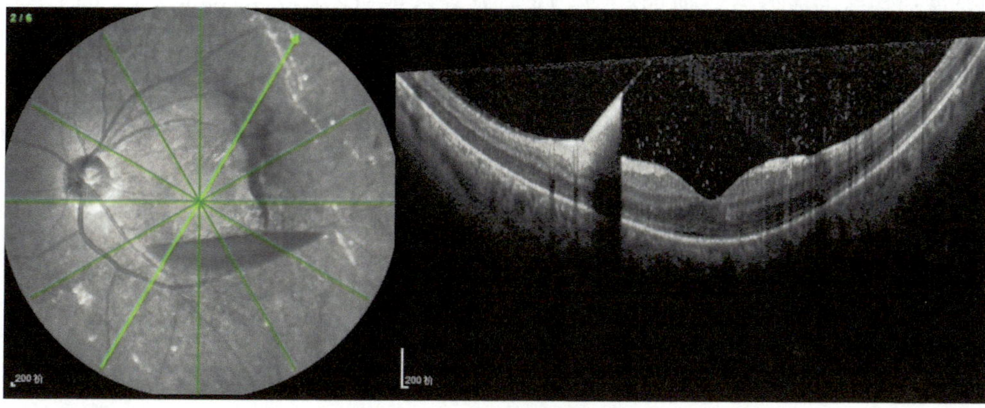

图 11-22　黄斑区视网膜前出血

(3)视网膜色素上皮层和脉络膜毛细血管层。RPE 和 CCL 都是高反射光组织，在结构上紧密相连，从 OCT 图中很难将两者区分开，因此被统称为视网膜色素上皮和脉络膜毛细血管层(RPE/CCL)。这层组织构成了视网膜的后界面，并且终止于视盘边缘，因此可用于确定视盘边界。RPE/CCL 的 OCT 图能提供视网膜和脉络膜的一些病理信息。RPE 色素增加引起 RPE/CCL 层的反光增强；色素减少或色素上皮萎缩引起反射减少，并使脉络膜的穿透深度增加；而视网膜色素上皮层脱离会造成其与脉络膜之间出现光暗区。脉络膜新生血管则会导致 RPE/CCL 反光带发生断裂、增厚等形态变化。还可以根据 RPE/CCL 的 OCT 图分析年龄相关性黄斑变性的病理特征。年龄相关性黄斑变性是视网膜色素上皮代谢功能衰退造成的，并引发视网膜色素上皮脱离、玻璃膜疣、脉络膜新生毛细血管及黄斑区视网膜水肿等一系列病变。OCT 的高轴向分辨率特点，使其能够探测到 RPE 和 CCL 的组织微结构变化，对年龄相关性黄斑变性提供诊断和治疗依据。

(4)神经纤维层。NFL 是位于视网膜表面的一层高反射率组织，在 OCT 图中其上、下边界非常清晰，易于测量。NFL 的厚度变化可以作为很多视网膜和视神经病变的重要发病指标，比如青光眼等。青光眼发病早期会引起 NFL 厚度变薄，通过 OCT 测量厚度，可以在视觉功能衰退之前对青光眼的进展进行早期诊断。为了测量不同方向和位置的 NFL 厚度，通常以经过视盘中心的放射状扫描或环形扫描的方式对视盘盘周视网膜做 OCT 断层成像。计算机软件探测到 NFL 在某一半径圆环上的连续厚度值后，一般还有两种厚度分布特征的表示方法：一是将圆周分成 12 等分，类似于时钟，计算每个钟点区域内的平均厚度值；二是将圆周分成颞侧、鼻侧、上方、下方四个象限，取各象限的平均值。盘周 NFL 厚度曲线一般呈现双峰型，在上方、下方较厚，而在鼻侧、颞侧较薄。

六、功能 OCT 在眼科的应用

随着 OCT 分辨率及扫描速度的提高，应用不同光学原理通过被探测人眼组织的散射光进行分析，形成不同类型的功能 OCT，可以获得除组织结构之外的组织结构规则性、流速及生物力学特性等生物组织参数，在眼科疾病的发病机制研究、早期诊断及疾病监测方面获得广泛应用。目前功能 OCT 主要分为以下几种：多普勒 OCT 用于探测组织中流体的信息，可以实现对流动物体的成像及流速的获取；OCT 血管造影（OCT angiography，OCTA）方法与多普勒 OCT 相比，舍弃了流速的信息，提高对小血管成像的敏感性，从而实现对微血管形态成像；相干光弹性成像（optical coherence elastography，OCE）用于对组织实现弹性成像，获取组织的生物力学特性，其原理类似于多普勒 OCT；偏振 OCT 利用生物组织双折射的原理探测生物组织结构的规则性。

1. 偏振 OCT

偏振 OCT 利用光的偏振特性来反映组织的双折射特性，同时组织的双折射特性与组织的规则性密切相关。根据光的偏振特性，任意偏振光可以看成在两个振动方向相互垂直、相位有关联的线偏振光表示，光线经过具有双折射特性的物质时，其两个相互的垂直线偏光的相位关系发生变化。生物的组织的双折射特性与组织中的胶原蛋白的成分，尤其是 I 型胶原蛋白密切相关，如果胶原蛋白的规则性发生变化，会影响其双折射性。偏振 OCT 在 OCT 的基础上，将自然光分成两束相互垂直的线偏振光，同时在经过组织反射后，探测其反射的两个不同偏振方向的光的特性来对组织进行功能成像。

偏振 OCT 基本原理在 1992 年首先提出并得到发展，许多不同类型的偏振 OCT 被推出，并从时域 OCT 向频域 OCT 转变。早期的偏振 OCT 只使用相位的延迟来描述组织的双折射特性。许多参数用来更加准确地描述组织的双折射性，包括 Strokes Vectors、Muller 矩阵、Jones 矩阵、双折射轴方向性等。目前偏振 OCT 已经应用于眼球的前节和后节，用于特定疾病的辅助诊断。角膜透明性的保持依赖于角膜基质的纤维组织的规则排列，角膜也表现出好的双折射性。Gotzinger 等测量了 5 个圆锥角膜患者的相位延迟及慢轴分布参数，发现对于相位的延迟在圆锥角膜的患者中发生了明显的改变，尤其在角膜圆锥边缘的位置，同时其慢轴分布也表现出与正常人相反的情况，因此偏振 OCT 反映出的双折射性能在圆锥角膜上可能有早于形态学的变化，对于圆锥角膜的早期诊断具有一定的潜力。Lim 等将 3 例圆锥角膜患者与正常人做比较，也发现圆锥角膜的患者相位的延迟发生明显的不规则变化，并且和圆锥角膜病情的进展存在一定的相关性。Lim 等还将偏振 OCT 用于显示翼状胬肉的双折射特性，发现其与巩膜表现出显示的特性，同时由于胬肉活动生产的区域纤维的规则性较强，因此偏振 OCT 有可能用于评估胬肉的生长活动能力。组织瘢痕的产生与胶原纤维的生产密切相关，因此偏振 OCT 可以用于评估青光眼患者小梁切除术后滤过泡的瘢痕化的程度。Lim 等观察了 5 例小梁切除术后的患者发现，偏振 OCT 能够用于反映滤过泡瘢痕化的程度。

将偏振 OCT 应用于视网膜，根据偏振信息在眼底结构上的显示，可以将视网膜组织的偏振特性分为保偏特性（光感受器层）、双折射特性（神经纤维层、Henle 纤维、巩膜）、消偏振特性（视网膜色素上皮层、脉络膜痣）。目前偏振 OCT 主要应用于关注视网膜神经纤维层和色素上皮层的功能成像。Fortune 等在对恒河猴进行神经纤维切断后，发现神经纤维层的双折射特性的改变早于神经纤维层厚度的变化。对于慢性青光眼的患者，在神经纤维层的厚度发生改变之前，已经发生了一定损伤。利用偏振 OCT 量化分析神经纤维层双折射特性的改变有可能应用于青光眼的早期诊断。视网膜色素上皮层（retinal pigment epithelium，RPE）对感光细胞的代谢起着重要的作用，其功能改变和眼底疾病的发生密切相关。RPE 在结构 OCT 上表现为高反射的结构，在偏振 OCT 上由于 RPE 的消偏振特性，能够与其他层次明显区分。

2. 多普勒 OCT

利用光的多普勒现象与 OCT 相结合形成的多普勒 OCT 可探测运动的信息。多普勒现象表现为发出波的物体与观察的对象发生相对运动时，波的频率会发生变化，光波也会发生多普勒现象。因此利用多普勒现象可以观察生物组织中运动的结构，也被叫作光学多普勒层析成像。这最早在 1995 年提出，并很快在鸡囊胚及老鼠皮肤上实现对血流流速的测量。与直接测量频率变化相比，通过对 OCT 干涉条纹的分析，比较 A 扫描之间相位的变化的相位分辨多普勒 OCT，能极大提高多普勒 OCT 灵敏度。

多普勒 OCT 成像依赖于血流流动引起的相位变化，然而对于流速较慢的微小血管无法成像。因此 OCT 血管造影被提出，通过舍弃血流速度的信息，提高对血管成像的稳定性及灵敏度。总体上分为基于相位变化和基于强度的两类血管造影方法。由于基于相位变化的方法依赖于系统的相位稳定性，单纯基于强度的方法可以提高 OCTA 的稳定性，尤其是在 SS-OCT 系统中。目前基于强度的 OCTA 方法主要有散斑方差成像、相关成像、基于强度的多普勒方差等。近年来，Jia 等提出分频振幅去相关法，并推出商业化仪器，在眼科临床上迅速得到应用。

多普勒 OCT 及 OCT 血管造影主要用于眼底血管的成像，可以实现对微血管的成像，同时可以结合结构的信息，实现对血管的三维成像，获得视网膜不同层次上血管的分布情况。与荧光造影相比，OCT 血管造影不需要将造影剂注射到血管中即可获得比造影分辨率更高的图像，但由于没有造影剂的渗漏，无法对眼底血管渗漏进行成像。利用多普勒 OCT 高分辨率的成像特点，可以用于黄斑区无血管区成像。Kim 等相位分辨多普勒 OCT 和眼底血管荧光造影测量比较黄斑无血管区，发现糖尿病患者的黄斑无血管区的面积比正常人的大，且多普勒 OCT 与眼底血管荧光造影存在相关性。Miura 等利用 OCT 血管造影观察息肉状脉络膜血管病变，OCT 血管造影与吲哚菁绿造影的结果相一致。除了在眼底血管中的应用，Li 等利用相位分辨多普勒 OCT 观察小梁网随心率而发生的相应运动，分析小梁网生物力学的特性，可能用于评估开角性青光眼患者小梁网早期改变。也有一些学者采用 OCT 血管造影的方法用于观察眼前节的血管，评价角膜新生血管。

3. 相干光弹性成像

相干光弹性成像主要用于对组织的生物力学特性进行成像，其中弹性是生物力学的重要参数。弹性模量是描述物体弹性性能的参数，指受到施加于物体的力时，物体发生弹性形变的趋势。1998 年 Schmitt 最早提出利用 OCT 对生物组织进行弹性成像，与超声弹性成像、磁共振弹性成像等其他弹性成像的技术相比，OCE 具有高分辨的特点，可以反映出组织微结构的生物力学特性与功能的关系。测量弹性模量一般需要外部对组织施加一定的机械力量，根据施加机械力的方式及 OCT 探测参数的不同，主要分为静态 OCE 和动态 OCE。传统的静态 OCE 基于形态学的方法观察在机械力的作用下组织发生相变的程度，其分辨与 OCT 本身的轴向分辨率相关。而相位敏感 OCE 基于多普勒 OCT 的原理，利用外力产生组织的弹性运动，根据相位的改变探测弹性模量，相对于传统的静态 OCE，对物体的运动更加敏感，同时可以实现实时的成像。动态 OCE 利用机械波使组织运动产生动态的分布，探测组织在动态振动情况下的各个位置相位方差的变化。Qi 等使用了该方法探测冠状动脉的粥样硬化斑块。

由于 OCE 需要外力使组织产生振动，对深层组织的弹性成像依赖于超声设备等与眼球表面相接触，目前在眼科中主要用于对角膜进行弹性成像。角膜的生物力学特性在眼科中具有重要的意义，角膜形态与角膜本身的生物力学特性密切相关，屈光手术后、角膜移植术后、圆锥角膜等都与角膜的生物力学密切相关。Ford 等在供体眼中通过在维持眼内压保持不变的情况下，使用前房角镜使角膜产生形变，用 OCE 对角膜进行弹性成像。Alonso 则利用气压的方法使组织产生变形来反映角膜整体的生物力学特性。

（欧阳平波　姜文敏）

第四章　眼底病激光疗法

激光医学是近代重大的科技成就之一，1960 年 Maiman 发明激光，1961 年即由 Zaret 将其引入眼科，研究开发了红宝石激光，用来封闭视网膜裂孔。而后氩激光等相继问世，使激光疗法成为眼科治疗学的重要组成部分。近年来激光疗法的快速发展已使其成为眼科学的一项重要内容。

一、激光疗法简介

（一）激光发生原理

激光是英文中光受激辐射放大的简称，其发生原理与某些物质的受激辐射有关。

1. 原子的受激吸收和受激辐射

原子由中央的原子核和围绕其旋转的电子组成。电子旋转轨道有远有近，近核轨道上的电子能量低，远核轨道上的电子能量高。原子可以为外来因素所激发，吸收能量，使近核电子跃至远核轨道上。此种激发状态极不稳定，受激处于高能级的电子总是趋于向低能级轨道跃迁，并同时释放能量。这一过程称为光辐射，亦即受激辐射。若受激辐射的光子和激发其的光波方向相同，位相、偏振、频率及速度均相同，并能使其光子数增多即光波放大，此种光波即为激光。

2. 激光工作物质

由上可知，要获取激光必须通过一定的激发方式，作用于某一物质，使其更多的低能态原子成为高能态原子，这被称为粒子数反转。但并非所有的物质均能受激实现粒子数反转，只有那些易于产生此种物理反应的物质才有可能产生激光，这种能够受激产生激光的中间物质称为激活媒质，又称激光工作物质。现已发现能满足此要求的物质有许多种，可分为气体、液体、固体和半导体四大类。气体工作物质有：①原子气体，如氦、氖、氩、氪、氙等；②离子气体，如氩离子、氪离子等；③分子气体，如二氧化碳、氮气等。液体工作物质常用的有含荧光素钠等的染料物质。固体工作物质以掺入可激活离子元素的固体材料最为常用，如铬离子、铒离子等，最具代表性的是掺钕钇铝石榴石。半导体虽亦为固体，但其作为工作物质产生激光的机制有所不同，故单独列出。

3. 激励源

激励源就是为使工作物质形成粒子数反转和光放大的能量来源。最常用的是光激励和电激励。

（二）激光的特性及其生物学效应

1. 激光的特性

（1）单色性好：激光的光谱范围窄，故具有极好的单色性。不同波长的光波对组织会有不同的生物效应，故人们可根据临床需要选择不同波段的激光予以治疗，激光的单色性与其工作物质有关，气体最好，固体次之，半导体最差。

（2）方向性强：激光的发射方向总是与激发其的光波方向一致，只向单一方向发光。良好的方向性使其照射部位的能量集中，可根据临床需要选择不同大小的焦点光斑，便于精确治疗。

（3）亮度高：激光的发光面积小，方向性好，极少有散射，故其光亮度极高，可对局部组织产生极好的生物效应。可根据临床需要选取不同波段的激光，以达到治疗目的。

（4）相干性好：激光是最好的相干光源，其光束中各光线的方向、频率、相位均相同。这种良好的相干性会产生理想的光学衍射，并可利用此原理分析生物组织结构的显微照片。

2. 激光的生物效应

（1）光热效应：激光被组织吸收后可转化为热能，组织升温可使其生物学特性发生改变。此效应的强弱与激光波长有关，波段长的红外激光的热效应最高。同时，激光照射的作用时间长时热效应亦强。

（2）压强效应：高功率的激光会对组织产生冲击波作用。此作用来源于激光的辐射压、反冲压、超声压及气化压。此效应可用于组织的切割。

（3）强电场效应：激光可使组织中的离子产生位移，达一定程度时受照射部位会发生电子游离，形成正负电荷密度几乎相当的等离子体，后者的微爆破作用可将气体、液体或固体击穿，并同时出现声光现象。

（4）光化学效应：组织吸收激光后，可使其蛋白、酶等发生组织化学变化。利用该效应，可向治疗组织内注入光敏物质，如激光血卟啉，以加强此种效应，达到治疗目的。

（三）眼科常用激光器

眼用激光器一般依其所应用的激光物质而命名，如氩离子激光器、氪离子激光器、氦氖激光器、掺钕钇铝石榴石激光器、染料激光器、CO_2 激光器、半导体激光器等。根据各种激光的不同生物效应及不同临床效能，又将其分为光凝激光器、光切割激光器和光动力疗法激光器等。

1. 光凝激光器

主要利用其热效应对眼组织行光凝固治疗，常用的有以下几种：

(1)氩离子激光器：其激光波长为488.0 nm和514.5 nm的蓝色和绿色激光，可用于眼底、虹膜和前房角的光凝治疗。

(2)氪离子激光器：可产生476.2 nm、520.8 nm、568.2 nm和647.2 nm波长的蓝、绿、黄及红色激光。在眼科临床中多用其黄色和红色激光。前者穿透力强，不为黄斑区的叶黄醇所吸收，可明显减少对视细胞的损伤；后者不为血红蛋白所吸收，对水肿出血的视网膜有较强的穿透力。

(3)半导体810激光器：能发出波长810 nm的红外光，对组织有较强的穿透力，故可用其透过巩膜进行睫状体或视网膜光凝治疗。

(4)半导体532激光器：可发出波长532 nm的绿光，适用于视网膜的光凝治疗。因其穿透力较弱，一般不引起疼痛。

(5)染料激光器：可产生从近紫外线的250 nm到近红外线的1500 nm的连续可调的各波段激光。

(6)二氧化碳激光器：可发射波长10600 nm的远红外激光，可用于眼睑肿物切除或眼睑整形术。

2. 光切割激光器

利用其光能量，施行治疗性组织切割术。

(1)Q—开关掺钕钇铝石榴石(Nd：YAG)激光器：工作物质为Nd：YAG晶状体，氙灯激励，激光波长1064 nm。可发射高峰值功率的脉冲激光，作用于靶组织后可产生等离子体爆破效应，达到切割组织的目的。常用其切割虹膜、后发障、玻璃体机化条索等。

(2)掺铒钇铝石榴石(Er：YAG)激光器：其发出的激光波长为2940 nm，与水的吸收光谱峰值相当。故其能量易被表浅组织内的水分吸收，使其气化、消融，达到切割目的。可用于屈光性角膜手术、虹膜切开、晶状体囊膜切开、晶状体乳化、视网膜前膜和玻璃体机化膜切除、视网膜切开等手术。

(3)准分子激光器：准分子激光的工作物质为惰性气体与卤素混合后受外来能量激发形成的化合物，该物质分子极不稳定，寿命仅几十纳秒，故称其为准分子。以其为工作物质所发出的激光即准分子激光。其波长为157~353 nm的紫外和远紫外波段。眼科常用的氟化氩准分子激光器激光为波长193 nm的紫外激光，穿透力仅为1 μm左右，组织切痕极细，其高能量光子可裂断蛋白质分子键，并将击碎的长链分子碎片烧蚀分解。其作用时间极为短暂，远不到热扩散所需要的时间，故对周围组织不会造成热损伤。目前广泛用于屈光性角膜手术和角膜表层病灶的切除。

(4)飞秒激光器：1997年美国密歇根大学的Kellogg眼科中心和超快光学研究中心研制成功了可用于医学的飞秒激光器。飞秒为一时间单位，1飞秒 = 10^{-15} 秒。飞秒激光是一种近红外激光，其波长为1053 nm，脉冲持续时间非常短，只有几个到几百个飞秒。超短的脉冲持续时间只需较小的激光能量(几个μJ)就可在聚焦点产生极高的瞬间功率，可达百万亿瓦，激光脉冲产生等离子体，等离子体超高速持续膨胀，最终使组织通过光裂解爆破作用将组织分开，此过程将形成含有 CO_2 和 H_2O 的空化气泡，每一束激光脉冲会产生一个大约5 μm直径的气泡，连续作用的激光脉冲产生数以万计的小气泡，它们相邻堆积，各个微小的空腔紧密相连，形成一个分开的平面。正是这种微爆破效应使得各爆破点连接成线，线又连成面，从而在分子结构层面产生组织切削作用，可以按照预设参数在计算机程序的控制下精确切削任意几何图形。另外，飞秒激光在透明材料中，光束几乎无衰竭地到达材料内部聚焦点，这一点是其他激光无法比拟的。正是由于飞秒激光的这些作用特点，其在眼科的各大领域得到了重视和应用，尤其在屈光性角膜手术领域中更成为备受瞩目的焦点。

3. 光动力疗法激光器

光动力疗法是用激光照射致敏的组织后，通过其光化学反应达治疗目的。氩激光、氪激光、染料激光等均可达此治疗目的。

（四）激光治疗的导入途径

1. 直接照射法

是直接将激光束照射于作用部位的方法。根据激光头是否与作用部位接触，又有直接接触照射和直接非接触照射两种方法。前者多用于眼睑整形、泪道再通等手术，在巩膜表面直接向睫状体或视网膜脉络膜施行光凝治疗的也属此种。

2. 直接检眼镜法

将激光器融入直接检眼镜，两者光路同步，用于眼底病的激光治疗。早年应用的红宝石激光曾用此方法。

3. 裂隙灯活体显微镜光路法

将激光融入裂隙灯活体显微镜装置，使其与裂隙灯光路同步。加用三面镜或专门的激光透镜，可以用于包括周边视网膜在内眼底各部分的激光治疗。是目前应用最广泛的导入途径。

4. 间接检眼镜法

将激光融入双目间接检眼镜的光学系统，使其成为激光间接检眼镜，可用于眼底激光治疗。该方法具有照明度高、视野大、可行周边眼底治疗等优点。

5. 激光探针法

把光导纤维的末端连接到激光探针上，通过巩膜或手术切口直接引入眼内，是目前玻璃体切割术中施行眼内直接视网膜光凝治疗最常用的手段。

二、眼病的激光治疗

（一）糖尿病视网膜病变的激光治疗

在全身控制糖尿病的基础上，激光光凝治疗至今仍是治疗糖尿病视网膜病变（diabetic retinopathy，DR）的主要手段。临床研究已经证实，激光治疗 DR 可以降低致盲风险，改善或稳定病情。

1. 治疗机制

DR 引起的视网膜最基本的病理损害就是微循环的改变，毛细血管闭塞，组织长期缺氧诱发新生血管增生，进一步的新生血管出血并引发一系列眼内并发症。激光治疗的目的就在于通过光凝消除视网膜无灌注的缺氧区，预防新生血管形成，消除已出现的新生血管，尤其防止黄斑区的水肿、渗出或出血，预防或治疗并发症，最大限度地保护视功能。

2. 光凝方法

根据DR的严重程度及临床需要，一般采用下列四种光凝方法。

(1)局灶性视网膜光凝：多用于非增生性DRⅢ期患者，针对无灌注区的光凝。

(2)全视网膜光凝术：是目前应用最广的激光光凝方法，主要是针对最易导致视觉损害甚至失明的增生性糖尿病视网膜病变(proliferative diabetic retinopathy，PDR)的治疗。目前认为该光凝方法的治疗机制是激光光凝破坏了部分耗氧量高的光感受器色素上皮复合体，降低了视网膜的耗氧量，同时增加了脉络膜毛细血管对内层视网膜的供氧，减少因缺血诱导的新生血管生长因子的合成和释放，抑制新生血管生成，促使已形成的新生血管消退，控制或延缓了PDR的进展。其具体操作是从赤道部到后极部，除盘斑束及其黄斑区以外，施行广泛密集的视网膜光凝治疗。光凝斑大小一般200~500 μm，时间0.2秒，能量自100 mW起，致产生灰白色光凝斑为宜。一般要击射1000~1600个光凝斑，分3~4次完成。

(3)超全视网膜光凝：对较严重的增生性DR，尤其是已出现虹膜新生血管甚至继发青光眼者，应行超全视网膜光凝。除光凝斑密度加大外，光凝范围亦要加大，自赤道部至锯齿缘的周边视网膜均应光凝，向后融入黄斑区周围的格栅样光凝区。

(4)格栅样光凝：是目前另一最常用的治疗DR的激光光凝方法，主要用于治疗糖尿病性黄斑水肿(diabetic macular edema，DME)，这是另一种导致视力严重损害的糖尿病眼部并发症。格栅样光凝能使DME消退的主要机制是激光光凝减少了视网膜光感受器的耗氧量，改善了供氧及血液循环。有研究显示，光凝区视网膜前氧分压增加，视网膜氧含量高于未治疗区，异常血管总渗漏区域缩小，使黄斑水肿消退。亦有研究显示，格栅样光凝术后，可致视网膜血管自主调节性收缩，血流量减少，从而减轻DME。另有研究认为，此种光凝术可以重新修复视网膜外屏障，光凝后增生的色素上皮细胞可以重新铺满光凝区，并可释放抗血管生长因子，最终改善DME。其治疗方法是在黄斑中心凹以外500 μm，击射100~200个直径100~200 μm、环绕中心凹呈格子样分布的光凝斑。光凝斑的间距为一个光凝斑直径。光凝强度比全视网膜光凝弱，以光凝斑呈浅灰色反应为宜。若考虑避免乳斑束受损，也可排列成开口朝向视盘的C形。

(二)视网膜静脉阻塞的激光治疗

1. 治疗机制

光凝可以封闭破裂或扩张的毛细血管及微小静脉，阻止或减少出血，减轻静脉回流的压力，缓解渗出、水肿，尤其是减少受累黄斑区的血流灌注，减轻其水肿。光凝视网膜无灌注区，减少其组织耗氧量，防止新生血管及随之出现的并发症。近年研究发现激光可以击穿视网膜静脉壁及其下的Bruch膜，诱发视网膜静脉与脉络膜静脉形成吻合，使静脉内的血流顺压力梯度从脉络膜静脉流出眼外，消除或减轻视网膜静脉血流障碍，减少并发症的发生。

2. 治疗方法

治疗原则基本与DR激光治疗相一致。

(1)全视网膜光凝：适宜于缺血性视网膜中央静脉阻塞。对严重病例尤其是出现虹膜新生血管者，应当施行超全视网膜光凝。对非缺血性视网膜中央静脉阻塞，仅行600个左右较稀疏的全视网膜光凝即可。对缺血性分支静脉阻塞的病例，可行全视网膜光凝或象限性视网膜光凝。

(2)格栅样视网膜光凝：用于黄斑水肿者。

(3)激光诱导的脉络膜视网膜静脉吻合术：该方法适用于非缺血型视网膜中央静脉阻塞伴黄斑水肿加重者，有人认为黄斑部仍有灌注的缺血型中央静脉阻塞及侧支静脉阻塞也可以应用。采用氩蓝绿或氩绿激光、染料激光、Nd：YAG 激光，在视网膜颞下或鼻下静脉第一分支以外距视盘 3PD 处行激光击射，以视网膜出现一气化泡、少量出血甚或少量玻璃体积血为视网膜静脉及 Bruch 膜被击穿的标志。

(三)视网膜脱离的激光治疗

1. 治疗机制

激光光凝产生的渗出性炎性反应，导致视网膜和脉络膜形成局限性瘢痕粘连，使视网膜神经上皮层牢固黏附于色素上皮层及其下的脉络膜，预防或封闭视网膜裂孔，防治视网膜脱离。

2. 治疗方法

(1)视网膜变性区的光凝治疗：对于具有视网膜脱离潜在危险的赤道部及周边部视网膜变性区，适宜行光凝治疗。具体方法是在变性区边缘做 2~3 排环绕光凝。周边部视网膜较薄，尤其是变性区更甚，故光凝能量应适当降低，以免导致视网膜出血等损伤。

(2)视网膜裂孔的光凝治疗：适宜于光凝治疗的视网膜裂孔包括：①位于赤道或周边部有导致视网膜脱离危险的干性裂孔。②新鲜孔源性视网膜脱离，裂孔小、无牵拉，卧床后视网膜可以复位者。③视网膜脱离复位手术中视网膜裂孔眼内补充光凝。属于第一种情况者，直接在裂孔周围做2~3 排环绕光凝斑即可。已有视网膜浅脱离者，除在裂孔缘行一环形光凝外，应在视网膜脱离区以外行 2~3 排环绕光凝。一般用直径 100~500 μm 光斑，功率 200~500 mW，曝光时间 0.1~0.2 秒。至于第三种情况，光凝强度应增加，可选用 500 μm 光斑，曝光时间 0.2~0.5 秒。

(3)黄斑裂孔的光凝治疗：对出现视网膜脱离迹象或已出现浅脱离者，本身又无手术条件时，可以选择不易被叶黄素吸收的氪黄激光等进行光凝治疗。若属于前者，应当在裂孔边缘做一排骑跨式光凝；若为后者，可在裂孔缘外 1000 μm 的非脱离区做环形光凝。由于黄斑区视细胞密集，对于此处的激光光凝治疗应当持非常慎重的态度。

(四)视网膜静脉周围炎的激光治疗

视网膜静脉周围炎又称 Eales 病，是以周边部视网膜分支静脉阻塞、反复发生的视网膜前出血、玻璃体积血为主要病理表现的疾病。故其激光治疗的机制和糖尿病视网膜病变及视网膜静脉阻塞相同，对病变区的光凝治疗可以促进出血吸收，破坏视网膜的无灌注区，防止新生血管的发生，并有助于控制血管的炎性病变。故多主张在其早期行激光光凝治疗。

选用蓝、绿、黄色等易被血红蛋白及黑色素吸收的激光均可。若用氩激光，其治疗参数可选取为光斑 200~300 μm，功率 200~500 mW，曝光时间 0.2~0.3 秒。对于周边部病变，能量可适当放大。

(五)黄斑部疾病的激光治疗

1. 中心性浆液性脉络膜视网膜病变(central serous chorioretinopathy, CSC)

目前认为激光光凝是对 CSC 疗效比较确切的治疗手段，其治疗机制可能是激光的热效应破坏了损伤的 RPE 细胞，同时也刺激周围正常 RPE 细胞增生修复损伤面，使 RPE 屏障功能得以恢复，即封闭了渗漏点。此外，热效应可刺激改善相应区域的脉络膜毛细血管的血液循环，形成新的回流通道，使神经上皮下的积液由此流向脉络膜，消除黄斑部水肿。

临床研究显示激光治疗可使 CSC 缩短病程，减少复发，较其他疗法的治愈率高，故有人主张对有激光治疗适应证的 CSC，应尽早行激光光凝治疗，对那些无自愈倾向和反复发作者而言更是首选治疗措施。

对 FFA 显示渗漏点在距黄斑中心凹 200 μm 以外者均可考虑激光治疗，但对距中心凹 200~500 μm 的渗漏点，应当采用小能量光凝，以免伤及黄斑区视细胞。

2. 中心性渗出性脉络膜视网膜炎

激光光凝的目的是抑制消除新生血管，控制出血渗出，保存部分有用的中心视力，临床观察有效。但是操作应当相当慎重，能量不足会刺激新生血管增生，过强又可致 Bruch 膜损害。适应证也应当严格掌握，一般只对活动期患者行光凝治疗。对位于毛细血管拱环外非乳头黄斑束新生血管可行光凝，对黄斑周围出血则禁忌光凝。

3. 年龄相关性黄斑变性(age-related macular degeneration, AMD)

激光治疗仅限于渗出性 AMD。和中心性渗出性脉络膜视网膜炎一样，亦是针对其新生血管膜和渗出灶，使其处于稳定的“干性”状态。

研究显示，激光光凝对隐匿型 CNV 疗效欠佳，而对边界清楚的中心凹以外的 CNV 是一理想的治疗选择。有人认为新生血管和渗出位于中心凹以外 200 μm 者可行光凝治疗；一眼已明确诊断且尚无明显新生血管的对侧眼，只要渗出病灶在中心凹以外 500 μm 也可考虑光凝；干性病灶边缘出现明显荧光渗漏者亦应光凝。

氪黄激光应作为首选，治疗参数与中心性渗出性脉络膜视网膜炎相当。在病灶近中心边缘做密集骑跨光凝，在其外做覆盖全病灶区的成排光凝。

(六)青光眼的激光治疗

1. 激光周边虹膜切除术

(1)治疗机制：利用激光产生的热凝效应、电离光爆破效应等物理作用，可以将虹膜组织行全层局部切除，以代替手术虹膜周边切除术，达到防止和逆转前房角关闭的目的。具有这一效能的激光器有氩激光、Nd：YAG 激光或氩激光与 Nd：YAG 激光的联合，以及波长 810~840 nm 的半导体二极管激光等。

(2)适应证：①急性闭角型青光眼临床前期、前驱期和前房角仍然没有开放的间歇期。②用缩瞳剂能控制眼压的早期瞳孔阻滞或部分瞳孔阻滞性慢性闭角型青光眼。③尚未形成虹膜周边前粘连的瞳孔阻滞所致的继发青光眼。④眼解剖参数显示为发生闭角型青光眼高危个体者的预防性治疗。

(3)治疗方法：选择颞上或鼻上周边部的虹膜隐凹或其他较薄的虹膜部位，以适当的激光予以击射。若为氩激光，可用光斑 50 μm、功率 1000 mW、时间 0.2 秒，用单点重复击射法，1~30 个脉冲即可完成。若为 Q-开关 Nd：YAG 激光，一般激光能量在 3~15 mJ，1~6 个脉冲即可完成切割。若为氩离子及 Nd：YAG 组合激光机，可先用一定能量的氩激光将被击射处虹膜热凝使其萎缩变薄，然后再用 Nd：YAG 激光击射。对半导体二极管激光的所用参数为：光斑 50~100 μm，时间 0.05~0.1 秒，功率 1000~2000 mW。

2. 激光周边虹膜成形术

激光光凝周边虹膜可使周边虹膜变薄，增宽前房角，是治疗早期非瞳孔阻滞性青光眼的有效措施，并可作为部分瞳孔阻滞性青光眼的补充治疗。

(1)治疗机制：光凝部位的周边虹膜表面成纤维细胞增殖，胶原蛋白形成，光凝斑周围虹膜向心性收缩，使虹膜根部变得平坦，使那些因周边虹膜明显增厚或高褶虹膜所致窄前房角、闭角型青光眼的虹膜变薄、平坦，前房角增宽或重新开放。同时，瘢痕后的虹膜组织挛缩，可使不甚牢固的周边虹膜前粘连的虹膜退缩，拉离小梁网，使前房角重新开放。

(2)适应证：①虹膜高褶综合征。②因周边虹膜偏厚、睫状体前移所致房角变短等非瞳孔阻滞因素性早期慢性闭角型青光眼。③瞳孔阻滞和非瞳孔阻滞因素共存的闭角型青光眼周边虹膜切除术的补充治疗。④有临床研究显示也可以用于急性闭角型青光眼，以及睫状环阻滞型、膨胀期白内障、晶状体半脱位等晶状体源性青光眼的治疗。⑤周边虹膜切除术及周边虹膜激光光凝术失败病例的重复光凝治疗。

(3)治疗方法：多采用氩激光、倍频 532 激光等。一般行 360°周边虹膜光凝，应用氩激光者，可行 24~36 个光凝点，相邻两个光凝点之间相隔约 2 个光凝斑直径；光凝斑直径 500 μm，曝光时间 0.5 秒，功率 200~400 mW。应用倍频 532 激光者，采用的参数是 360°，40~50 个光凝点，光凝斑直径 200~300 μm，曝光时间 0.3~0.4 秒，功率 250~400 mW。

3. 激光小梁成形术及选择性激光小梁成形术

1979 年氩激光小梁成形术开始用于原发性开角型青光眼的治疗，1995 年又研究出选择性激光小梁成形术，因其选择性作用于含黑色素小梁细胞而对其他小梁网组织不产生损伤而得名。

(1)治疗机制：激光小梁成形术是将激光直接击射于小梁网的治疗方法，其治疗机制认为是在激光的热凝作用下使小梁网的胶原纤维收缩，牵引小梁网，使小梁网网眼开大，并使 Schlemm 管扩张，房水引流增加。常用的激光器有氩激光等。

选择性激光小梁成形术是利用倍频 Q-开关钕：YAG 激光对小梁网进行同样的击射，采用适当的能量参数，可选择性作用于含黑色素小梁细胞，而对其周围组织不产生损伤。其作用机制目前认为是激光光凝后，可使小梁细胞裂解，所激发的生物效应，通过释放趋化因子、细胞因子，更新小梁网组织细胞，梳理小梁网间隙，促进房水引流。

(2)适应证：①原发性开角型青光眼：药物治疗不能控制眼压。②抗青光眼滤过手术失败，且功能小梁清晰可见者。③前房角后退性青光眼。④假性晶状体囊膜剥脱性青光眼。⑤色素性青光眼。⑥青少年型青光眼。

(3)治疗方法。

①激光小梁成形术：利用 Goldmann 房角镜或特制的倾斜角为 59°或 62°的反射镜置于眼表，并将裂隙灯调到 16~25 倍，以便能清晰地观察到小梁及前房角结构。若使用氩蓝绿激光，其光斑设计为 50μm、时间 0.1 秒、功率 300~1000 mW 起始，对无色素小梁能量适当加大。光凝位置应在功能小梁与非功能小梁的结合部。在色素性小梁网，光凝斑应跨于色素带

的前缘。在无色素小梁网，因其界限难以识别，可光凝于其中央。光凝范围可为180°甚至360°，以获得理想的降压效果为宜。光凝斑80~100个，可1~2次完成。

②选择性激光小梁成形术：是利用倍频Q-铉：YAG激光，击射鼻侧或颞侧180°小梁网，光凝斑4 μm，脉宽3纳秒，能量设置0.4~1.8 mJ，光凝斑点数50~80。

4. 睫状体光凝术

(1)治疗机制。睫状体是一黑色素及血管极为丰富的组织，极易吸收激光光能并转化为热能。这种光热和光凝作用可以直接破坏睫状上皮细胞，影响房水的生成。光凝所造成的睫状突血流降低，也能致房水生成减少。光热所引起的睫状体炎性效应，可以增进葡萄膜巩膜通道的功能。鉴于以上降眼压效应，又是以损害睫状体的破坏性手术，临床上常用其治疗某些类型的难治性青光眼，比同样是破坏性手术的睫状体冷凝和电凝术有较多优点，近年来有取而代之的趋势。

(2)适应证。主要用于以药物和手术均难以控制眼压或不宜行青光眼手术的青光眼，如新生血管性青光眼、无晶状体性青光眼、人工晶状体术后的青光眼、穿透性角膜移植术后的青光眼、伴有葡萄膜炎或角膜炎的青光眼、外伤性青光眼等。

(3)治疗方法。根据激光导入眼内的进路不同，将其分为经巩膜、经瞳孔和经眼内三种光凝技术。

①经巩膜睫状体光凝：因其简单易行，是目前临床应用最多的一种。多采用钕：YAG激光和半导体激光。前者为波长1064 nm的近红外光，对巩膜有良好的穿透力。后者波长为800~850 nm，其巩膜穿透力虽不及前者，但却极易为黑色素组织所吸收，均能产生较好的治疗效应。具体操作中又有接触性照射和非接触性照射法两种，前者是将激光探头与巩膜接触，后者则是在一定的距离将激光束照射于作用位置。激光一般照射于角膜缘后1.5 mm，激光探头或激光束与巩膜垂直。所用激光的能量大小及光照时间、光凝斑的多少，以及是做180°还是360°，依所用的激光性质、青光眼的严重程度及所采用的治疗方法各不相同。接触式光凝的优点是定位较准确，不受患者眼动的影响，所需激光能量较低，操作方便，是目前较多采用的治疗方法。

②经瞳孔睫状体光凝：在角膜前置放三面镜，同时行巩膜压陷，经充分散大的瞳孔在直接观察到睫状突的情况下，直接将激光经瞳孔击射到睫状突作用部位。其优点是在直视下操作，能更精确地定位及控制光凝能量，选择性光凝睫状突，不伤及周围组织。但必须有一透明的角膜，瞳孔能充分散大，睫状突能较多暴露。这些条件在青光眼患者一般较难达到，故对无晶状体青光眼可试行治疗。

③眼内睫状体激光光凝：此种方法仅适用于那些青光眼又必须行玻璃体切割术的患者，如糖尿病视网膜病变并玻璃体积血、新生血管性青光眼患者，在进行玻璃体切除的同时可行睫状突光凝术。

(七)白内障的激光治疗

(1)白内障术后晶状体后囊膜混浊的激光治疗

①治疗机制。Q—开关Nd：YAG激光等，有极强的等离子体爆破效应，故有极强的光分裂、切割眼内组织的作用，临床上用其击穿并切掉瞳孔区混浊的后囊膜，是目前治疗白内障术后晶状体后囊膜混浊的最有效方法。

②适应证。外伤及白内障术后瞳孔区晶状体后囊混浊并影响视力且有一定的配合能力者，均可采取此治疗方法。

③治疗方法。根据白内障术后晶状体后囊膜混浊的具体情况，如有无人工晶状体、有无张力及混浊的严重程度等，治疗方法和所用能量有所不同。一般应用Q—开关Nd：YAG激光1 mJ能量，即可击穿后囊膜。在能切开后囊膜的情况下能量越小越好，对有人工晶状体者更应如此。同时聚焦点应十分准确，并尽可能避开对视轴区的击射，以免损伤人工晶状体。

(2)激光人工晶状体前膜切开术：

①治疗机制。利用上述激光切割作用将人工晶状体前膜切开，切开缘随之发生皱缩，并与人工晶状体前表面分离、脱落。

②适应证：①前膜较厚影响视力者；②致瞳孔阻滞，形成继发青光眼者。

③治疗方法：同后发障治疗。

(3)白内障术前激光破囊。

对有晶状体半脱位或悬韧带不健全的患者，为减少术中对晶状体的机械振动，可于术前应用Q—开关钕：YAG激光行环形破囊。在充分散大瞳孔后，以1~2 mJ单脉冲能量，在瞳孔缘内1 mm做环形连续击射，形成一前囊膜环形破口。

(4)激光白内障摘除术。

掺铒石榴石(Er：YAG)激光器的问世，为白内障激光乳化手术的开展展示了一新的治疗途径。现已发现波长2940 nm的Er：YAG红外激光对组织有很好的气化、切割、粉碎作用，能将晶状体核粉碎，又可避免超声粉碎的机械振动作用。

近年来备受瞩目的飞秒激光能在组织内进行精确切削，对切削区以外的组织影响较小，具有极高的安全性，在白内障手术切口、破囊乃至晶状体皮质及核组织的碎裂等步骤均已开展临床应用，但目前尚缺乏大规模临床样本的分析报告。该疗法能否和超声乳化白内障手术一样，为白内障手术开辟一个更为科学、安全、微创的治疗领域，有待进一步观察。

(八)准分子激光治疗屈光不正

多年来人们一直在研究通过改变角膜曲率来治疗屈光不正。因为角膜是最重要的屈光介质，其屈光力(+43.05D)约占眼球总屈光力(+58.64D)的70%。目前能达到这一需求较为理想的方法之一就是波长为193 nm的准分子激光角膜切削术。

(1)治疗机制。波长193 nm的准分子激光脉冲，具有高达64 eV的能量，以打破角膜组织分子的结合链。每一激发脉冲仅可切削0.2~0.25 μm厚的角膜组织，尚不到一层角膜胶原纤维板的厚度，且具有良好的均匀性。故在计算机控制下利用小光斑飞点技术，可以根据需要在角膜表面任何部位，施行以一层角膜胶原纤维板为单位的显微切削术。加之此种激光极为低微的穿透力和热扩散性，对其相邻的角膜组织几乎无任何损伤，对角膜内皮、晶状体等也不会有任何副作用。因此准分子激光矫治屈光不正已广为应用。

准分子激光治疗近视眼是对角膜中央进行切削，使其表面趋于扁平，前表面曲率半径加大，屈光力降低。而对远视眼的治疗，则是切削角膜中央光学区的周围部分，使其光学区前表面的曲率半径相对变小，加大其屈光力。对散光眼的治疗，则是根据其屈光状态的需要，对角膜中央光学区采取相应的不对称切削。在术前准确验光的基础上，将其屈光数据及其他角膜解剖参数输入计算机，激光机即可以按要求准确完成屈光手术。

(2)检查及手术设施。经过多年的发展，该项技术已日趋成熟。其中检查及手术设施的进一步完善起了决定性作用。目前这些检查治疗设施仍在不断改进，像波前引导的切削技术的广泛开展，有望能使角膜在激光切削重塑后获得比术前矫正视力更好的视功能。

(3)治疗方法。刚开始应用的治疗方法被称为准分子激光光学角膜切削术(photorefractive keratectomy，PRK)，后来又研究出可以用于治疗更高度数屈光不正的激光角膜原位层状重塑术(laser assisted in site keratomileusis，LASIK)，以及近年来又出现可用于角膜较薄屈光不正患者的激光上皮角膜重塑术(laser epithelial keratomileusis or laser epithelial keratoplasty，LASEK)。

①PRK：操作较为简便易行。用机械或其他方法将拟手术区的角膜上皮层去除，随之依已输入计算机内的手术参数行激光切削，即可按要求对角膜完成重塑，成为正视屈光状态。但该术式仅对-6.00D以下的近视眼及-1.00D以下的散光眼效果较好，术后痛苦大，角膜雾浊的发生率也较高，LASIK术式则能克服其某些缺点。

②LASIK：是角膜板层技术和PRK相结合的治疗方法。是用一特殊的板层角膜刀，在角膜中央做一直径7.5~8 mm、厚130~160 μm，包括角膜上皮层、前弹力层和浅基质层的带蒂角膜瓣，在其下做基质层PRK，然后将角膜瓣复位。

该手术的优点是可以应用于高度近视眼患者，保留了上皮细胞层及前弹力层，解剖结构趋于合理，并减轻了患者的术后痛苦。但角膜中央厚度低于500 μm的高度近视眼患者不宜施行此种手术，这是由于其角膜瓣虽然复位，但已基本上不具有其原有的张力作用，切削后剩余的中央角膜实质厚度不能小于300~350 μm。因此实行此手术的患者的角膜中央厚度一般要大于500 μm。对于中央角膜实质厚度小于500μm的患者可以考虑施行LASEK手术。

③LASEK：LASEK与LASIK不同的地方是先做一带蒂的角膜上皮瓣，在其下行PRK操作，然后将角膜上皮瓣复位。故此术式与PRK基本类似，只是保留了完好的角膜上皮层，术后恢复快，痛苦较PRK轻，并发症少，而且可应用于角膜厚度低于500 μm的高度近视眼患者。

角膜上皮瓣的手术操作是用一特制的微环钻，在角膜中央做一直径8 mm、深70 μm的预切口，再以20%乙醇作用30秒使其与前弹力层松解，然后用器械将其分离。在其下行PRK操作。

(九)准分子激光切削术治疗角膜表层病变

利用上述准分子激光治疗机制，临床上已用其治疗浅层角膜混浊。另外，其对表层炎症、糜烂、变性及大疱性病变的临床疗效亦有报告。

(十)虹膜病变的激光治疗

利用激光对组织的热凝及切割爆破效应行虹膜周边切除防治青光眼，以及对虹膜后粘连致瞳孔阻滞性继发青光眼等的激光治疗已如前述，对其他虹膜病变的治疗亦有广泛的应用。

(1)瞳孔膜存留。多采用Q—开关Nd：YAG激光，以每脉冲2 mJ起，以能将残膜击碎的最低能量为宜。根据残膜的厚薄及面积大小，可一次或多次完成治疗。

(2)虹膜囊肿。多采用氩离子激光或半导体激光，以对角膜和房水有良好的透过性、能为含色素较多的囊壁所吸收的激光为宜。本方法简便易行，将囊肿壁击破后再对已皱缩的囊壁行密集光凝，进一步粉碎，可避免其复发。

(3)瞳孔移位。手术、外伤及先天畸形均可致瞳孔移位。利用氩激光的热凝作用可使虹膜组织收缩，将瞳孔矫正至较正常的位置。利用 Q-开关 Nd：YAG 激光的爆破切割作用也可达此目的。两者各有利弊，对瞳孔移位较轻者可选择前者，较重者可选择后者。

（十一）泪道病的激光治疗

高能量短脉冲 CO_2 激光对组织的气化作用和 Nd：YAG 激光对组织的爆破切割作用，均能在瞬间内清除掉或击穿某些组织。临床上利用其此种效应治疗泪道疾病，现已有多种用于此项治疗的激光机。

（1）泪道阻塞。可以应用波长 1064 nm 的静态脉冲 Nd：YAG 激光探头，在导管引导下至阻塞部位将其击穿，使泪道再通。

（2）慢性泪囊炎。利用 CO_2 激光，以其不同的激光能量，在内镜引导下自鼻腔向上先后击穿鼻黏膜、泪骨及泪囊壁等，逆行完成鼻腔泪囊吻合术，在临床上已有开展。但由于激光所切的骨孔不够大，常因骨孔处膜性闭塞而致手术失败。

在经皮肤切口的鼻腔泪囊吻合术中，以激光辅助击穿泪骨及鼻黏膜者亦有报道。但此术式较常规鼻腔泪囊吻合术的优点并不突出，且不够经济，目前并未普及。

（十二）激光眼睑成形术

波长 10600 nm 的远红外激光对组织有极强的气化切割力，且其热效应极少向邻近组织扩散，临床上常用其行眼睑成形等美容手术。故高能超脉冲 CO_2 激光器又称为美容激光器，广泛用于重睑手术、睑袋切除、皮肤去皱等美容手术。

三、激光光动力疗法与飞秒激光在眼科的应用

（一）激光光动力疗法在眼科的应用

光动力疗法（photodynamic therapy，PDT）是在激光和化学物质的共同作用下发挥治疗效应的治疗方法。多年来一直用其治疗肿瘤尤其是恶性肿瘤，近年来除应用眼部肿瘤外，在 AMD 等其他眼病中亦有应用。

1. 治疗机制

某些化学物质，如血卟啉衍生物（hematoporphyrin derivative，HPD）等通过静脉进入体内后，肿瘤细胞和新生血管对其的亲和力比正常组织大 2～10 倍，因此在这些组织部位有高密度分布。这种光敏剂在特定波长激光的照射激发下会发生光化学反应，产生氧化能力极强的单态氧，后者可破坏组织细胞的各种细胞器，因此对照射部位细胞有极强的杀伤力。研究还发现单态氧可攻击血管壁，使其细胞成分发生不可逆的氧化损伤，如内皮细胞坏死脱落，这种病理改变又为血栓形成并致血管阻塞创造了条件。因此利用以上病理效应，眼科临床中可用 PDT 治疗眼部恶性肿瘤及用于以破坏新生血管为目的的某些眼病的治疗。不同部位的病变、新生血管，应选择不同波长的激光及相应的光敏剂。

2. 常用的光敏剂及照射激光

（1）HPD：为最早应用的光敏剂，亦称第一代光敏物质。其最大吸收波长为 630 nm，常用于肿瘤的治疗。其缺点是皮肤光敏毒性较强，组织穿透力低，临床应用有限。

(2)玫瑰红：最大吸收激光波长 550 nm，可以选择性作用于眼部新生血管。

(3)酞菁类光敏剂：对波长为 175 nm 的红外光有很强的吸收力，被认为是一较理想的光敏剂。

(4)苯唑卟啉衍生物(benzoporphyrin derivative，BPD)：又称第二代光敏物质，最大吸收光波波长 689 nm 或 692 nm。其组织穿透力强，皮肤光毒性较 HPD 低，但细胞毒性却较 HPD 高 10~70 倍，并有良好的亲肿瘤特性，被认为是一较有临床应用前景的光敏剂。

3. 临床应用

(1)PDT 治疗 AMD：此项治疗在国内外均已开展，主要是针对渗出性 AMD，使其 CNV 闭塞，临床效果是肯定的。目前认为 BPD 是消除其 CNV 最理想的光敏剂，与其匹配的激光为波长 699 nm 的半导体激光，以低能量输出为原则，设计出各项相应的操作参数，病变部位可持续光照 83 秒，视盘 200 μm 范围内禁忌光照，治疗后避光 24 小时。

(2)PDT 治疗脉络膜黑色素瘤：PDT 是一治疗眼部恶性肿瘤较新的治疗方法，国内外已有多年的实验及临床研究。以往所用的光敏剂多为 HPD，所用的激光有大功率氦—氖激光、波长 630 nm 的染料激光、514 nm 的氩激光等，各有利弊。但由于光敏剂及所用激光的各种缺陷以及受眼部组织等多方面因素的影响，至今仍未普及，尚在探索当中。

近期我国曾用 BPD 作为光敏剂，用波长 692 nm 的氩离子染料激光进行动物实验研究。静脉注射 BPD1 mg/kg，照射剂量 80 J/cm^2 以上，对厚度为 3.0~4.6 mm 的脉络膜黑色素瘤有明显的治疗作用，并认为利用 BPD 作为光敏剂的光动力学治疗，可能成为一种选择性治疗脉络膜黑色素瘤的新疗法。

(二)飞秒激光在眼科的应用

飞秒激光具有频率高、脉宽窄、能量低、瞬时功率高，对周围组织热和机械损伤都很小等优点，使得飞秒激光在眼外科领域备受瞩目，其治疗范围和临床应用快速拓展。其治疗机制前已叙述，以下主要就其在眼科的应用进展进行概述。

1. 屈光手术

飞秒激光应用于 LASIK 中制作角膜瓣与传统的机械板层刀相比具有预测性更好，安全性更高，角膜瓣厚度具有很高的均一性、精确性和重复性，高阶像差明显减少，感染几率降低以及术后干眼症的发生率减少等优势，为角膜屈光手术提供了更为高效和安全的技术基础。同时，“全飞秒”激光屈光手术技术已开始临床应用，使一种新的屈光手术的应用成为了现实，由于它不再需要准分子激光，为了区别于其他已知的屈光手术，尤其是飞秒 LASIK(需要准分子激光行实际屈光消融)，这种手术被命名为飞秒激光基质透镜切除术。同时，飞秒激光基质透镜切除术式同源的微创改进术式——微小切口基质透镜切除术也已出现。

2. 角膜移植手术

在深板层内皮角膜移植术中，飞秒激光辅助深板层内皮角膜移植术产生很少的光雾，对于雾状水肿、内皮功能紊乱的角膜进行深层次的切割时可避免发生角膜膨隆、角膜穿孔等，同时减少了压力作用于角膜上皮时引起的上皮擦伤，且不需要水润滑，不会使水和碎屑进入板层交界面，并且制作角膜瓣不需要角膜表面的切口与缝合，减少了术后高散光及上皮停止生长等问题。在穿透性角膜移植术中，飞秒激光聚焦到角膜的任何层面，能轻易制作穿透性的全层切口，精准控制各个切削点，形成整体化切削，在切口严密性、耐渗漏压方面优于传统穿透性角膜移植术。

3. 青光眼

有研究通过对巩膜脱水，使巩膜半透明，并且应用1700 nm波长的飞秒激光来增大巩膜对光谱的透过率，在离体水合巩膜片上完成了不损伤表层组织的表面下切割。这种切割方式的隧道形态更加规则，保持了滤过道的通畅，达到有效地引流房水和降低眼压的目的。同时飞秒激光能够在不损伤周围组织的情况下切穿小梁网和Schlemm管内侧壁，同时保持Schlemm管外侧壁的完整性。

4. 虹膜切除术

有报告观察飞秒激光对猪眼虹膜的切割效果，显示虹膜上的切口光滑整齐，对周围组织几乎不产生热损伤，同时飞秒激光虹膜切除时远低于传统氩激光虹膜切除所需的输出功率，意味着更小的附带损伤和更少的手术并发症。

5. 白内障

见前文“白内障的激光治疗”。

飞秒激光在巩膜、虹膜和晶状体等部位疾病的治疗研究大部分还在实验或临床验证阶段，但从目前的发展趋势看，飞秒激光有望为眼科领域带来更多突破性变革。

（施　雯　姜文敏）

第五章　玻璃体手术的操作技术

一、玻璃体手术的常规操作

(1)麻醉。多数手术可在局部麻醉下进行，按常规作球后麻醉和面神经阻滞麻醉，所用药物及方法同一般内眼手术。小儿可采用基础麻醉加局部麻醉。

(2)先在术眼表面贴外科手术薄膜，在睑裂处剪开薄膜后置开睑器开睑。

(3)球结膜切口。玻璃体手术的球结膜切口，有以下两种方式。

①在巩膜切口的部位角膜缘处或距角膜缘2 mm处作180°的不完全环形球结膜切口，适用于不需做巩膜环扎的玻璃体手术。

②L形或T形球结膜切口。在鼻上、颞上及颞下方准备做巩膜切口的部位，做三个L形球结膜切口。

如果同时联合巩膜外视网膜复位术，则宜作沿角膜缘的360°环状切开，于鼻上及颞下相对应处放射状切开。

选择在角膜缘后2 mm处切开球结膜的优点是：①血液不易渗入角膜接触镜下；②缝合后的球结膜切口闭合好，巩膜外加压物和巩膜切口缝线均不易暴露；③术后不会出现球结膜覆盖到角膜上的情况；④术后容易戴软性角膜接触镜。

(4)巩膜切口。

①经睫状体平坦部作三管式玻璃体切割术的三个巩膜切口分别在颞上、颞下和鼻上象限

(图 11-23)。

②成人的巩膜切口一般距角膜缘 3.5~4 mm，小儿的巩膜切口位于角膜缘后 2.5~3 mm。切口过前或过后可能导致损伤晶状体、视网膜或导致眼内出血。若为无晶状体眼或作晶状体切除术，则巩膜切口可适当靠前。

③巩膜切口的方向一般与角膜缘平行，常用刀宽为 1.4 mm 的特殊玻璃体手术巩膜穿刺刀(Greaf 刀)，其刀腹和切开巩膜切口的长度，正好与直径为 0.89 mm 的玻璃体切除刀头、导光纤维照明头及眼内手术器械的大小一致。切口过小可能使手术器械进入玻璃体腔困难，而且强行进出有可能导致术后视网膜锯齿缘离断。切口过大眼球不能在密闭状态下手术，常因眼压过低导致出血、脉络膜脱离、视网膜脱离等并发症。进刀的方向必须朝向眼球的中心，直至经瞳孔看到巩膜刀尖为止。

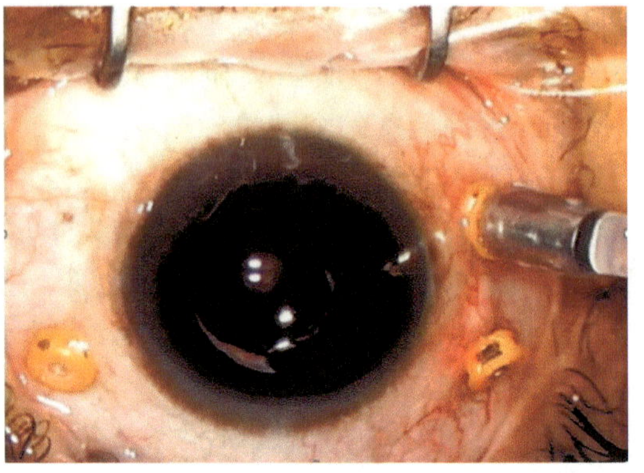

图 11-23　玻璃体手术入路示意图

④颞下象限的巩膜切口一般安置灌注导管，鼻上及颞上巩膜切口分别为导光纤维及切割刀的入口，两切口相距约为 150°，这样有利于切除上方周边玻璃体。

⑤预置缝线：20G 切口需预置及关闭切口的缝线采用 6-0 或 7-0 可吸收缝线较好，过细的缝线不能牢固固定灌注导管头，过粗的缝线术后可能引起异物感或排斥反应。当前，使用 23G\25G\27G 切口已经不需要预置缝线。

二、灌注导管头的放置与选择

(1)一般在颞下象限巩膜切口处放置灌注导管，根据患眼的需要可选择长度为 2.5 mm、4 mm、6 mm 不同型号灌注导管头，巩膜切口靠前的有晶状体眼者，可选用短针头；对巩膜切口靠后的无晶状体眼或玻璃体混浊浓密、估计睫状体较厚者可选用较长灌注导管头，一般常用 4 mm 的灌注管。

(2)在巩膜切口的两侧预置巩膜切口固定缝线后，置入灌注导管头必须通畅，一定见到灌注导管的尖端真正进入玻璃体腔内，用预置缝线固定灌注导管后，才开始向眼内灌注。若其尖端被睫状体或睫状膜阻挡，则可用进入切口的玻璃体切割头或导光纤维将其推开，但如为有晶状体眼，该动作较易损伤晶状体，故最好退出灌注管，用巩膜刀再次穿刺后，重新安装或改用较长的灌注管。

三、眼内灌注液的选择与应用

闭合式玻璃体手术是一个集眼内灌注、抽吸、切割、照明为一体的手术。灌注与抽吸保持动态平衡能维持一定的眼压，有利于手术的进行。被切除的玻璃体必须有灌注液填充，但灌注液绝非人工玻璃体，是一种玻璃体的代替品。常用的灌注液有以下几种：生理盐水、林格液、葡萄糖-碳酸氢钠-林格液(平衡盐溶液，BSS)和谷胱甘肽-碳酸氢钠-林格液(CBR)，临床常用平衡盐溶液。如无禁忌证，灌注液可以加入适量的肾上腺素、抗生素、激素。若为眼内炎症，灌注液中可加入规定浓度的抗生素。

四、眼内照明与观察

闭合式玻璃体手术是一种眼内显微手术，必须在手术显微镜下和眼内导光纤维照明下观察进行。如进行后部玻璃体手术，必须加用角膜接触镜。周边眼底观察则用带斜面的接触镜。

1. 手术显微镜的应用

对于进行玻璃体手术的术者而言，一个良好的立体感觉和适当放大倍数的主刀镜，对靠近晶状体后囊和进行视网膜前及下手术时尤为重要。手术显微镜的脚踏开关必须有能控制手术显微镜的 X-Y 轴控制杆，同时要具有可以调焦和调倍的功能，最好配备能同时连接眼内光凝的装置。

2. 导光纤维的眼内照明

导光纤维的眼内照明是手术不可缺少的部分，可避免各临界面的反射光，获得清晰照明。导光纤维必须是冷光源，照明亮度要能调节，一般照明亮度为 500 lx，不能过高，以免损伤视网膜。如导光纤维头联合膜剥离术装置，使一手多用，更有利于完成眼内操作的要求。为达到最佳的玻璃体切除效果，应使用最理想的照明方式。

(1) 直接照明：光束直接照在器械前端的功能部分，以便获得最好亮度。这种照明方式用于切除浓厚的玻璃体积血、剪除玻璃体条索或膜状组织及在视网膜前操作时。

(2) 间接照明：借助侧方的弥散光对被手术的组织照明。主要用于辨认较透明的玻璃体及半透明的增生膜等。

(3) 后部反光照明：光束照射于被操作组织方向的视网膜上，借助其反射光进行照明切口，此法于辨认透明或半透明的组织特别有用。

3. 吊顶灯

吊顶灯的优势在于复杂的玻璃体视网膜手术可以进行双手操作，譬如糖尿病视网膜病变术中电凝止血，视网膜前或视网膜下增生膜的剥除，周边部视网膜光凝或基底部前段玻璃体增生的清除等，从而减少了对手术助手的依赖。传统的玻璃体手术是一手照明、一手操作。部分手术医师利用导光纤维辅助剥除增生膜，就是双手操作的雏形。在复杂的增生性玻璃体视网膜病变手术操作中，如果能进行真正的双手操作，可大大提高手术的效率，缩短手术时间，并提高安全性。通过第四通道进行眼内照明或研制复合有眼内照明功能的多功能眼内器械是解决双手操作的办法。

五、玻璃体手术器械进入眼内方法

玻璃体器械进入眼内部分最大的直径为 0.89 mm，与 1.4 mm 宽巩膜刀所做的巩膜切口形成的孔径相一致，从而保证术中切口不出现渗漏。但不同的手术器械，其前端的形状各异，为避免器械进入切口时引起眼组织损伤，必须正确掌握各种器械进入切口的方法。

(1) 顶端齐平的器械如眼内导光纤维及眼内磁棒等，其前端齐平，呈小圆柱体，进入切口时，先将前端向切口垂直方向倾斜45°，让顶端的部分圆柱先进入切口，使切口部分开放。接着以进入切口的顶端部分作为支点，使器械前端转动90°，令切口完全张开，器械前端同时完全进入切口。最后通过令器械自转逐渐进入眼内。

(2) 顶端圆钝的器械如玻璃体切割头，其顶端圆钝部分较易进入切口，但切割口的朝向在进入和退出切口时，必须与切口的长轴方向相一致，以减少对葡萄膜和玻璃体基底部的损伤。

(3) 前端成角弯曲的器械常见的有玻璃体剪、视网膜镊、异物镊和铲等。它们进入切口的方法如下：先将玻璃体剪及视网膜镊或眼内异物镊前端的两叶闭合，然后让器械的尖端与切口呈垂直方向进入眼内。当器械的前端弯曲部分完全进入切口后，再让器械的杆部与切口呈垂直方向向眼内往复旋转的同时缓慢推进，以便器械成角弯曲的部分在玻璃体腔内作轻度来同摆动前进，减少对眼内玻璃体条索或增生膜的牵引。

六、玻璃体切除的操作

切割头插入方向应朝向玻璃体腔中央，必须在导光纤维照明下进行。切除玻璃体的顺序通常是先切除前部玻璃体，然后是中部与后部玻璃体，并吸除玻璃体后间隙的积血，接着切除脱离的玻璃体后皮质、周边部玻璃体及玻璃体基底部。切除混浊的玻璃体时，先作中心部局部切除，即先切除视轴区，然后在中央偏下方切除混浊玻璃体的后界膜，待观察到视网膜后再扩大切除范围。切割时，切割频率一般为400~800次/分，最大抽吸负压为26.6~33.2 kPa(200~250 mmHg)；如靠近视网膜，则切割率提高到800次/分以上，负压减为13.3~20 kPa(100~150 mmHg)。

1. 前部玻璃体切除

此时要避免损伤透明晶状体的后囊，操作时，先将手术显微镜对焦在晶状体后囊上，看清后囊与切割头位置的关系，然后再开始切割，或在玻璃体切割头前端进入眼内前从灌注导管注入一个小气泡，该气泡停留在晶状体后表面，以帮助术者确定晶状体后囊膜的位置。

切除前部的玻璃体，可采用同轴照明的手术显微镜，使眼内照明效果更好，一般不必使用角膜接触镜。为了切除紧靠晶状体后表面的混浊玻璃体，又不损伤晶状体后囊膜，需采用以下方法：

(1) 采用后部反光照明法对前部玻璃体进行照明。

(2) 先在前部玻璃体中央进行切除，形成一个透明腔，以便容易看清晶状体后的一层混浊玻璃体。

(3) 增加手术显微镜的放大倍数，切割头顶端靠近玻璃体前表面，但切割刀口转向侧方，与晶状体后表面呈90°角切除玻璃体。

(4) 切除的频率和吸引力应随部位进行调整，一旦晶状体后玻璃体被切除，切割头端向后移动，要减慢切除的频率并适当增加吸引力。

2. 中央部玻璃体切除

(1) 要放置角膜接触镜或广角镜系统，此时观察的视野范围扩大，但物像缩小，故需增加显微镜的放大倍数。

(2) 眼内导光纤维照明玻璃体切割头在玻璃体腔内要协调移动，从一侧到另一侧，从一个平面到另一个平面，且手术显微镜的焦点及 $X-Y$ 轴的位移装置要同步进行调整。

3. 后部玻璃体切除

应根据术前超声波检查有无视网膜脱离和玻璃体后脱离，采用不同的手术方法。

(1)无视网膜脱离和玻璃体后脱离：切割头在接近视网膜时，需把切割刀口背向视网膜，避免伤及视网膜。通过逐步增加负压吸引，使玻璃体后皮质在视盘区先产生后脱离，再逐步扩大玻璃体后脱离的范围(图 11-24)。后部玻璃体切除直至视网膜结构清晰可见为止。

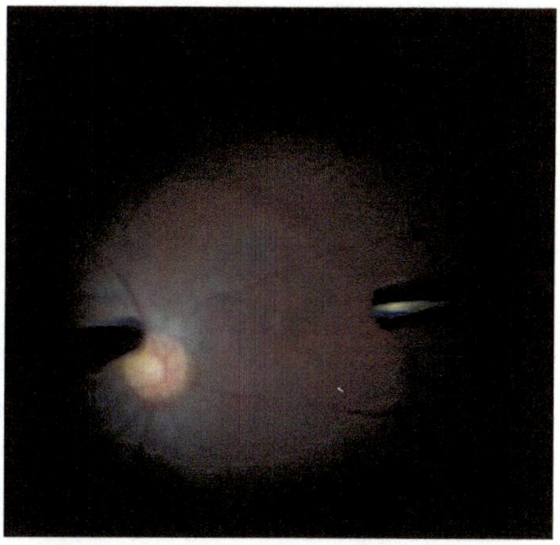

图 11-24　玻切头行玻璃体后脱离

在视网膜附近切除胶性玻璃体皮质时，切割头前端的运动方向应逐渐缓慢靠近视网膜，而不是离开视网膜，否则会产生对视网膜的牵拉。如出现对视网膜的牵拉，绝对不能使玻璃体切割头前端后退，而应立即停止吸引，保持该器械不动，单独作切除动作，使牵引消失。

(2)有完全性玻璃体后脱离伴视网膜前积血：在切除后部玻璃体时，暂不要切除玻璃体后皮质，以免视网膜前的积血弥散到整个玻璃体腔内，影响手术野的观察。此时，可先降低灌注瓶的高度，退出玻璃体切割头，改插入笛形针。插入时用示指按住针杆中段处硅胶管上的小孔，在导光纤维照明配合下，将笛形针前端经后皮质孔插入玻璃体后间隙。此时，应提高灌注瓶的高度增加眼压，同时移开放在硅胶管小孔上的示指，让视网膜前的积血经笛形针管道自行排出眼外。如视网膜前的积血出现沉积难以吸出，应再降低灌注瓶高度，用示指按住硅胶管上的小孔，同时挤压硅胶管，利用针端射出的液流将沉积的血液驱散后，再按前法吸出。

当视网膜前的积血被吸除后，再切除脱离的玻璃体后皮质。

(3)有视网膜脱离：切除后部玻璃体要格外小心，应先切除无视网膜脱离区的后部玻璃体，当眼底可见时，改用导光纤维前端去探明玻璃体与视网膜的粘连、牵引膜、视网膜前膜、纤维血管膜及视网膜裂孔等，以便作进一步手术处理。切除胶性的玻璃体皮质后，视网膜前膜的剥离及分割变得容易进行。此时，切割头的刀口应背向视网膜或视网膜前膜，灌注压力要低，并用低负压吸引及快速的切除频率进行玻璃体切除操作，必要时，用重水辅助。

4. 周边部和玻璃体基底部切除

周边部玻璃体切除的干净与否，是玻璃体手术成败的关键。为使玻璃体切割头充分发挥它的切除功能，可令切割头在玻璃体腔内以下列不同方式移动：自身旋转、清扫、蚕食、前后移动、水平旋转移动。

(1)自身旋转技术：这是以切割头的长轴为轴心使切割头的切割刀口绕轴心作转动，以保证每次切割动作均有混浊的玻璃体进入切割刀口内，充分提高切割效率。本法常用于切除玻璃体腔内浓密混浊的玻璃体。

(2)清扫技术：本法又称倾斜移动。它以巩膜切口为支点，让切割头的切割刀口像扫地一样做幅度不大的上下及左右缓慢摆动，以使切割头刀口始终与混浊的玻璃体或病变的眼内组织接触。常用于切除玻璃体中央及前部的泥沙样混浊玻璃体或稀薄的玻璃体积血。

(3)蚕食技术：如同蚕吃桑叶一样，先在待切除的病变玻璃体或增生组织处用切割头的刀口打开一个缺口，逐渐向缺口周围扩大，分别将不同部位的病变组织切除，有时可采用分割切除。这种技术是玻璃体切除基本操作的核心，应用最广泛，如能熟练掌握，可减少或防止许多并发症。常用于切除周边部的玻璃体，较小的玻璃体增生膜及条带、视网膜前膜，在靠近视网膜和视盘操作时，必须耐心及细致，切忌急躁及操作不当。

(4)前后移动技术：这是一种常用的操作方法，根据玻璃体病变的位置及欲切除的部位，将切割头的刀口作向前或向后的小范围缓慢推拉移动，如切口偏小，最好采用摇摆动作推进切割头，以免引起眼球变形及碰伤视网膜。这种技术常用于由玻璃体中央向周边或由周边向玻璃体中央的切除操作时。

(5)水平旋转移动技术：它是应用切割头杆部带动眼球围绕眼球前后轴作内或外旋转移动。这种操作时眼球会随切割头的摆动而作较大幅度的旋转。这种操作仅用于晶状体及前部玻璃体切除。此外，操作时照明必须充足及视野范围要较大。

玻璃体切割头要充分发挥其效率，除掌握上述操作技术外，尚需眼内导光纤维照明的完美配合，才能达到最佳的切除效果，并使并发症减少到最低限度。玻璃体切割头与导光纤维的配合操作常有以下三种方式。

1)上下移动：两器械配合，使眼球向上或向下转动，以便更清晰显示下方 5：00～7：00 方位或 11：00～2：00 方位的周边部玻璃体。同时配合使用 20°～30°的斜面角膜接触镜，使周边部玻璃体病变充分暴露并被彻底切除。此外，要注意导光纤维探头的光照角度，并及时调整显微镜的 *X*-*Y* 轴及焦距，以防止碰伤晶状体后囊。

2)进退移动：两器械同时向眼内推进或向眼外退出，双手互相配合，有利于暴露巩膜切口附近的玻璃体病变。当需要两器械交换位置时，推进及退出器械要准确稳妥，循序渐进，切除动作宜采用蚕蚀技术。

3)水平方位旋转移动：两个器械配合，互为支点，围绕眼球前后轴作水平方位旋转移动，以便迅速将晶状体及前段玻璃体切除。

在靠近脱离的视网膜附近进行切割时，导光纤维应置于切割头的前方，挡住视网膜，防止其被吸入切割头内。

七、玻璃体基底部的切除技术

锯齿缘前后各 2 mm 范围的玻璃体基底含有更丰富的胶原纤维，较容易发生粘连和增生。当其增生、收缩及前移时，会引起周边部视网膜的放射状固定皱褶，增生的组织可从周边视网膜延伸到睫状体平坦部、睫状突、虹膜背面或瞳孔缘，形成与锯齿缘平行的环形皱襞，这是临床上常见的前部增生性玻璃体视网膜病变，是复杂性视网膜脱离手术失败的常见原因。因此玻璃体切割术中，切除基底部的玻璃体十分重要。

(1)术前充分散大瞳孔，术中要使用 20°或 30°的斜面角膜接触镜观察玻璃体基底部。

(2)应用导光纤维与玻璃体切割头两个器械配合移动技术，上下及左右转动眼球，充分暴露整个玻璃体基底部。

(3)对有晶状体眼，可让助手用棉签或斜视钩在巩膜外加压，使玻璃体基底部清晰暴露，然后应用蚕食技术将其切除。

（4）当一侧的玻璃体基底被切除干净后，应将切割头与导光纤维交换位置，进一步切除另一侧的玻璃体基底部。

（5）对严重的玻璃体基底部增生，如暴露及切除有困难时，可同时作晶状体咬切术或切开瞳孔缘，以便于尽可能完全地清除病变组织。

（6）存在玻璃体基底部前移及环形增生者，先行晶状体切除，应用膜钩或玻璃体剪，在玻璃体前界膜前将睫状突或虹膜粘连处分开，剪断增生条索，应用蚕食技术将增生组织切除，彻底松解视网膜粘连。

（7）如玻璃体基底部彻底切除干净后脱离的视网膜仍不能复位，或视网膜缩短、僵硬无法复位者，应考虑做放射状或环形松解性视网膜切开术，同时辅以巩膜环扎术、眼内激光、气液交换和硅油填充术。

八、玻璃体增生条索的切除方法

眼外伤、Eales病及糖尿病玻璃体视网膜病变增生形成的玻璃体条索切除，需借助玻璃体剪、锐利的镰状刀和膜镊才能完成此项操作。

（1）对玻璃体内相对固定粗大的增生条索，需应用蚕食切割技术，先切断条索周围的膜，以便松解条索周围的张力，减轻对视网膜的牵引，然后再剪断或切除条索。

（2）对较细及软的条索，以及蜘蛛网状的玻璃体内增生，可从其边缘切割。首先找到一粗糙面，将其吸入切割刀口内，然后视实际需要作间断或连续切除。

（3）对粗及绷紧的条索或厚膜，如条索内有新生血管者应先应用水下电凝器进行电凝，然后用玻璃体剪在靠近视网膜处剪断或用膜钩勾开一个个缺口，再应用蚕食技术将其切除。

（4）条索与视盘相连或靠近视网膜进行操作时，要降低吸引力并加快切除的频率，同时宜采用间歇性切除，以免过度牵引视盘引起大出血。

（5）对既有向心牵引（前后方向的牵引）又有切线方向牵引的玻璃体条索牵引，应先切断或切除向心性牵引，消除向心牵引力造成的漏斗状视网膜脱离，然后再分离和松解切线方向的牵引。

九、玻璃体后脱离技术

玻璃体后脱离技术是玻璃体手术成功的关键之一，该技术的发展，改变了一些手术理念，譬如以往严重玻璃体积血的患者需等两周后玻璃体收缩自发脱离后才进行手术，现在则可考虑马上手术。

熟练的玻璃体手术医师，玻璃体后脱离只需导光纤维和玻璃体切割头即可完成。在导光纤维的辅助下，先切除视轴中混浊的玻璃体，然后把玻切头伸到视盘前方，使用抽吸功能，逐步增加吸力，吸住玻璃体往上拉，在侧照下可见一玻璃体分离的界面。如玻璃体切割机具有双线性功能，则在提拉的同时开始切割玻璃体，玻切头开口背向视网膜。多次重复这一抽吸一提拉切割的动作，并沿着玻璃体后脱离的界面，从后极向周边逐步切除玻璃体。如周边视网膜漂浮，可在清除干净后极部视网膜前玻璃体皮质及增生膜的情况下使用重水辅助切除周边玻璃体。

十、膜剥离与切除技术

膜剥离术是玻璃体手术的一个重要组成部分。由于视网膜前膜的存在而导致视网膜固定皱褶形成，使视网膜僵硬固定无法活动。广泛的视网膜前膜引起不同程度的漏斗状视网膜脱离，影响视网膜复位，故必须行膜剥离术，膜剥离的干净程度直接与手术效果有关。

通常在完成玻璃体切除后，在导光纤维照明下，用特制的膜剥离铲、钩或眼内显微手术剪刀和镊子进行膜剥离。膜剥离的方向应由后向前，由后极向周边进行，剥离时的用力方向要与视网膜表面呈切线关系。

临床上，视网膜前膜可分为两种。一种为薄纱样膜，半透明，无血管，如蚕丝样广泛附于视网膜表面。术中需调整导光纤维的照明角度才能发现，往往存在于视网膜固定皱褶的凹陷处。另一种较厚，可能伴有新生血管，呈片状或索状分布，附于视网膜表面引起明显的固定皱褶或令视网膜僵硬。这种膜在术中易发现，有一定硬度，易被膜钩勾起或被玻璃体剪剪除。

膜剥离的手法有勾膜、撕膜、撬膜、切膜及碎膜等几种。

1. 勾膜

应采用22号膜钩(以90°~130°角的膜钩较好)或直角的玻璃体剪，如无专用膜钩，可用20或22号注射针头弯成各种角度作为代用品。勾膜的方法：选择膜边缘疏松处或增厚处，如膜与视网膜之间有间隙存在，可先从此处进钩。先勾起膜外缘的线状粘连，待周围松解后，再勾起膜的中央，使膜完整分离。如呈索状走行的膜，因视网膜固定皱褶较多，故勾膜时宜先从固定皱褶的凹陷处开始，当该膜粘连较紧，应改用玻璃体剪分段剪开，然后再分离切除。

2. 撕膜

对较厚及增生广泛的膜，分离一定范围后可应用视网膜镊夹住并与视网膜面呈切线方向逐片小心将视网膜前膜撕下及取出。当撕膜时有视网膜跟着移动，可用导光纤维头协助作前膜分离(图11-25)。

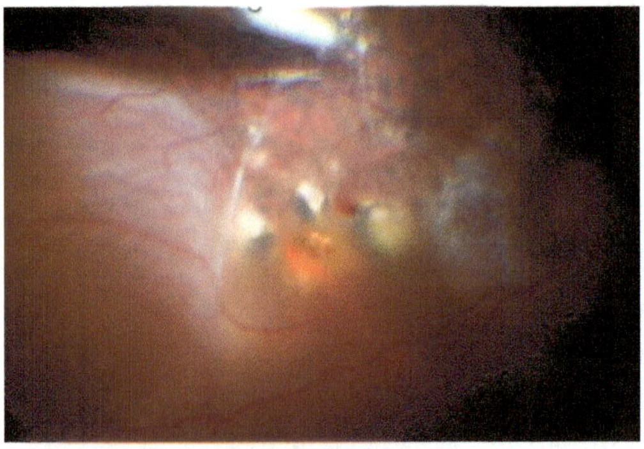

图11-25　玻切术中对残余玻璃体后界膜撕除

3. 撬膜

对较厚、基底较宽的血管性增生膜或眼球穿孔伤、眼内异物造成的瘢痕性膜，往往需用撬膜技术才能将膜剥离。方法是应用130°~150°角的铲形膜剥离器伸入膜与视网膜之间，沿着膜延伸的方向作左右摆动或上下移动，使膜与视网膜分离。操作的同时要应用导光纤维前端协助顶压视网膜才能将这种膜撬起。

4. 切膜

对薄纱样的视网膜前膜，可先用膜钩作反复多点的搔爬动作，特别是在固定皱褶的凹陷处，使丝状粘连处断开或促其松解成絮状的漂浮在玻璃体内，待视网膜牵引和粘连完全解除后，应用蚕食切割技术将分离的前膜组织切除。对较厚的增生膜可先用玻璃体剪分段剪断后再切除，或将切割头放在视网膜前膜下或其边缘部，让刀头的前部盲端靠近视网膜面，切割刀口朝向玻璃体腔，使切割刀口与膜样组织直接接触并作连续或间断的切除，这样可以避免损伤视网膜。

5. 碎膜术

这是应用玻璃体剪将视网膜前膜先剪成碎片，然后逐片将碎膜撕下及切除。适用于无法完整分离的较厚及难分离的盘状膜，采用这种技术时，要应用不同角度的玻璃体剪，同时注意掌握剪刀操作的正确深度，避免损伤视网膜。

膜剥离与切除技术完成的好坏，不但看视网膜前膜是否剥离干净，而且要注意被扭曲的血管是否恢复正常的走向，以及视网膜皱褶是否恢复平坦，僵硬的视网膜是否恢复其活动性。

视盘表面及后极部的新生血管膜有其解剖部位及病理的特性。新生血管膜常分布在视网膜血管弓周围并沿血管弓向周围延伸，血管膜常与纤维组织混杂在一起，故分离时要注意以下操作要点：

(1)原则上只切除视盘周围与玻璃体粘连的膜，让视盘表面的血管膜被孤立，使其尽可能缩小，不宜强行剥离，以免引起严重并发症。

(2)对血管粗大，血管膜的颈部较宽及视盘面呈喇叭形向玻璃体内延伸者，不要试图完全切除，应距视盘 5 mm 处先行眼内电凝，然后再小心地用玻璃体剪剪断血管膜与视盘的联系，再分别将其切除。残留的颈部组织会逐渐萎缩。

(3)对黄斑周围膜的处理，应先用玻璃体剪做 360°剪开，使黄斑区的纤维膜游离，然后切除黄斑周围膜及粘连的玻璃体，最后再小心剥离黄斑区表面的膜，此时可应用膜钩或直角玻璃体剪伸入膜与视网膜之间进行分离，完整分离后再将其剪成小片状或条状，应用切割头将其逐个切除。

对黄斑有脱离者，因其缺乏弹性和韧性，且多有囊样变性，分离时极易撕破，故进行膜剥离时应格外小心。

十一、视网膜内界膜的剥离技术

视网膜内界膜的对黄斑的切线方向牵引力被认为是引起特发性黄斑裂孔的主要原因，同时与高度近视黄斑裂孔的形成有关，剥离内界膜是治疗黄斑裂孔的重大进展。剥离内界膜可以在染色剂或曲安奈德辅助下进行，也可以在常规照明下直接进行。在染色剂帮助下剥膜快，但染色剂对视网膜有一定毒性；而直接剥膜速度稍慢，会导致光毒性损害加大。应根据实际情况选择手术方式。

(1)制造完全玻璃体后脱离，后极部不要残留玻璃体皮质。

(2)黄斑区前注射少量黏弹剂覆盖黄斑直径约 1 PD，0.125%的吲哚菁绿(图 11-26)或台盼蓝进行内界膜染色。

(3)用视网膜钩，或用 7 号针头的针尖轻微弯曲约至 145°，在血管弓附近靠黄斑侧轻轻挑起内界膜一角，然后用内界膜镊夹住内

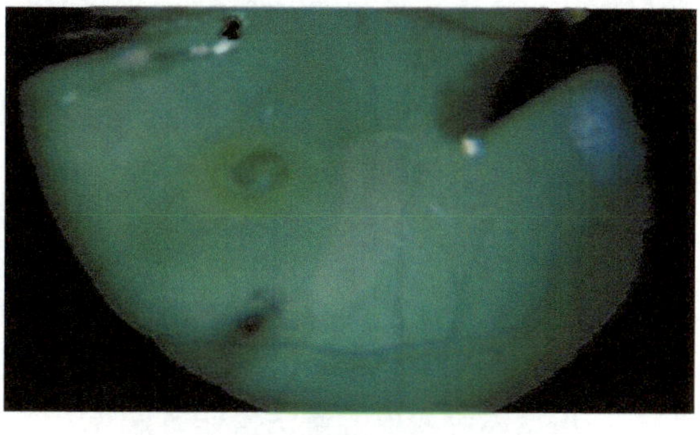

图 11-26 玻璃体手术中使用吲哚菁绿染色黄斑内界膜剥除

界膜瓣，以黄斑为中心环形撕除内界膜，范围到血管弓处，半径1.5~2 PD。也可用视网膜镊直接捏起内界膜，逐步撕除。

在后极部注射黏稠的曲安奈德药液可辅助内界膜瓣的制造及观察其位置，达到类似染色剂的功效，而没有染色剂的不良反应。

无辅助下剥离内界膜相比上述方法较困难，操作时主要靠内界膜的反光做参照物，如能熟练掌握则是最佳方案。

内界膜剥离术的难点在内界膜瓣的制造，手要轻、稳，钩子进入视网膜稍深即有出血，此时出血影响视野，应更换位置操作。

十二、视网膜下增生组织的切除方法

视网膜下增生组织可分为干树枝状增生、晒衣杆状增生、环状增生、盘状增生四种类型。由于视网膜下纤维增生形成，常规的玻璃体视网膜手术难以成功，往往需作视网膜切开，去除视网膜下的增生组织才能令脱离的视网膜复位。但这种操作的技术精确度要求高，需要完善的玻璃体手术设备，术者必须具有丰富的临床经验及熟练的手术技巧，因此缺乏经验者不应进行此项操作，以免发生严重的并发症。

(1)如视网膜下增生的附近有视网膜裂孔，可经原裂孔进入玻璃体剪，剪断增生组织后再使用视网膜镊将其取出。

(2)如无视网膜裂孔，可在增生组织附近较易操作部位行视网膜切开，取出视网膜下增生组织，但切开前必须在切开部位周围的视网膜作水下电凝，以防止切开时出血。

(3)对干树枝状增生型，可将其主干切断，应用膜镊抓住轻轻牵拉或分离将其取出。

(4)晒衣杆状或环状增生型如增生组织走行距离过远，可行两个视网膜切口，切断增生条索后，如脱离的视网膜能够复位，则不必强行取出视网膜下的增生物，以免牵拉时引起脉络膜出血。

(5)视网膜下盘状增生组织最难取出，需要在其附近先切开视网膜，然后在关键的部位(顶起视网膜的最高处)行视网膜下条索剪断，使其变成一段或两段，然后根据条索周围粘连，视网膜能否复位及固定皱褶被松解等情况，判断视网膜下增生组织能否取出，容易者尽量用膜镊取出。对粘连较重不易分离、可能引起较大损伤或造成难以处理视网膜裂孔者不宜强行操作，只要不影响视网膜复位，不必完全取出，以免造成不可挽救的并发症。

十三、玻璃体腔灌洗技术

仅适用于玻璃体切割术后再发性玻璃体积血或视网膜下腔出血及浓厚的渗出。如大量积血1个月内仍未吸收，可采用玻璃体腔灌洗技术；眼挫伤所致的视网膜下腔出血及渗出，以及血管炎性疾病引起的继发性视网膜脱离，如范围大，又无视网膜裂孔，当渗出液不易吸收时可试用这种技术。

1. 玻璃体腔积血的灌洗操作方法

(1)积聚于视网膜前的积血，可以在升高灌注瓶提高眼压的同时，用笛形针放在血液表面将其吸出。

(2)用22号钝头针放在眼内血液面上方，加以一定压力作直接灌注，将血冲击到玻璃体中央，再用切割头吸出。注意灌注及吸出速度要保持平衡。

(3)用22号钝头针直接放在积血内(不要触及视网膜)，靠眼内灌注加压，让血液从针管内自行流出眼外，术者可用手间接封闭针孔来控制血液的吸出量，或将针头连接一个注射器将血吸出。

(4)切割头的刀口直接放在血液表面，作单纯抽吸。注意此时切割刀应倾斜45°，以便能在直视下看见血液如同烟雾样进入切割刀口内。

(5)有较浓厚的积血或膜样组织存在时，可应用切割刀口同时进行切除及抽吸，但操作务必十分小心，要采用低负压抽吸、快速及间断切除的方法。

(6)积血大部分清除后，对沉积在黄斑区的血液应用笛形针十分精确地放在中心近旁轻轻吸引，耐心地逐点将血液吸干净。

(7)血液完全清除后，应及时选择性应用氩离子激光进行光凝，光凝的强度及范围根据病变的程度及性质而定。

2. 视网膜下腔出血或浓厚的渗出的灌洗操作方法

视网膜下腔出血或浓厚的渗出，可慎重采用以下的视网膜下灌洗法。

(1)灌注时灌注针和灌洗针要密切配合，术者与助手密切合作。当位于玻璃体腔内的灌注针加压灌注时，位于视网膜下腔的灌洗针则向外吸液，使视网膜相对平伏。反之，当位于视网膜下的灌洗针进行灌注时，视网膜脱离隆起加剧，位于玻璃体腔内的灌注针则向外吸液。重复采用这种注吸方法，将视网膜下腔冲洗干净，最后视网膜下的灌洗针加大吸引，玻璃体腔内的灌注针加压灌注，使脱离的视网膜复位。

(2)视网膜下腔灌洗法可将脂质及胆固醇类物质冲出，有利于视网膜复位。然而新鲜的血液有时发生凝固，往往只能冲洗出一部分，不要强行全部冲洗干净，以免引起脉络膜出血导致手术失败。

视网膜下灌洗仅适用于一些特殊情况，应严格掌握其适应证，以免引起严重后果。

十四、内排液技术

内排液是玻璃体视网膜手术中的一项重要操作。主要适用于后极部裂孔所致的视网膜脱离、后极部牵拉性视网膜脱离。一般在气/液交换时进行。具体操作方法如下：

(1)在角膜上安置双凹角膜接触镜，然后进行气液交换。

(2)将笛形针尖插入至视网膜裂孔口平面处，以免针尖损伤脉络膜血管。

(3)操作时术者以右手示指盖住笛形针的排液外孔，以便控制眼内液的排出速度，更好地显露视网膜和视网膜裂孔。

(4)注气和排液的速度宜慢不宜快，尽量保持两者间的动态平衡。

(5)如用20号钝头针代替笛形针或用玻璃体切割头刀口直接放在裂孔处吸引时，宜用低负压吸液，以免视网膜被吸入切割头刀口内。

(6)对局限的牵拉性视网膜脱离及无裂孔的后极部视网膜脱离作内排液时，一般选择在视盘的鼻上方后极部脱离的视网膜上用眼内电凝器切开一小孔，然后行内排液及气—液交换术。

十五、眼内视网膜凝固术

眼内视网膜凝固术是玻璃体手术重要的辅助技术。它的优点是在直视下操作，病变显示清晰，定位准确，效果可靠，所用能量小，组织损伤局限在最小范围。

1. 眼内电凝

常用于增生性玻璃体视网膜病变出现新生血管，新生血管出血，分离嵌顿于视网膜下的异物及作视网膜切开前的电凝止血或视网膜造孔及视网膜裂孔边缘电凝等。

(1)选择合适的眼内电极：单极电凝头因为能量向周围扩散，损伤范围大，而双极电凝头电流局限在电凝头附近，损伤范围小，故目前广泛采用双极电凝头，特别在视盘及黄斑附近作电凝时。

(2)使用合适的电凝量是进行眼内电凝操作的要点：电凝量过小，起不到电凝固的作用，电凝量过大，则导致视网膜坏死穿孔。因此使用眼内电凝器时，要了解每种仪器的输出功率及手术目的所需要的电凝能量。一般使用前先调好电凝强度，以血管出现凝缩及周围组织呈灰白色为宜。一般电凝的最大输出功率为 7.5 W，止血及视网膜电凝所需的能量为 0.5~0.6 W；视网膜切开时为 0.75~1.0 W。如切开伴有增生组织的视网膜时，其所需的电凝能量要适当增加。此外，电凝器尖端与组织间的距离也会影响电凝的效果，距离越近其释放的能量越大，反之释放能量减少。

(3)掌握正确的电凝时间：眼内电凝时电极与视网膜或新生血管轻微变白即可，接触时间过长可导致视网膜坏死或电极与视网膜黏着，加剧视网膜损伤。

(4)电凝血管时，要从分支到主干，以避免突然的血流动力学改变引起周围血管自发破裂。术中一旦发生电极与视网膜黏着，可用导光纤维头协助分离被粘连的视网膜，避免强行牵拉，以防撕裂视网膜。

2. 眼内冷凝

常用于后极部视网膜裂孔或多次手术后瘢痕粘连严重，巩膜菲薄无法从巩膜外冷凝的病例。它的优点是：①冷凝位置准确，效果确实可靠；②冷凝能量小，脉络膜反应轻；③不损伤巩膜；④操作方便。

(1)通常选用直的显微冷凝头，前端的直径为 0.6~1.0 mm，制冷源常用 CO_2 或 NO_2。

(2)内冷凝的温度控制在-65~-80 ℃较适宜。冷凝时间以前端形成冰球后不超过 5 秒为宜。

(3)具体冷冻操作有两种方式：一种在导光纤维引导下，先将视网膜裂孔的边缘推到与视网膜色素上皮接触处，然后开始冷凝，这种方式适用于扁平或局限的视网膜脱离。另一种是先让冷凝器前端放在视网膜裂孔前的玻璃体内形成冰球，然后直接将视网膜裂孔边缘推至视网膜色素上皮处，待色素上皮及脉络膜出现淡白色的冷凝反应为止，适用于视网膜全脱离及视网膜下积液较多的患者。

(4)冷凝结束时，必须待冷凝头冰球融化后才缓慢退出，否则会因牵拉脉络膜而导致脉络膜下暴发出血。

3. 眼内激光光凝

目前常用的有氩激光、二极管激光和氪激光，后者主要用于黄斑区的光凝。

(1)应用20号光凝头经巩膜切口进入眼内，在距视网膜裂孔3~5 mm处，以瞄准光对准光凝部位。

(2)光凝的输出功率控制在0.2~0.5 W，时间为0.1~0.2秒，光凝斑直径为500 μm，光凝斑应呈灰白色。如气下进行光凝时，由于激光遇到气化面的光学界面后会产生微爆破效应而消失一部分能量，因此要求激光头更靠近视网膜，并保持恒定的距离进行光凝，否则将出现治疗激光能量不稳定现象，术中发生视网膜穿孔或不出现光斑反应。

(3)光凝斑及行距之间的距离应相隔1~1.5个光斑直径。

(4)视网膜裂孔应用2~3排激光斑封闭。

(5)进行眼内光凝时，应将显微镜调至最低倍数，以避免光凝时失真，使光斑的距离过小。

(6)后极部的光凝要注意离开黄斑一定距离，必要时术后改用100 μm的微光斑作补充光凝。

(7)有新生血管的病变，先在无血管处进行光凝，以免因新生血管出血影响操作。

(8)有视网膜脱离或玻璃体增生者，应先行彻底的玻璃体切除，松解视网膜牵引，进行完全的气—液交换或注入过氟化碳液体，待视网膜复位后再行光凝，否则，在视网膜下有积液进行光凝时无光凝效应。

十六、眼内充填技术

眼内充填是玻璃体手术的一项重要辅助技术，它主要采用气体(灭菌空气、惰性气体)、玻璃酸钠、透明质酸钠及硅油等充填于玻璃体腔，以便封闭视网膜裂孔及增加视网膜脱离复位的机会。主要适用于黄斑裂孔、伴有增生的视网膜脱离、视网膜巨大裂孔、后极部裂孔性视网膜脱离、增生性糖尿病视网膜病变、眼外伤等。

1. 气—液交换技术

这是用气体取代玻璃体腔内的液体，达到封闭视网膜裂孔，提高眼压的目的或为硅油—气体交换做准备。

(1)气体的种类：常用的有灭菌空气、长效气体(如六氟化硫、过氟丙烷、八氟环丁烷等)。长效气体注入眼内后，其体积变化不大或轻度增加，对眼压影响较少，又可比空气维持更长时间，故值得推广使用。

(2)气体注入方法。

1)加压注入法：过滤空气经玻璃体切割器的自动泵或特别的气体—液体交换器经灌注导管注入，气压一般为35~45 mmHg。此时将笛形针置在玻璃体腔内最低位置，使玻璃体腔内液体通过笛形针自行排出直到眼内液完全排出为止。

2)气体浓度计算：长效气体可以根据其膨胀系数计算其眼压恒定的浓度。

2. 油—气交换技术

它是在应用气—液交换技术后，再用硅油与眼内气体进行交换。

(1)患者必须采取仰卧位，便于气体从另一切口排出。

(2)因硅油黏度大，眼内注射时压力较大，故宜采用短而粗的注射器，注射针头和连接胶管必须牢固地连接。有条件者最好使用自动的油—气交换器注入硅油。

(3)对巨大视网膜裂孔应先将其边缘复位及铺平后，再应用硅油加压，以免硅油进入视网膜下。

(4)油—气交换应尽可能充分，将眼内气体全部排出，同时要避免硅油注入过量而导致眼压升高。

十七、视网膜切开及切除技术

临床仅用于一些极其复杂的视网膜脱离。视网膜切开的目的是到达视网膜下间隙，排除视网膜下积液或积血；去除视网膜下增生条索及增生膜；取出视网膜下异物及寄生虫；松解视网膜牵引，如视网膜嵌顿、视网膜纤维化或皱缩或僵硬等，以帮助脱离的视网膜复位，常用于前部增生性玻璃体视网膜病变及严重眼外伤者。而视网膜切除是切除局部僵硬的视网膜裂孔边缘或清除周边纤维化的视网膜。

1. 切开的方式及范围

切开的方式可以是小孔性切开或线性切开。前者用于清除视网膜下积血及积液，方法与内排液技术基本相同，这里不再细述。后者为了去除视网膜下条索、摘出视网膜下异物及切除视网膜下肿物等，而作较大范围的视网膜切开。视网膜切开的范围可根据病变范围行局部切开 90°、180°甚至 360°切开，还可做放射状(纵行)切开。

2. 适应证

(1)广泛的视网膜下增生，视网膜无法复位者。

(2)位于后极部的视网膜下寄生虫，无法从巩膜切口取出者。

(3)嵌顿于后极部视网膜或视网膜下的异物，且异物被包裹或有牵拉性视网膜脱离者。

(4)眼球穿孔伤，色素膜和视网膜嵌顿于伤口，形成牵牛花样视网膜皱缩变短者。

(5)新鲜非凝固性的视网膜下积血，可行内放液或玻璃体腔灌注；陈旧凝固的血块需行视网膜切开取出术。

(6)基底部广泛增生的前部增生性玻璃体视网膜病变引起的漏斗状视网膜脱离以及视网膜缩短无法复位者。

(7)视网膜裂孔后瓣纤维化、僵硬或蜷缩翻转的巨大裂孔，需行后瓣节段切开或视网膜切除才能使视网膜复位者。

(8)陈旧或复发性视网膜脱离，因视网膜内胶质细胞增生致视网膜纤维化、瘢痕收缩，使视网膜皱缩，形成星形固定皱褶，需行视网膜切开者。

(9)增生性血管性视网膜病变所致的视网膜皱缩者。

3. 操作要点

(1)先行彻底的玻璃体切除(包括玻璃体基底部)，解除所有的视网膜牵引及剥离视网膜前膜，只有在视网膜的活动性不能恢复以及视网膜缩短不可能贴附于视网膜色素上皮时，才考虑作视网膜切开或切除。切开前要在局部先作电凝，以防出血。然后用视网膜剪剪开视网膜。

(2)视网膜纤维化、僵硬、缩短或星状皱襞不能复位者，需应用玻璃体剪根据缩短的方向及范围将视网膜切开，并注意避免损伤视网膜血管，掌握正确的切开深度，以免损伤脉络膜。

(3)取出视网膜下增生膜或视网膜下异物的视网膜切开一般采用线性切开，或根据病变的部位、程度、性质切开不同长度的视网膜。切开前先在切口周围的视网膜作1~2排电凝点，然后用MVR刀切开视网膜，切开的方向可以与视盘边缘呈同心圆或呈放射状(平行于视网膜血管走向)。完成视网膜下操作后，在切口的周围行包围式光凝2~3排，然后常规行眼内气体或硅油填充。

(4)视网膜嵌顿及局部星状皱褶的视网膜切开的操作基本相似，对有皱褶的视网膜应先行电凝，然后切开电凝区内的视网膜，暴露皱褶深处的视网膜，再次作局部电凝及视网膜切开，以便保证被夹在视网膜内的视网膜血管被封闭止血。

(5)巨大视网膜裂孔僵硬的后瓣，如做放射状切开仍不能复位或难以做放射状切开时，应切除僵硬边缘的部分视网膜。

(6)做视网膜切开或切除后，如有条件，最好接着在切开的边缘作2~3排眼内光凝。

参考文献

[1] 黄永志，张明.华西眼科特殊检查操作手册.成都：四川大学出版社，2021.

[2] 刘汉生，唐罗生.眼科功能影像检查.北京：科学出版社，2021.

[3] 刘文.眼底病手术学.北京：人民卫生出版社，2020.

[4] Baddam DO, Ragi SD, Tsang SH, et al. Ophthalmic Fluorescein Angiography. Methods Mol Biol, 2023, 2560: 153-160. doi: 10.1007/978-1-0716-2651-1_15

[5] Hill DW. Fluorescein angiography in fundus diagnosis. Br Med Bull, 1970, 26(2): 161-165. doi: 10.1093/oxfordjournals.bmb.a070769

[6] Halim MS, Onghanseng N, Park JH, et al. Effect of fundus fluorescein angiography on semiautomated aqueous flare measurements. Ocul Immunol Inflamm, 2022, 30(2): 424-427. doi: 10.1080/09273948.2020.1799036

[7] Donaldson EJ. Fluorescein angiography. Aust J Ophthalmol, 1980, 8(4): 329-331. doi: 10.1111/j.1442-9071.1980.tb00294.x

[8] Yang Y, Li F, Liu T, et al. Comparison of widefield swept-source optical coherence tomographic angiography and fluorescein fundus angiography for detection of retinal neovascularization with diabetic retinopathy. BMC Ophthalmol, 2023, 23(1): 315. Published 2023 Jul 12. doi: 10.1186/s12886-023-03073-2

[9] Teussink MM, Breukink MB, van Grinsven MJ, et al. OCT angiography compared to fluorescein and indocyanine green angiography in chronic central serous chorioretinopathy. Invest Ophthalmol Vis Sci, 2015, 56(9): 5229-5237. doi: 10.1167/iovs.15-17140

[10] Kearns TP, Hollenhorst RW. Chloroquine retinopathy: evaluation by fluorescein fundus angiography. Trans Am Ophthalmol Soc, 1966, 64: 217-231.

[11] Gelişken F. Indocyanine Green Angiography. Turk J Ophthalmol, 2024, 54(1): 38-45. doi: 10.4274/tjo.galenos.2023.89735

[12] Venkatesh R, Reddy NG, Prabhu V, et al. Indocyanine green angiography imaging findings in artery occlusions. Eur J Ophthalmol, 2022, 32(4): 2395-2403. doi: 10.1177/11206721211037832

[13] Lim JI, Flower RW. Indocyanine green angiography. Int Ophthalmol Clin, 1995, 35(4): 59-70.

[14] Spartalis E, Ntokos G, Georgiou K, et al. Intraoperative indocyanine green (ICG) angiography for the identification of the parathyroid glands: current evidence and future perspectives. In Vivo, 2020, 34(1): 23-32. doi: 10.21873/invivo.11741

[15] Invernizzi A, Pellegrini M, Cornish E, et al. Imaging the choroid: from indocyanine green angiography to optical coherence tomography angiography. Asia Pac J Ophthalmol (Phila), 2020, 9(4): 335-348. doi: 10.1097/APO.0000000000000307

[16] Agrawal RV, Biswas J, Gunasekaran D. Indocyanine green angiography in posterior uveitis. Indian J Ophthalmol, 2013, 61(4): 148-159. doi: 10.4103/0301-4738.112159

[17] Brancato R, Trabucchi G. Fluorescein and indocyanine green angiography in vascular chorioretinal diseases. Semin Ophthalmol, 1998, 13(4): 189-198. doi: 10.3109/08820539809056052

[18] Podoleanu AG. Optical coherence tomography. J Microsc, 2012, 247(3): 209-219. doi: 10.1111/j.1365-2818.2012.03619.x

[19] Yip H, Chan E. Optical coherence tomography imaging in keratoconus. Clin Exp Optom, 2019, 102(3): 218-223. doi: 10.1111/cxo.12874

[20] Ung C, Miller JB. Intraoperative optical coherence tomography in vitreoretinal surgery. Semin Ophthalmol, 2019, 34(4): 312-316. doi: 10.1080/08820538.2019.1620811

[21] Vanore M, Benoit-Biancamano MO. Optical coherence tomography: a review of current applications in veterinary ophthalmology. Vet Clin North Am Small Anim Pract, 2023, 53(2): 319-338. doi: 10.1016/j.cvsm.2022.10.003

[22] Podoleanu AG. Optical coherence tomography. Br J Radiol, 2005, 78(935): 976-988. doi: 10.1259/bjr/55735832

[23] Yao X, Son T, Kim TH, Lu Y. Functional optical coherence tomography of retinal photoreceptors. Exp Biol Med (Maywood), 2018, 243(17-18): 1256-1264. doi: 10.1177/1535370218816517

[24] Nishimiya K, Poduval RK, Tearney GJ. OCT emerging technologies: coronary micro-optical coherence tomography. Interv Cardiol Clin, 2023, 12(2): 237-244. doi: 10.1016/j.iccl.2023.01.001

[25] Chen S, Ni S, Jiménez-Villar A, et al. Optical coherence tomography split-spectrum amplitude-decorrelation optoretinography. Opt Lett, 2023, 48(15): 3921-3924. doi: 10.1364/OL.492178

[26] Ehlers JP. Intraoperative optical coherence tomography: past, present, and future. Eye (Lond), 2016, 30(2): 193-201. doi: 10.1038/eye.2015.255

[27] de Boer JF, Hitzenberger CK, Yasuno Y. Polarization sensitive optical coherence tomography - a review [Invited]. Biomed Opt Express, 2017, 8(3): 1838-1873. Published 2017 Feb 24. doi: 10.1364/BOE.8.001838

[28] Li Y, Moon S, Jiang Y, et al. Intravascular polarization-sensitive optical coherence tomography based on polarization mode delay. Sci Rep, 2022, 12(1): 6831. Published 2022 Apr 27. doi: 10.1038/s41598-022-10709-8

[29] Pircher M, Hitzenberger CK, Schmidt-Erfurth U. Polarization sensitive optical coherence tomography in the human eye. Prog Retin Eye Res, 2011, 30(6): 431-451. doi: 10.1016/j.preteyeres.2011.06.003

[30] Bek T, Jeppesen SK. Doppler OCT as a tool for studying localized disturbances in blood flow in larger retinal vessels. Acta Ophthalmol, 2022, 100(7): 834-835. doi: 10.1111/aos.15106

[31] Leitgeb RA, Werkmeister RM, Blatter C, et al. Doppler optical coherence tomography. Prog Retin Eye Res, 2014, 41(100): 26-43. doi: 10.1016/j.preteyeres.2014.03.004

[32] Harper DJ, Kim Y, Gómez-Ramírez A, et al. Needle guidance with doppler-tracked polarization-sensitive optical coherence tomography. J Biomed Opt, 2023, 28(10): 102910. doi: 10.1117/1.JBO.28.10.102910

[33] Holló G. Combined use of doppler OCT and en face OCT functions for discrimination of an aneurysm in the lamina cribrosa from a disc hemorrhage. Eur J Ophthalmol, 2015, 26(1): e8-e10. Published 2015 Dec 1. doi: 10.5301/ejo.5000672

[34] Tsang SH, Sharma T. Fundus autofluorescence. Adv Exp Med Biol, 2018, 1085: 15-16. doi: 10.1007/978-3-319-95046-4_4

[35] Sparrow JR, Duncker T, Schuerch K, et al. Lessons learned from quantitative fundus autofluorescence. Prog Retin Eye Res, 2020, 74: 100774. doi: 10.1016/j.preteyeres.2019.100774

[36] Saturno MC, Neri P, Pichi F. Fundus autofluorescence in uveitis: from pathogenesis to imaging interpretation. Int Ophthalmol, 2023, 43(11): 4359-4371. doi: 10.1007/s10792-023-02803-1

[37] Xu A, Chen C. Clinical application of ultra-widefield fundus autofluorescence. Int Ophthalmol, 2021, 41(2): 727-741. doi: 10.1007/s10792-020-01609-9

[38] Pichi F, Abboud EB, Ghazi NG, et al. Fundus autofluorescence imaging in hereditary retinal diseases. Acta Ophthalmol, 2018, 96(5): e549-e561. doi: 10.1111/aos.13602

[39] Ly A, Nivison-Smith L, Assaad N, et al. Fundus autofluorescence in age-related macular degeneration. Optom Vis Sci, 2017, 94(2): 246-259. doi: 10.1097/OPX.0000000000000997

[40] Roditi E, Bansal A, Potter MJ, et al. Fundus autofluorescence underestimates retinal displacement[J]. Ophthalmol Retina, 2023, 7(4): 368-371. doi: 10.1016/j.oret.2022.12.010

（施　雯　姜文敏）